孟德尔随机化研究的原理与应用

主　审　李立明

主　编　黄　涛

副主编　刘中华　贾金柱　孙点剑一

编　委　（按姓名汉语拼音排序）

董　雪　杜　杰　黄宁浩　黄　涛　贾金柱

李玥颖　刘中华　宋子皿　孙点剑一　王安琪

王文秀　王鑫培　肖　梦　肖文迪　赵逸民

赵禹碹　庄振煌

北京大学医学出版社

图书在版编目（CIP）数据

孟德尔随机化研究的原理与应用 / 黄涛主编.
北京 ：北京大学医学出版社，2024. 10. -- ISBN 978-7
-5659-3189-5

Ⅰ. R195.1

中国国家版本馆CIP数据核字第2024L9N224号

孟德尔随机化研究的原理与应用

主　　编：黄　涛

出版发行：北京大学医学出版社

地　　址：（100191）北京市海淀区学院路 38 号　北京大学医学部院内

电　　话：发行部 010-82802230 ；图书邮购 010-82802495

网　　址：http ://www.pumpress.com.cn

E - mail ：booksale@bjmu.edu.cn

印　　刷：北京信彩瑞禾印刷厂

经　　销：新华书店

责任编辑：靳　奕　　责任校对：靳新强　　责任印制：李　啸

开　　本：710 mm × 1000 mm　1/16　印张：16.75　字数：315 千字

版　　次：2024 年 10 月第 1 版　2024 年 10 月第 1 次印刷

书　　号：ISBN 978-7-5659-3189-5

定　　价：80.00 元

前　言

　　病因研究是流行病学研究的核心任务。观察性流行病学对理解疾病病因做出了重要贡献。但利用观察性研究进行病因推断时，研究结果常会受到混杂（confounding）和反向因果（reverse causation）的影响。虽然随机对照试验（randomized controlled trial，RCT）被认为是因果推断的金标准，但许多危险因素（如吸烟、睡眠、多组学标志物等）很难通过 RCT 的方式来验证因果影响。同时，依从性差、费用昂贵、需耗费大量的人力、伦理问题都对 RCT 的开展带来挑战。因此，如何通过更好地控制混杂因素和反向因果来改进研究设计和推断因果关系已成为流行病学和统计学的重要研究课题。

　　后基因组时代，孟德尔随机化（Mendelian randomization，MR）研究作为可靠的因果推断的方法已经被广泛应用到流行病学的各领域。MR 研究被比作"天然"RCT，是基于奥地利科学家孟德尔（Gregor Johann Mendel）的遗传学第一定律和第二定律，其基本思想是运用与暴露具有强关联的遗传变异作为工具变量（instrumental variables）进行建模，来估计暴露与结局之间的因果关系。在人类繁衍过程中，由于配子形成时，遵循"亲代等位基因随机分配给子代"的孟德尔遗传定律，基因与结局的关联不会受到外部环境等常见混杂因素的干扰，且因果时序合理，在进行暴露因素的因果推断时具有独特的优势。

　　Katan 最早于 1986 年提出 MR 设想，并将如何利用 MR 的理论探索血清胆固醇与肿瘤的因果关系的成果发表在 *Lancet* 上。直到 2000 年左右，MR 这个学术术语才被正式使用。人类基因组计划于 2003 年完成后，英国布里斯托大学生物统计学家 Davey Smith George 教授在 MR 研究统计分析方法领域进行了开创性的研究，得到广泛应用和认可，也极大地推动了 MR 的应用。

　　2009 年，我在塔夫茨大学学习期间，读到哈佛大学祁禄教授的关于 MR 的文章，并对 MR 产生了浓厚兴趣，随后开始进行 MR 研究。我的第一篇 MR 研究是同型半胱氨酸与 2 型糖尿病的因果关系研究。之后，在哈佛大学和杜兰大学从事博士后研究期间，我系统学习了 MR 的方法并开展了一系列的研究。在新加坡国立大学工作期间，我和导师祁禄教授共同发起了几项基于国际合作队列的MR 研究，以期系统阐述生命早期健康和奶制品摄入与成年期疾病的因果效应。

　　在过去的 15 年里，随着 MR 在公共卫生、临床指南和药物开发中的应用逐渐增多，其方法学发展掀起了一轮新的浪潮，研究者不断融入交叉学科的力量，包括流行病学、数学、遗传学和生物统计学等，开发了一系列的 MR 分析工具，包括单样本 MR、多样本 MR、多变量 MR、药物靶向 MR、双向 MR、非线性

MR 以及 MR 中介分析等方法，应用于不同场景。

随着组学技术的蓬勃发展，MR 将从基因组学、转录组学、蛋白质组学、代谢组学、宏基因组学以及表观基因组学等分子水平揭示疾病的病因，对生物学机制研究、药物开发、疾病预防和医疗实践都有重要意义。目前，世界范围内还没有系统介绍 MR 方法的原理和应用的书籍。因此撰写本书，介绍 MR 的基本原理、方法、最新应用，以及未来发展方向，希望能为读者学习 MR 提供帮助。

本书难免有不足之处，请各位读者多批评多指正，共同完善 MR 的方法和应用。

本书在撰写过程中得到了国内外同行专家的支持和帮助，对此表示衷心感谢！

黄　涛

2024 年 6 月

目 录

第一章

绪　论

一、发展历史

流行病学研究的目的是为了识别危险因素，从而进一步开展疾病的预防干预或靶向治疗。因果和因果关系是人类理解和描述自然与社会现象、构建科学知识体系的核心。任何学科的研究都需要建立在前提假设上，这样的前提假设有时是明显的，有时是隐含的，假设的正确性都需要外部确认。

观察性流行病学研究是建立因果关系的有用工具，并对公共卫生和临床实践产生了相当大的影响。观察性流行病学虽然不能提供确切的因果关系的证据，但能为可能存在的因果提供启示。随机对照试验（randomized controlled trial，RCT）是流行病学研究中建立因果关系的金标准，合适的随机化能确保各研究组在除了感兴趣的暴露（如治疗干预）外的所有特征上都具有可比性，这时结局的差异就可以直接被认为是暴露发挥的作用。

（一）传统观察性研究的缺点

传统的观察性流行病学对理解疾病病因做出了重要贡献。观察性研究资料往往容易获得。但是应用传统观察性流行病学研究设计进行病因推断时，研究结果常会受到混杂（confounding）因素的干扰。另外，在判断因果关系的时候，暴露和结局的时间顺序也常被混淆［又称反向因果关联（reverse causation），方向为由果及因］，使得病因解释不可信（图 1-1）。

在过去的一段时间里，出现了几项严重的流行病学结论失实的研究，其主要原因是产生虚假的、不可复制的、非因果性的发现，有的研究产生的错误结论还广为传播。来自观察性研究的结论后期被大规模的 RCT 推翻。例如，早期的观察性研究提出，一种抗氧化剂维生素——β- 胡萝卜素能削弱吸烟与癌症之间关系。这甚至引来了一股"胡萝卜"浪潮。但遗憾的是 RCT 证据否定了接受 β- 胡萝卜素治疗能降低肺癌的发生率。另外，观察性研究发现的维生素 E 与冠心病（coronary heart disease，CHD）之间的相关性也没有得到 RCT 结果的支持。一项观察性研究表明提高血浆维生素 C 水平能降低 CHD 死亡率，随后一项大规模的维生素补充剂 RCT 大幅提高了血浆维生素 C 水平，但 5 年的 CHD 死亡率保持不变。观察性研究中的血浆维生素 C 水平与补充剂引起的变化相似，但观察性研究和实验性研究的结论却截然不同。近年来，大量的观察性研究表明维生素 D 对心血管疾病、癌症和死亡都有保护作用，然而来自美国哈佛大学的大规模维生

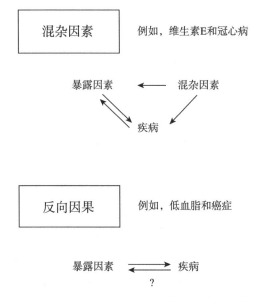

图 1-1　混杂因素与反向因果的对比

素 D 干预研究证实，维生素 D 补充并不能预防心血管疾病和癌症的发生，也不能降低死亡率。因此，由于受到混杂因素和反向因果的影响，观察性研究所得结论应该通过干预实验和新的因果推断的方法来验证。

（二）随机对照试验在因果推断中的局限性

虽然 RCT 被认为是健康科学中因果推断的黄金标准，但对于一些重大疾病（如心血管疾病、糖尿病、癌症、精神疾病等）的病因，许多常见的可改变危险因素（如吸烟、酗酒、睡眠、多组学标志物等）很难通过传统的 RCT 的方式来随机分配，同时，饮食等暴露因素与癌症等疾病之间的间隔时间较长，试验可能需要几十年才能产生可靠的结果，并且参与者对饮食的依从性差，这些因素都对RCT 的开展带来挑战（图 1-2）。RCT 往往在符合条件的特定人群中进行，而在现实生活中，不同人群的生活方式可能会影响干预的作用。例如，探索抗氧化维生素摄入量与疾病风险之间的关联时，生活方式可能影响抗氧化维生素的作用。即使在生物学有着合理的机制假设，也可能存在着其他混杂因素导致的虚假关联。而且，许多 RCT 研究中混杂因素测量范围有限，用于"控制"混杂因素的统计学方法也可能出错，以及在评估暴露和潜在混杂因素时存在测量误差，因此RCT "控制"实验条件后产生的结果，可能与现实情况并不相符。虽然签署知情同意并参加 RCT 的人有均等的概率分配到任何随机化的试验组，但这并不表示这些人能代表整个群体。另外，RCT 费用昂贵，需要耗费大量的人力物力资源，且需考虑医学伦理问题，一般只有在基础科学和观察流行病学为特定干预提供了良好证据的情况下才应进行。

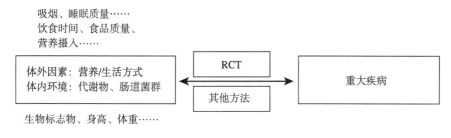

图 1-2 RCT 相关研究分析路径

　　面对流行病学研究中因果关系探寻的频频"翻车"，避免观察性研究中产生错误结论的方法也层出不穷。在研究设计之初和分析的过程中都需要考虑如何更好地控制混杂因素。研究人群之间的特征结构可能不同，在分析和研究中需要防止被混杂因素所欺骗。当暴露与多种结果相关时，社会行为和环境因素就很可能会造成混淆。因此，如何通过更好地控制混杂因素和反向因果来改进研究设计和推断暴露和结局的因果关系已经成为流行病学和统计学的重要研究课题。后基因组时代，孟德尔随机化（Mendelian randomization，MR）研究方法作为可靠的因果推断的方法已经被广泛应用到流行病学研究的各个领域，在研究暴露与结局之间的因果关系、老药新用和新的药物靶点挖掘等方面起到了举足轻重的作用，越来越受到研究者的重视。

（三）孟德尔随机化研究的理论基础

　　MR 是利用遗传变异作为工具变量（instrumental variables）来研究可改变的风险因素对相关疾病或健康结局的因果效应的方法，最初由 Katan 于 1986 年提出，相关研究成果发表在 *Lancet*。Katan 教授开展了一项关于血清胆固醇水平与癌症风险的观察性研究，发现低血清胆固醇水平与癌症风险增加有关。但这种关联可能是由于早期癌症导致胆固醇水平降低，或者是由于吸烟等与癌症风险和循环胆固醇降低相关的混杂因素造成的。Katan 指出，载脂蛋白 E（apolipoprotein E，APOE）基因的多态性与不同水平的血清胆固醇有关。如果低血清胆固醇水平确实是癌症的一个因果危险因素，那么具有低胆固醇相关基因型的个体预计会有更高的癌症风险。然而，如果出现反向因果，或研究中存在混淆导致低胆固醇与癌症之间存在关联，那么 APOE 基因型与癌症之间就不存在关联。由于基因型而导致胆固醇降低的个体不会有更高的癌症风险，基因型相关的胆固醇差异与生活方式或社会经济因素之间也不会有实质性的混淆。这是最早将 MR 思想和理论应用到生物医学因果推断研究中的工作。

MR 研究主要是基于奥地利科学家格里戈尔·约翰·孟德尔（Gregor Johann Mendel）提出的遗传学第一定律和第二定律。孟德尔报告发现了遗传学的逻辑规律，是遗传学的奠基人，被誉为现代"遗传学之父"。他巧妙地利用豌豆实验，发现了遗传学三大基本规律其中的两个，提出每一个细胞都含有成对的"因子"，而且每一对因子决定一个特定的性状。孟德尔研究了豌豆植株的 7 个性状的遗传——成熟种子的形状、种子内部的颜色、未成熟豆荚的颜色、花瓣的颜色、膨大或挤压的豆荚、长或短的植物茎和轴生或顶生花，并指出它们都是相互独立遗传的。虽然，后来的研究表明，孟德尔第二定律并不总是正确的。研究者证明，对于在非同源染色体上发现的基因来说，独立分配通常是正确的，但对于位于同源染色体上的一组基因来说，独立分配并不总是正确的，尤其是当基因彼此靠近时，可能产生连锁不平衡。在人类身上也存在着相似的遗传规律。简单地说，这表明一个性状的遗传独立于其他性状的遗传。这给 MR 研究提供了坚实的基础。

MR 的基本思想是运用与研究暴露具有强相关关系的遗传变异作为工具变量进行建模，来估计暴露与结局之间的因果关系。在人类繁衍过程中，由于配子形成时，遵循"亲代等位基因随机分配给子代"的孟德尔遗传定律，基因与结局的关联不会受到出生后的环境、社会经济地位、行为因素等常见混杂因素的干扰，且因果时序合理，在进行暴露因素和结局的因果推断时具有独特的优势。直到 2000 年左右，MR 这个术语才被使用。人类基因组计划于 2003 年结束后，英国布里斯托大学生物统计学家 Davey Smith George 教授开始在 MR 研究统计分析方法领域进行了开创性的研究，发展了一系列 MR 统计分析方法。它们在后期得到广泛应用和认可，也极大地推动了 MR 的应用和流行病学因果推断的研究。

随着人们逐渐深入了解 MR，越来越多的 MR 研究正在浮现。在过去的 15 年里，MR 越来越多地被应用于加强对生活方式风险因素、生物标志物和药物治疗与人类健康和疾病的因果效应的理解。除此之外，研究者还开发了许多 MR 的分析工具，以探索 MR 的基本假设和 MR 研究结果的稳健性。随着 MR 在临床指南、药物开发和确定生活方式干预目标的应用中变得越来越普遍，其方法学发展掀起了一轮新的浪潮，并在发展中不断融入不同学科的力量，包括但不限于流行病学、计量经济学、遗传学和生物统计学等。

（四）为什么要用孟德尔随机化研究

尽管使用 MR 的主要原因是为了避免残余混杂的问题，但在特定情况下使用 MR 还有其他原因，例如病例对照数据分析和暴露难以测量等情况。当暴露和

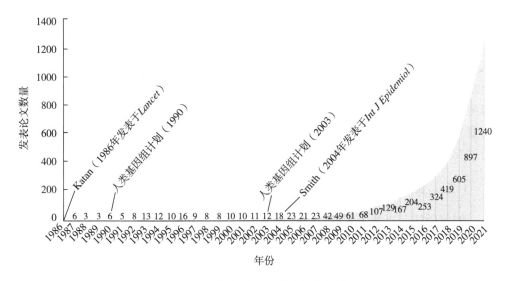

图 1-3 不同年份 MR 发表论文数量

结局之间的关联不是由于暴露引起结局的变化，而是由于结局引起暴露的变化时，就出现了反向因果关联。因此，MR 在回顾性研究中有很大的优势。例如在病例对照研究中，暴露水平的测量是在已经经历过结局事件的受试者中开展的，因此其可能会扭曲该结局事件与暴露的关联。在这种情况下，遗传变异可作为暴露的代理指标（即工具变量），来回顾性地评价暴露与结局的遗传相关性。由于个体的基因型可以在患病个体中测定，因此可以在病例对照研究中使用 MR 方法进行因果推断。

和队列研究一样，MR 也可以减少混杂因素和反向因果关联的影响，因为观察的时序是从过去的某个时段到将来的。然而，由于队列研究随访需要耗费很多的人力和物力资源，一般很难负担一个大样本人群的长时间随访。另外，MR 还可以关注生命早期健康如何影响中老年健康这一课题，因为随机对照试验（RCT）和队列是很难长期终生随访的，MR 可以将两样本的数据整合起来研究长期的健康效应。

当感兴趣的暴露测量较为昂贵或难以测量时，MR 也是一种有效的方法。例如临床上水溶性维生素等生物标志物的金标准检测成本太高，对大样本人群来说，耗资巨大、或者需要通宵禁食的空腹血糖测量可能不切实际。但如果基因变异与暴露相关（工具变量已经被验证与暴露相关），在缺乏测量暴露水平的方法的情况下，遗传变异与结局的相关可能可以推断出暴露与结局的因果关系。

此外，工具变量不会由于测量暴露时产生的测量误差而发生变化；而在观察性研究中，暴露中的测量误差通常会导致回归系数趋于零。例如，白细胞介素 -6

受体（IL6R）基因区域的一个变异位点与血清白细胞介素 -6 浓度（以及下游炎症标志物，包括 C 反应蛋白和纤维蛋白原）相关，其被证明与冠心病风险相关。从变异位点的功能、作用方面分析，这之间的因果关系并不是通过升高血清细胞介素 -6 的浓度来作用的，而是通过改变细胞介素 -6 受体的信号旁路导的。血清细胞介素 -6 是一种随时间变化的表型，因此个体的测量值不具有代表性。但遗传变异可以进行测量，血清细胞介素 -6 受体相关通路对冠心病风险的作用可以通过 MR 来评估。

（五）孟德尔随机化研究中的工具变量

如前所述，工具变量作为 MR 研究中重要的分析工具，可以在未获取和暴露 - 结局相关的混杂因素的前提下，对因果效应进行判断。

为了使用遗传变异来估计因果效应，它必须满足工具变量的基本假设：

1. 遗传变异必须与暴露显著相关。

2. 遗传变异不与暴露和结局关联的任何混杂因素相关。

3. 遗传变异只能通过暴露或者暴露相关的代谢通路（纵向基因多效性）来影响结局。

3 个基本假设是 MR 研究最重要的 3 个基本理论支撑。第一个假设使得由该遗传变异定义的遗传风险在不同的人群中具有不同的平均暴露水平。这将是 MR 分析的差异来源。如果遗传变异与暴露之间不存在强相关性（统计学上的相关），则将被称为弱工具变量。如果一个单一的基因变异是一个弱工具，那么它仍然可以有效地检验没有因果关联的原假设，但检验因果关联的能力可能很低。在一个分析模型中组合多个弱工具变量来获得单个效应估计可能会导致错误的结论。第二个假设可以理解为确保遗传人群之间的公平而进行的假设检验，即所有其他变量在遗传人群之间平均分布。第三种假设确保了遗传变异到结局的唯一因果途径是通过暴露，即遗传变异与结局的关联并不取决于暴露的值和暴露与结局关联之间的混杂因素。这意味着除了通过暴露之外，遗传变异与结局没有直接的联系，也没有其他途径使遗传变异与结局有联系。

（六）为什么孟德尔随机化研究可以用作因果推断的方法

传统的遗传流行病学主要研究群体内遗传和表型之间的关联，以阐明表型的遗传基础或描述某些基因的功能。在这类研究中，遗传变异通常是通过衡量单核苷酸多态性（single nucleotide polymorphism，SNP）来表示的。简单来说，个体的基因型是指在一个特定位点遗传的两个等位基因，如果基因位点上的等位基因相同，则基因型为纯合型；如果不同，则为杂合型。多态性是指在一个位点上存在两个或多个变异，如不同个体的同一个 DNA 上碱基对存在着差异。MR 的基本思想是，如果这种多态性产生的基因型差异反映了对应表型改变的生物学效应，进而改变了疾病风险，那么不同的多态性也应该与疾病风险存在生物学相关，其影响程度可以通过其对表型的影响来预测。因此，具有良好生物学功能的常见多态性可用于研究暴露对疾病风险的影响。这种多态性的分布与上述被认为对观察流行病学研究结果产生扭曲解释的社会经济或行为混杂因素无关。

MR 研究又被比作"天然"RCT。与传统的 RCT 不同，MR 研究可以在代表性的人群样本中进行，而不需要排除标准，也不需要随机分配研究对象。然而，等位基因的随机分配发生在家庭群体内，而 MR 研究最常见于一般人群样本中进行，这可能使他们容易受到其他因素的影响，如人群分层。随机化发生在受孕时这一事实也意味着这些研究可能会受到发育代偿的影响。因此，MR 研究被定义为使用遗传变异作为环境可改变暴露的可靠替代物，以便对可改变暴露和结局进行因果推断的研究。分离定律与自由组合定律在人类遗传上的实例见图 1-4。

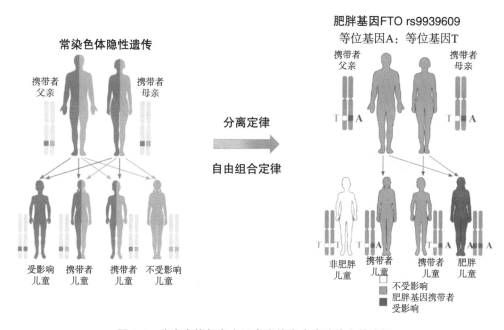

图 1-4 分离定律与自由组合定律在人类遗传上的实例

（七）孟德尔随机化在观察性流行病学中的应用

MR 研究在观察性流行病学中的应用很广，已经为探索不同种类的暴露因素与结局之间的因果关系提供了众多的理论依据。例如，在比较儿童异基因骨髓移植和非移植（即单纯化疗）的研究中，满足条件的 RCT 很难进行，因为疾病阶段、总体健康状况和总体临床评估可能会影响治疗分配。因此，可以对具有人类白细胞抗原（human leukocyte antigen，HLA）配型的同胞供者（能够接受匹配的同胞异基因骨髓移植）的患者与没有此类供者（无法接受匹配的同胞异基因骨髓移植）的患者进行比较。由于其在配子形成和受孕时，是否存在 HLA 配型的同胞供体取决于基因的随机分类，属于 HLA 相容供体组和无 HLA 相容供体组与潜在的混杂因素无关，如研究时的疾病阶段、总体健康状况或治疗医生的选择效应等，可以有效地进行随机比较。最后，再以"意向性治疗"分析的形式，将所有有 HLA 匹配供体的患者与所有没有 HLA 匹配供体的患者进行比较（图 1-5）。

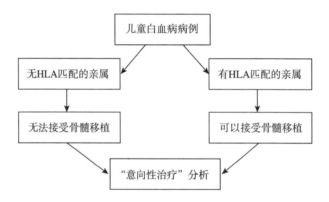

图 1-5　MR 对异基因 HLA 匹配同胞骨髓移植的评估

除此之外，在其他领域也有许多 MR 方法的应用。以心血管代谢性疾病为例，许多生理指标与心血管代谢性疾病的因果关联已经被 MR 所发现。目前已有多项 MR 研究分析了 25（OH）D 水平对心血管事件和相关结局的影响。还有许多 MR 研究应用于疾病或健康结局，如表 1-1 所示。

表 1-1　MR 研究在不同领域中的应用实例

类型	暴露	结局	参考文献
生物标志物	脂蛋白 E	癌症	Trompet et.al.，2009
	C 反应蛋白	癌症	Allin et.al.，2010
	叶酸	血压	Thompson et.al.，2005
	高密度脂蛋白	心肌梗死	Voight et.al.，2012
	同型半胱氨酸	卒中	Casas et.al.，2005
	脂蛋白 A	心肌梗死	Kamstrup et.al.，2009
	维生素 D	1 型糖尿病	Manousaki et.al.2021
	性激素结合球蛋白	冠心病	Ding et.al.，2009a
生理指标	体重指数	月经初潮过早	Mumby et.al.，2011
	身高	心房颤动	Michael et.al.，2021
	握力	2 型糖尿病	Yeung et al.，2019
	脂肪质量	学术成就	Von Hinke et.al.，2010
膳食因素	酒精摄入	血压	Chen et.al.，2008
	咖啡因摄入	死胎	Bech et.al.，2006
	牛奶摄入	代谢综合征	Almon et.al.，2010
不良行为	酗酒	药物滥用	Irons et.al.，2007
	注意缺陷多动障碍	教育	Ding et.al.，2009b
	吸烟	乳腺癌	Park et al.，2021
	抑郁	教育	Ding et.al.，2009b
隔代效应	叶酸	神经管发育缺陷	Ebrahim and Davey Smith，2008
药物	他汀类	骨密度	Zheng et al.，2020
	钙离子通道阻滞剂	憩室病	Dipender et al.，2019
微生物	氨基酸球菌属	高密度脂蛋白	Yang et al.，2018
	双歧杆菌	溃疡性结肠炎	Kurilshikov et al.，2021

［1］ Bautista LE，Smeeth L，Hingorani AD，et al. Estimation of bias in nongenetic observational studies using "mendelian triangulation"［J］．Ann Epidemiol，2006，16（9）：675-680.

［2］ Thomas DC，Lawlor DA，Thompson JR. Re：estimation of bias in nongenetic observational studies using "Mendelian triangulation" by Bautista et al［J］．Ann Epidemiol，2007，17（7）：511-513.

［3］ Smith GD，Ebrahim S.′Mendelian randomization′：can genetic epidemiology contribute to understanding environmental determinants of disease?［J］．Int J Epidemiol，2003，32（1）：1-22.

[4] 于天琦，徐文涛，苏雅娜，等. 孟德尔随机化研究基本原理，方法和局限性 [J]. 中国循证医学杂志，2021，21（10）：8.

[5] Thomas D，Conti DV. Commentary：the concept of'Mendelian randomization' [J]. Int J Epidemiol，2004（1）：21-25.

[6] Lawlor DA，Harbord RM，Sterne J，et al. Mendelian randomization：using genes as instruments for making causal inferences in epidemiology [J]. Stat Med，2008，27（8）：1133-1163.

（黄宁浩 编，庄振煌 审）

二、研究目的

流行病学研究常面对的一个问题是由于因果时序关系不明、存在潜在混杂因素，因果关联很难确定。而 MR 研究利用随机分配的基因确定风险差异，因果时序合理，不易受混杂因素的影响，因果推断的能力较强。因此，MR 研究旨在回答一个非常重要的问题，即观察到的暴露因素（exposure）与结局（outcome）之间的相关性是否为因果关联？目前 MR 已广泛用于：

（1）评估内源性（如血压、低密度脂蛋白胆固醇）和外源性（如酒精、吸烟）暴露的因果关联。

（2）揭示与临床疾病相关风险因素的因果关联。

（3）确定行为特征的因果关联。

（4）评估与社会和经济因素相关的因果关联。

（5）评估全生命周期暴露的影响。

（6）阐明跨代影响（如母亲健康对子代的影响）。

（7）表征难以测量的环境暴露。

（8）代替环境暴露调节剂（例如新陈代谢或解毒）的作用。

（9）模拟药物靶点。

（10）探究暴露与疾病间的中介作用。

（11）评估遗传易感性对特定疾病的影响。

具体而言，在实践过程中，MR 研究主要有以下几种用途。

1. 探索疾病病因或危险因素　MR 研究最常被用于探索疾病病因或危险因素的研究，特别适合于研究某些难以衡量或测量手段昂贵的暴露因素。可以用于广泛探索病因，或者在传统流行病学研究的基础上验证某个或某几个病因假说。例如，既往传统流行病学研究发现，适度饮酒对卒中具有保护作用。而 MR 研究发现，随着酒精摄入量的增加，卒中发病风险也会增加。因此，既往发现的酒精保护性作用可能是反向因果和残余混杂所致。

2. 提供疾病治疗新策略　MR 研究也可用于筛选和评价影响疾病治疗的因素。有研究采用 MR 的方法，建立了 30 多种血细胞指标与疾病结局之间的因果关系网络，系统地证实了某些血细胞指标与心血管疾病、自身免疫病和精神疾病等结局的因果关联，拓展了人类造血基因库和调控机制的相关研究，并为靶向调控血细胞指数进行疾病诊疗提供了新的途径。

3. 指导药物开发，预测药物的副作用　MR 方法可以发现有遗传学证据支持的药物靶点，能够提高药物研发的成功率，为今后的药理学研究确定优先级。例如，既往有研究认为依泽替米贝（ezetimibe）作用甚微，是一种"昂贵的安慰剂"。一项 MR 研究却发现无论是单独使用依泽替米贝，还是与他汀类药物联合使用，都可以有效降低血浆低密度脂蛋白胆固醇水平，从而降低心血管疾病风险。这一发现也与同年发表的一项 RCT 结果一致。再如，既往临床试验发现他汀类药物使用人群中，2 型糖尿病发病率增加。有 MR 研究发现，这种副作用可能是由于他汀类药物抑制羟甲基戊三酰辅酶 A 还原酶 HMGCR 的靶向作用所致。

4. 探索疾病的复杂分子特征　例如，有研究基于 MR 与遗传精细定位（genetic fine mapping）的分析框架，探讨了遗传位点对 DNA 甲基化介导的复杂疾病的影响，评估了 DNA 甲基化水平与 14 种心血管疾病之间的因果关联。另外，也有研究运用了 MR 的方法，完整构建了蛋白质生物标志物与 200 余种疾病的因果关系网络。通过在疾病复杂分子通路上的探索，MR 研究使得在更广泛的范围内揭示潜在的遗传 - 疾病效应成为可能。

参考文献

[1] Ference BA，Majeed F，Penumetcha R，et al. Effect of naturally random allocation to lower low-density lipoprotein cholesterol on the risk of coronary heart disease mediated by polymorphisms in NPC1L1，HMGCR，or both：a 2×2 factorial Mendelian randomization study. J Am Coll Cardiol，2015，65（15）：1552-1561.

[2] Cannon CP，Blazing MA，Giugliano RP，et al. Ezetimibe added to statin therapy after acute coronary syndromes. N Engl J Med，2015，372（25）：2387-2397.

[3] Swerdlow DI，Preiss D，Kuchenbaecker KB，et al. HMG-coenzyme A reductase inhibition，type 2 diabetes，and bodyweight：evidence from genetic analysis and randomised trials. Lancet. 2015，385（9965）：351-361.

[4] Astle WJ，Elding H，Jiang T，et al. The allelic landscape of human blood cell trait variation and links to common complex disease. Cell，2016，167（5），1415-1429，e19.

[5] Millwood IY，Walters RG，Mei XW，et al. Conventional and genetic evidence on alcohol and vascular disease aetiology：a prospective study of 500 000 men and women in China. Lancet，2019，393（10183）：1831-1842.

[6] Richardson TG，Zheng J，Davey Smith G，et al. Mendelian randomization analysis identifies

CpG sites as putative mediators for genetic influences on cardiovascular disease risk. Am J Hum Genet，2017，101（4）：590-602.

[7] Zheng J，Haberland V，Baird D，et al. Phenome-wide Mendelian randomization mapping the influence of the plasma proteome on complex diseases. Nat Genet，2020，52（10）：1122-1131.

[8] Richmond RC，Davey Smith G. Mendelian randomization：concepts and scope. cold Spring Harb Perspect Med，2022；12（1）：a040501.

（王文秀 编，庄振煌 审）

三、研究内容

观察流行病学研究可能存在混杂因素和反向因果关联，即使经过仔细的研究设计和统计调整，也容易产生有偏的结果，并且无法说明暴露对疾病结局的因果关联。许多行为、药理学和生理学测量指标都与疾病风险之间存在着很强的观察性关联，但在 RCT 中，这些因素可能不会带来预期的健康益处。而且由于研究设计的复杂性、经济条件限制和伦理原因，开展 RCT 并不总是可行的。对这些局限性的认识推动了一系列旨在改进因果推断的方法在流行病学研究中的应用。而 MR 使用与暴露密切相关的遗传变异的信息，以确定暴露和结局之间的观察性关联是否与因果效应一致，该研究方法的提出为因果推断提供了有效手段。区别于传统观察性研究，MR 研究遵循"亲代等位基因随机分配给子代"的孟德尔遗传定律，认为等位基因（基因）的随机分配有助于将其独立分为暴露组和对照组，未测量的混杂因素也在两组之间平均分布，因此 MR 作为"天然"RCT，能够有效解决流行病学研究中反向因果和残余混杂造成的内生性问题。在 MR 中，基因充当暴露因素（如体重指数、吸烟行为、酒精摄入等）的工具变量，并帮助研究人员检测其与疾病相关结果的因果关系。

MR 研究使用的暴露工具已经从单一遗传变异逐渐发展到基于复合变异的遗传工具。其分析方法随着统计学研究的深入也在不断地推陈出新，根据研究样本、表型数目、关联方向和形态等，可分为单样本 MR、多样本 MR、多变量 MR、药物靶向 MR、双向 MR、非线性 MR 以及 MR 中介分析等多种方法。这些方法的适用场景不同，且依赖于不同的前提假设，极大地拓宽了 MR 的应用范围，为在实践中得到稳健的因果效应估计奠定了坚实的基础。目前 MR 已被应用于探究基因表达、饮食和营养素、生活方式、生物标志物、药物以及人体测量指标等多个因素和疾病之间的关联，评估健康和疾病的发展起源，以及开展国际合作研究等。随着数据生成成本的不断降低，其应用范围将进一步扩大。同时，随着组学技术蓬勃发展，出现了越来越多基于大规模人群的基因组学、转录组学、蛋白质组学、代谢组学以及表观基因组学研究。这些技术在观察性研究中的应用产生了大量新的暴露／中间表型，利用组学数据进行 MR 分析已被证明有助于评估流行病学关联。

MR 为检验因果关联提供了新的机会，展现了对人类基因组的研究怎样帮助人们理解和预防可改变的危险因素对人类健康的不利影响，对生物学机制研究、药物开发、疾病预防和医疗实践都有重要意义。本书总结了 MR 的基本原则，并概述了该领域的最新应用，以及未来潜在的发展方向。未来的研究应着眼于因果推断以及 MR 统计方法的改进，并不断探索如何将 MR 应用于新的领域。

参考文献

[1] Smith GD，Ebrahim S.′Mendelian randomization′：can genetic epidemiology contribute to understanding environmental determinants of disease?[J]．Int J Epidemiol,2003,32(1)：1-22.

[2] Emdin CA，Khera AV，Kathiresan S. Mendelian Randomization［J］．JAMA,2017,318（19）：1925-1926.

[3] Davey Smith G，Hemani G. Mendelian randomization：genetic anchors for causal inference in epidemiological studies［J］．Hum Mol Genet，2014，23（R1）：R89-R98.

（庄振煌 编，李玥颖 审）

四、公共卫生学意义

（一）揭示复杂疾病和性状的遗传决定因素，为流行病学研究的因果推断提供新的途径

遗传变异不会受到环境暴露、社会经济地位、行为因素等传统混杂因素的影响，与结局之间的关联具有时间顺序合理性。遗传流行病学丰富了流行病学的研究方法，改变了人们研究因果关系的方式，能够在新的层次上对疾病病因进行阐释。

MR 作为遗传流行病学的最新发展，已成为进行病因因果推断的有力工具。在过去 10 年中，基于 MR 方法的研究，成功地揭示了可改变的暴露与复杂疾病及其药物靶点相关的各类结局之间的因果关系。例如在 7 个队列共 5 万名欧洲血统的个体中进行的 MR 研究发现，与 BMI 相关的遗传变异与房颤发病风险的增加显著相关，工具变量分析支持 BMI 与房颤之间的因果关系。该研究通过证实肥胖是房颤的病因之一，进一步支持将预防肥胖作为一项公共卫生目标来应对全球不断增长的房颤疾病负担。

随着人类基因组知识的发展，对疾病遗传决定因素的研究已经从单基因疾病（由单个突变基因引起的疾病，如镰状细胞贫血）扩展到多基因和多因素疾病（多个基因与生活方式和环境因素共同作用，如癌症）。虽然个人的基因组通常不能改变，但是 MR 方法可以利用观察性研究数据和组学数据（如基因组、表观遗传组和代谢组）评价和估计可改变危险因素的因果影响，从而指导公共卫生实践。例如，通过干预降低肥胖率很困难，但对血压和血脂等因果介质进行干预可以在不改变潜在危险因素的情况下降低疾病风险。一些高肥胖率国家通过治疗高血压、广泛降低胆固醇水平和其他预防性干预措施，在肥胖水平上升时期控制了本国的心血管死亡率。MR 能够有力地量化潜在的可治疗中介的贡献，在改变暴露因素困难的情况下，以这种中介为目标可能更具有公共卫生学意义。

（二）为全面启动临床试验提供理论依据和技术支持

通过可靠的证据来确认导致疾病或影响疾病发展的因素显然是科学进步的核心。RCT 是构建暴露和疾病之间关系的黄金法则，但是其成本昂贵、耗时费力、失败率也居高不下，特别是当研究终点罕见或需要很长的随访期才能观察到时。英国布里斯托尔大学的临床流行病学家乔治史密斯在《国际流行病学期刊》（*International Journal of Epidemiology*）的一篇社论中指出，当利用 RCT 试验评价某种干预措施时，可能经常会出现阴性结果或试验失败。这篇文章发表几年后的 2009 年，一项耗资 1 亿美元的 SELECT 试验发现，食用硒补充剂不能预防前列腺癌，尽管大量流行病学证据表明它能。随后在 2018 年，MR 分析同样不支持补充硒在前列腺癌预防中的作用，并表明补充硒可能对晚期前列腺癌产生不利影响。MR 研究可以严格和客观地独立进行因果关联评估，其证据的可靠性介于观察性流行病学研究和 RCT 之间，有助于提前了解 RCT 干预措施的潜在结果，为大规模干预性研究的开展提供可靠证据与理论依据。MR 研究还可以通过确定药物靶点是否真正具有致病性来筛选临床试验的候选药物，大量试验药物在临床试验第三阶段时被发现无效，预先进行 MR 研究可以避免资源的浪费。

一项设计严谨、核心假设成立的 MR 研究也可以在 RCT 无法实施的情况下提供有力证据。近年来，近视这个公共卫生问题日益严峻，学校教育是否会让孩子近视，或者近视的孩子是否会花更长的时间待在学校，或者是否有其他因素如社会经济地位，推动了这两种情况的发生值得我们讨论。利用 RCT 来研究学校教育与近视的关系很难实现，因为故意让一些孩子不上学是违反伦理道德的。英国的研究人员利用 2016 年发表的与教育程度和近视相关的两个独立全基因组关联研究（genome-wide association study，GWAS）和英国生物银行中约 488 000 名参与者的数据，通过双向 MR 分析方法，表明受教育年限与近视之间存在因果关联。研究人员指出，由于眼轴生长主要发生在学龄期，近视水平在成年期趋于稳定，因此任何阻止或预防近视的干预措施都需要在儿童期进行。随着全球近视患病率的迅速增加，近视及其并发症的经济负担持续增长，该项 MR 研究为教育政策的制定提供了强有力的证据，对教育实践具有重要意义。

众多甚至绝大多数现代医疗实践都缺乏基于 RCT 的数据，也没有计划开展或不可能开展 RCT 来提供相应证据，临床和公共卫生决策的数据依据几乎总是不完整的。作为后基因组时代的自然随机试验，只要有模仿暴露影响的基因变异，MR 分析可以在任何地方进行。随着世界各地数以百万计的人注册接受基因组分析和健康随访，相关研究发布了越来越多的 GWAS 结果，各种在线平台的出现使研究人员可以方便地访问 GWAS 汇总统计数据。MR 利用这些数据集辅助证实因果推断，给遗传学家提供了功能强大的统计工具，引领了流行病学的一场革命。

MR 并不是要取代 RCT，而是与其他来源（包括观察性研究）的证据一起帮助人们做出明智的决定。我们的研究目标应该是通过公开和客观的方式获得可支持措施的数据，即足以支持采取某种临床或公共卫生措施的证据。尽管我们需要更多的 RCT 研究和更好的数据，但等待结果的漫长时间有时也意味着停滞不前。虽然 MR 并不总能提供完美的证据支撑，但它至少可以为研究人员指引正确的方向。

（三）为健康领域全生命周期的政策制定提供参考依据

随着人民健康水平不断改善、预期寿命不断增长，居民对健康的需求呈现出多样化、多层次、全周期的特点。在生命的不同阶段，人们面临不同的健康挑战，因此需要针对不同人群精准发力。预防疾病的一个关键问题是在整个生命过程中应从何时开始减少有害接触。例如，如果儿童期暴露的影响是不可逆的，那么就需要早期干预。由于暴露的长期影响存在时间依赖性混杂等多种特点，使用传统的观察性流行病学评估存在诸多问题，大多数 RCT 也只能评估暴露的短期影响，而 MR 研究在评估暴露的长期（终生）影响方面具有特别的优势。例如孕期危险因素对其后代的长期影响和中介机制，儿童肥胖与成年人冠心病或 2 型糖尿病的关系等。英国的研究人员构建了适用于早期体型和成年体型的独立基因工具，通过拟合多变量 MR 模型，发现儿童期的肥胖症对成年期的健康结果有长期影响，以最大限度地减少超重为目标的儿童时期干预，将有助于降低成年期常见疾病的风险，成年期采取健康生活方式也可以抵消代谢情况不健康的童年产生的影响。此类 MR 研究设计也可应用于其他暴露 - 结局关系，以确定危险因素在生命过程的不同阶段是否具有累积效应或差异影响。这些信息可为针对特定年龄段

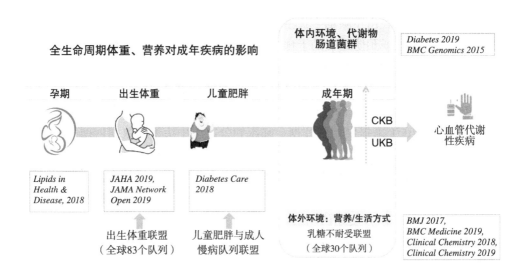

图1-6　全生命周期体重、营养对成年疾病的影响相关研究

的公共卫生干预措施提供参考，从全生命周期的角度制定相关政策与标准，真正形成"以预防为主"的卫生与健康服务体系，从而实现全民健康水平提升。

（四）为个性化及精准医疗服务奠定科学基础

与传统医疗面向群体、标准化且以"治"为主的模式相比，精准医疗以个体数据为基础，更强调疾病的预测、预防和个体化诊疗。对任意个体，只有确定其疾病的主导因素并针对这一主导因素进行干预才能取得更好的效果。精准医疗可以更好地分配资源并有效地将弱势群体精确定位于特定治疗途径。随着电子病历应用日益广泛、基因组分析成本不断下降、生物信息学大数据的爆炸和技术的迅猛进步，生物医学个性化数据不断积累。医疗保健方面的良好决策来自于如何利用这些数据辅助我们的决策，如何为个别患者量身定做治疗方案，以及如何开发算法来更好地实现生物数据分析和个人反应的结合。MR 方法基于这些数据分析遗传、环境以及两者之间的相互作用，解析从遗传变异到疾病发生的整个因果链条，增加对疾病过程的科学理解和预测个人疾病风险的能力。

最近的一项使用药物靶点的 MR 设计，研究了低密度脂蛋白胆固醇水平对他汀类药物治疗反应的多基因影响因素。研究发现基因 *GRM7* 的变异（rs162724）可能与他汀类药物的治疗反应有关，该变异在既往研究里被发现与重度抑郁有关。研究者认为，某些个体服用他汀类药物后降脂效果不如他人可能是因为，药物同时对重度抑郁有治疗效应或患者对他汀类药物治疗的依从性较差。MR 设计有助于寻找不同个体对常用药物的反应存在差异的原因，寻找与罹患常见疾病的风险增加有关的生物标志物等，以促进个性化及精准治疗。

（五）估算疾病负担和卫生成本，优化公共卫生资源配置

虽然 MR 的最初应用是在流行病学领域，但遗传工具变量的使用在许多不同的领域如社会学、卫生管理学和卫生经济学中越来越常见。利用疾病或危险因素相关的基因可以探索终身接触的某些暴露，与疾病遗传易感性和疾病经济影响之间的因果关系，评估疾病对卫生系统成本的影响，有助于公共卫生资源的合理分配。

Dixon 等使用英国生物银行的数据研究了基因预测的 BMI 对医疗成本的影响。结果发现基因预测的 BMI 不仅可以增加住院费用，还会带来不良社会后果，如增加耻辱感和被歧视的风险。另一项研究同样使用 MR 的方法评估体重对劳动力市场结果（如收入和就业）的作用以预计肥胖的经济后果。MR 方法可以用于探索更多这样的途径，在这些途径中，生物特征可以作为社会文化暴露和疾病结局之间的中间表型。例如营养不良和营养过剩可分别作为贫困和富裕的代表，用于检测其与教育程度、社交网络和社会地位等一系列社会相关因素的因果关系。近年来，中国公共卫生政策范式发生了显著的结构性改变，变得越来越注重大众的身心健康状况及其社会影响因素，注重生理、心理、社会健康状况之间的相互影响与相互作用。MR 研究能够探索社会因素的影响作用，能够为优化社会结构与公共卫生资源配置提供有力证据，这都将有效地改善群体中个人的健康状况。

参考文献

[1] Chatterjee NA，Giulianini F，Geelhoed B，et al. Genetic obesity and the risk of atrial fibrillation：causal estimates from mendelian randomization. Circulation，2017，135（8）：741-754.

[2] Smith GD. A fatter，healthier but more unequal world. Lancet，2016，387（10026）：1349-1350.

[3] Davey SG，Paternoster L，Relton C. When will mendelian randomization become relevant for clinical practice and public health? JAMA. 2017，317（6）：589-591.

[4] Davey SG，Ebrahim S. Epidemiology—is it time to call it a day? Int J Epidemiol，2001，30（1）：1-11.

[5] Lippman SM，Klein EA，Goodman PJ，et al. Effect of selenium and vitamin E on risk of prostate cancer and other cancers：the Selenium and Vitamin E Cancer Prevention Trial（SELECT）. JAMA，2009，301（1）：39-51.

[6] Yarmolinsky J，Bonilla C，Haycock PC，et al. Circulating selenium and prostate cancer risk：a mendelian randomization analysis. J Natl Cancer Inst，2018，110（9）：1035-1038.

[7] Bandres-Ciga S，Noyce AJ，Traynor BJ. Mendelian randomization-a journey from obscurity to center stage with a few potholes along the way. JAMA Neurol，2020，77（1）：7-8.

[8] Okbay A，Beauchamp JP，Fontana MA，et al. Genome-wide association study identifies 74 loci associated with educational attainment. Nature，2016，533（7604）：539-542.

[9] Pickrell JK，Berisa T，Liu JZ，et al. Detection and interpretation of shared genetic influences on 42 human traits. Nature Genetics，2016，48（7）：709-717.

[10] Mountjoy E，Davies NM，Plotnikov D，et al. Education and myopia：assessing the direction of causality by mendelian randomisation. BMJ，2018，361：k2022.

[11] Geng T，Smith CE，Li C，et al. Childhood BMI and adult type 2 diabetes，coronary artery diseases，chronic kidney disease，and cardiometabolic traits：a Mendelian randomization analysis. Diabetes Care，2018，41（5）：1089-1096.

[12] Richardson TG，Sanderson E，Elsworth B，et al. Use of genetic variation to separate the effects of early and later life adiposity on disease risk：Mendelian randomisation study. BMJ，2020，369：m1203.

[13] Xu ZM，Burgess S. Polygenic modelling of treatment effect heterogeneity. Genetic Epidemiology，2020，44（8）：868-879.

[14] Bockerman P，Cawley J，Viinikainen J，et al. The effect of weight on labor market outcomes：an application of genetic instrumental variables，Health Econ，2019，28（1）：65-77.

（杜 杰 宋子皿 编，李玥颖 审）

■ 总结

● 核心概念

1. 孟德尔随机化（Mendelian randomization，MR）是利用遗传变异作为工具变量（instrumental variables，IVs）来研究可改变的风险因素对相关疾病或健康结果的因果影响的方法。

2. 工具变量是指与暴露直接相关、与混杂变量独立并且与结局没有直接因果关系的变量。

3. 工具变量的基本假设：①遗传变异必须与暴露显著相关；②遗传变异不与暴露和结局关联的任何混杂因素相关；③遗传变异只能通过暴露或者暴露相关的代谢通路（纵向基因多效性）来影响结局。

● 讨论问题

1. 观察性研究和 RCT 在因果推断中的优缺点分别是什么？

2. MR 是如何推断因果关联的？

3. MR 和 RCT 之间的共同点以及区别是什么？

● 延伸阅读

1. Sanderson E，Glymour MM，Holmes MV，et al. Mendelian randomization. Nat Rev Methods Primer，2022，10（2）：2026-2022.

2. Davies NM，Holmes MV，Davey Smith G. Reading Mendelian randomisation studies：a guide，glossary，and checklist for clinicians. BMJ，2018，12（362）：k601.

3. Burgess S，Thompson SG. Mendelian randomization：methods for using genetic variants in causal estimation. Leiden：CRC Press，2015.

4. Holmes MV，Ala-Korpela M，Smith GD. Mendelian randomization in cardiometabolic disease：challenges in evaluating causality. Nat Rev Cardiol，2017，14（10）：577-590.

5. Davey Smith G，Paternoster L，Relton C. When will Mendelian randomization become relevant for clinical practice and public health? JAMA，2017，14，317（6）：589-591.

第二章

因果推断

一、因果推断方法概述

因果推断是研究两个或多个变量之间的因果关系的统计学方法。在医学研究中，相比相关关系，人们往往更关心因果作用。比如吸烟和肺疾病之间是因果关系，还是仅仅是相关关系？肥胖跟心血管疾病之间是否有因果关系，因果作用的大小是多少？但是，在估计因果作用的大小时会遇到很多挑战。本部分将从以下几个方面介绍因果推断的基本概念和方法：首先介绍潜在结果框架，它是因果推断中的基本问题；然后介绍因果作用的定义和估计。混杂因素对因果作用的估计带来很大的挑战，如果混杂因素能够测量到，我们则可以使用倾向得分、匹配等方法估计因果作用。对于未知混杂因素的情形，则通常使用工具变量法进行估计。

（一）潜在结果框架

人们谈及因果的时候，常常会做对比，如某人患了糖尿病，他可能会想："我是因为太胖，所以得了糖尿病。如果我当初控制体重，现在可能就不会得病。"这种假设下可能存在的状态导致的结果，被称为潜在结果。对于每一个个体，他接受某种处理或者暴露，记为 X（在以后的内容中，我们将不区分处理和暴露），得到某种结果，记为 Y。我们观察到一些 (X, Y) 变量对，记为 (X_1, Y_1) …… (X_n, Y_n)。对于其中的一个观测 (x, y)，可以理解为，如果它接受的处理状态为 x，则他的结局状态为 y。如果接受其他处理状态，比如 $X = x'$，则可能会有不同的结局状态 y'。将一个个体所有可能接受的处理状态，以及它对应的结局状态列在一起得到所有的潜在结果，记为 $\{Y(x): x \in u\}$，其中 u 表示所有可能的状态组成的集合。如果 $= u$ {0, 1}，它表示处理是二分类的，比如常见的吃药和不吃药，这时潜在结果可以表示为 $(Y(0), Y(1))$。我们注意到，一个个体，在一个时刻，只能接受一种处理，因此 $Y(0)$ 和 $Y(1)$ 只能观测到一个，这取决于该个体接受什么处理。如果他的 $X = 0$，则观察到 $Y(0)$；如果他的 $X = 1$，则观察到 $Y(1)$。对于多值或者连续值的处理 X，也有类似的理解：我们不能同时观察到某个体所有的潜在结果。如果它的处理 $X = x$，则我们观察到的 $Y = y$ 就是它的潜在结果 $Y(x)$，其余的潜在结果 $Y(x')$ 都是不可观测的。

（二）因果作用

首先考虑单个个体的情形。假设某个体头痛，他可以接受两种处理：①吃阿司匹林；②不吃阿司匹林。接受每一种处理后，都可能有两种可能的结局：
①头不痛了；②仍然头痛。因此，该个体实际上有以下 4 种可能的潜在结果：

(1) Y (*Aspirin*) = *No Headache*，Y (*No Aspinrin*) = *Headache*

(2) Y (*Aspirin*) = *Headache*，Y (*No Aspinrin*) = *Headache*

(3) Y (*Aspirin*) = *No Headache*，Y (*No Aspinrin*) = *No Headache*

(4) Y (*Aspirin*) = *Headache*，Y (*No Aspinrin*) = *No Headache*

上面的（2）和（3）两种情况表明，吃药不起任何作用，而（1）表明吃药可以治好头痛，（4）表明吃药有害，不吃药反而会更好。这种定义因果作用的方法包含两个方面的重要信息：第一，因果作用的定义依赖于潜在结果，但是它不取决于我们观察到哪个结果。比如这个人吃药后，头不痛了。这不能说明吃药有作用，因为上面的（1）、（3）都会使得我们能够观测到吃药后头不痛了，但是（1）情况表明药有效，（3）表明吃药无效。第二，因果作用是对同一个体两种不同处理结果进行比较得出的。但是这两种处理的结果，我们只能观察到一个。比如如果我们观察到了 $Y(Aspirin)$，则不可能知道 $Y(No\ Aspinrin)$ 的值。因此，尽管单个个体的因果作用可以明确地定义，我们仍然不能估计、学习或计算它，因为两种不同的处理结果，我们只能观测到一个。

因为单个个体只能观察到一种处理以及对应的结局，其他潜在结果不可观测，所以估计因果作用需要多个观测个体。这些个体通常拥有不同的处理。在一些非正式的因果评估中，人们或许用同一个体不同时刻的观测值来解决潜在结局不可同时观测的问题。比如为评估阿司匹林治疗头痛的药效，某个人在一次头痛中使用阿司匹林，他观察到了 $Y(Aspirin)$，但是观察不到 $Y(No\ Aspinrin)$。为了得到 $Y(No\ Aspinrin)$，他仔细回顾了过去头痛时，不使用阿司匹林的情况，于是他"得到"了 $Y(No\ Aspinrin)$。但是，这样的处理是有问题的，因为不同时刻的个体不等同。造成这种情况可能有时间的因素、前后时间段体质的改变、耐药性的变化等，这些都可能会影响药效。还有一些因果评估中，比较服用阿司匹林的人群的结局状态（头痛消失或不消失）和不服用阿司匹林人群的结局状态。这种基于多个个体数据进行因果评估的方法，一般需要一些假设，才能得到有意义的因果结论。

假设 1：稳定单元治疗效应假设（Stable Unit Treatment Value Assumption，SUTVA）表示任一个体接受某种处理不影响别的个体的潜在结果，并且对于每一个体，接受的每一种处理是确定的。

该假设将一些情况排除考虑范围，例如，如果某个体服用阿司匹林后，头痛的好坏会给另一个体带来心理效应，这样的情况就不是本部分讨论的范围。SUTVA 具有如下两个内涵：

（1）无交互。某个体在接受任一处理后的结局不会对别的个体的结局造成任何影响。

（2）接受的处理无不确定性。比如研究服用阿司匹林治疗头痛的效果时，不能将个体接受的处理"吃药"分成不同的剂量。否则，应明确剂量，并认为不同的剂量是不同的处理。

有了上述假设，我们可以研究因果作用的定义和估计。对于一个个体，$Y(0) - Y(1)$ 是个体因果作用。对于一个给定的群体，用 $i = 1, 2, \cdots, N$ 表示 N 个人的编号，则这个群体的因果作用定义为

$$\text{ACE} = \frac{1}{N} \sum_{i=1}^{N} (Y_i(1) - Y_i(0)) \qquad \text{（公式 2-1）}$$

注意，上面定义的 ACE 只是一个参数，它是无法观测的、未知的。因为对于任意一个个体，只能观测到潜在结果 $Y_i(1)$ 和 $Y_i(0)$ 中的一个值。

注意到

$$\text{ACE} = \frac{1}{N} \sum_{i=1}^{N} (Y_i(1) - Y_i(0)) = \frac{1}{N} \sum_{i=1}^{N} Y_i(1) - \frac{1}{N} \sum_{i=1}^{N} Y_i(0) \qquad \text{（公式 2-2）}$$

因此，分别估计 $\frac{1}{N} \sum_{i=1}^{N} Y_i(1)$ 和 $\frac{1}{N} \sum_{i=1}^{N} Y_i(0)$，则可以得到 ACE 的估计。通常采用随机化方法获得 ACE 的估计值。具体来讲，将 N 个个体随机分配到不同的处理组，记 $X_i = 1$ 代表把个体 i 分配到处理组，$X_i = 0$ 代表把个体 i 分配到对照组。用 (X_i, Y_i) 代表个体 i 观测的处理和响应。如果 $X_i = 1$，则 $Y_i(1) = Y_i$；如果 $X_i = 0$，则 $Y_i(0) = Y_i$。可以用处理组响应变量的平均值估计 $\frac{1}{N} \sum_{i=1}^{N} Y_i(1)$，用对照组响应变量的平均值估计 $\frac{1}{N} \sum_{i=1}^{N} Y_i(0)$，根据随机抽样理论，得到 ACE 的无偏估计：

$$\widehat{\text{ACE}} = \frac{1}{\sum_{i=1}^{N} X_i} \sum_{i=1}^{N} X_i Y_i - \frac{1}{\sum_{i=1}^{N} (1 - X_i)} \sum_{i=1}^{N} (1 - X_i) Y_i \qquad \text{（公式 2-3）}$$

若处理 X 是一个多值连续型变量（比如剂量等），且结局变量 Y 和 X 之间是线性关系，则可以使用 Y 对 X 线性回归的系数 β 表示因果作用。系数 β 的意义是，处理值每增加一个单位，则结局的值增加 β 个单位。

（三）混杂因素

上部分给出了因果作用的定义，以及在随机化试验的条件下，如何估计因果作用。随机化试验给出了一种处理的分配机制。然而，在许多实际问题中，由于伦理、经济等原因，可能没有办法做随机化试验，比如研究吸烟对疾病的影响时，我们不能够强制某个个体去吸烟。观察性研究中，个体是否接受某种处理取决于很多因素，如果这个因素也会影响结局变量，则这个因素就是混杂因素。混杂因素的存在可能会导致虚假的因果关系。比如在研究某新药对疾病的影响时，疾病的严重程度可能会影响个体接受新药的意愿度。如果接受该新药的都是病情轻的患者，而接受旧药的都是病情严重的患者，则即使服用新药没有作用，也可能得到正向的因果作用，即服用新药比服用旧药更容易让患者康复。对于这个例子，如果已知接受处理与病情严重程度有关，则可以根据病情严重程度，分别考虑 ACE，最后再加权求和。

（四）倾向得分和匹配

如上部分所述，如果存在混杂因素，则需要按照混杂因素的取值进行分层或者其他方式对因果作用进行调整。如果混杂因素较多，则按照混杂因素的取值进行分层，每个分层的数据量可能非常小。一个较好的处理方式是可以估计倾向得分，然后按照倾向得分进行分层或者加权。倾向得分的定义为

$$ps = P\left(X = 1 \mid Z = z\right) \qquad \text{（公式 2-4）}$$

上式中 X 是处理变量，这里是分类的处理变量。倾向得分不适于与连续值的处理。Z 是个体的协变量（向量），需要包含所有的混杂因素。使用倾向得分加权的方式估计因果作用的步骤如下：

对于每个个体 i，估计其倾向得分 $w_i = P\left(X_i = 1 \mid Z_i = z_i\right)$

使用逆概加权的方法估计因果作用：

$$\widehat{ACE} = \frac{1}{\sum_{i=1}^{N} w_i X_i} \sum_{i=1}^{N} w_i X_i Y_i - \frac{1}{\sum_{i=1}^{N} (1-w_i)(1-X_i)} \sum_{i=1}^{N} (1-w_i)(1-X_i) Y_i \qquad \text{（公式 2-5）}$$

（五）工具变量

如果混杂因素未观测到，或者观测不完全，上述方法估计的因果作用通常是有偏的。如果能找到有效的工具变量，则工具变量法可以得到渐近无偏的因果作用估计。

首先考虑二分类处理。比如完成（或未完成）中学教育。用 $D_i = 1$ 代表个体 i 完成了中学教育，用 $D_i = 0$ 代表个体 i 未完成中学教育，用 Y_i 代表个体 i 的收入。对于每个个体，他有两个虚拟结果：$Y_i(1)$，$Y_i(0)$。个体因果作用是 $Y_i(1) - Y_i(0)$。该因果作用不可识别，因为一个个体不可能同时接受两个不同的处理。人们感兴趣的参数是平均因果作用（ATE），ATE $= E(Y_i(1) - Y_i(0))$，但是在个体存在异质性和不依从现象时，这个参数也是不可识别的。在研究完成中学教育和收入的关系时，考虑使用出生季度作为工具变量（Z）。$Z = 1$ 代表出生日期在 7–12 月，$Z = 0$ 代表出生日期在 1–6 月。因为美国的法律规定，公民年满 18 周岁之后才可以选择退学。因此，1–6 月份出生的公民，有更高的概率选择早退学。在虚拟结果框架下，每个观测个体有 4 个虚拟结果 $Y_i(z, d)$、$z = 0, 1$，$d = 0, 1$。为识别因果作用或者局部因果作用，需要一些基本的假定：

假设 2：工具变量应该是随机化的，即它不影响虚拟结果。$[\{Y_i(z, d) \; \forall d, z\}, D_i(1), D_i(0) \perp Z_i]$。

在上述假设下，因为工具变量 Z 是随机化的，可以得到 Z 对处理 D，以及 Z 对结局 Y 的因果作用：

$$E(Y_i - | Z_i = 1) - E(Y_i | Z_i = 0) = E(Y_i(1, D_i(1)) | Z_i = 1) - E(Y_i(0, D_i(0)) | Z_i = 0)$$
$$= E(Y_i(1, D_i(1))) - E(Y_i(0, D_i(0)))$$

工具变量必须跟处理是相关的。

$$E(D_i - | Z_i = 1) - E(D_i | Z_i = 0) = E(D_i(1) | Z_i = 1) - E(D_i(0) | Z_i = 0)$$
$$= E(D_i(1)) - E(D_i(0))$$

假设 3：$E(D_i(1)) - E(D_i(0)) \neq 0$。

假设 4：工具变量仅通过处理影响结局 $Y_i(1, d) = Y_i(0, d) = Y_i(d)$，$d = 0, 1$。

假设 3 称为 exclusion 假定。在 exclusion 假定下，易知

$$E(Y_i | Z_i = 1) - E(Y_i | Z_i = 0) = E(Y_i(1, D_i(1)) - E(Y_i(0, D_i(0))) = E(Y_i(D_i(1)))$$
$$- E(Y_i(D_i(0))) = E((D_i(1) - D_i(0))(Y_i(1) - Y_i(0)))$$

注意到 $D_i(1) - D_i(0)$ 仅仅取 3 个可能的值：-1，0，1。因此上面的式子可以写成

$$E(Y_i | Z_i = 1) - E(Y_i | Z_i = 0) = E((D_i(1) - D_i(0))(Y_i(1) - Y_i(0)))$$
$$= P(D_i(1) - D_i(0) = 1) E(Y_i(1) - Y_i(0) | D_i(1) - D_i(0) = 1)$$
$$- P(D_i(1) - D_i(0) = -1) E(Y_i(1) - Y_i(0) | D_i(1) - D_i(0) = -1)$$

注意：$D_i(1) - D_i(0) = 0$ 的人群，对识别因果作用不起作用。至此，我们仍然不能识别 D 对 Y 的因果作用，如果有进一步的先验条件，比如一个人晚出生的话，一定会晚退学 $(D_i(1) - D_i(0) \geq 0)$，则可以识别 $D_i(1) - D_i(0) = 1$ 的子群体的 D 对 Y 的因果作用。

假设 5：$D_i(1) - D_i(0) \geq 0$ [或 $D_i(1) - D_i(0) \leq 0$]

该假设称为单调性假设，在单调性假设下，$P(D_i(1) - D_i(0) = -1) = 0$，因此 $E(Y_i \,|\, Z_i = 1) - E(Y_i \,|\, Z_i = 0) = P(D_i(1) - D_i(0) = 1) E(Y_i(1) - Y_i(0) \,|\, D_i(1) - D_i(0) = 1)$。

即：

$$E(Y_i(1) - Y_i(0) \,|\, D_i(1) - D_i(0) = 1) = \frac{E(Y_i \,|\, Z_i = 1) - E(Y_i \,|\, Z_i = 0)}{E(D_i \,|\, Z_i = 1) - E(Di \,|\, Z_i = 0)}$$

上式左侧是子群体的因果作用，称为局部平均处理效果（local average treatment effect，LATE），又被称作分层平均因果效应（complier average causal effect，CACE）。处理是二分类变量时，工具变量不能得到整个群体的因果作用，只能得到子群体的因果作用。

如果处理 X 取多值，并且 Y 和 X 之间是线性关系，混杂因素记为 U。工具变量记为 Z。它们之间的关系用式 2-6 和 2-7 表示。

$$Y = X\beta + \alpha_1 U + \epsilon \qquad\qquad (公式\ 2\text{-}6)$$

$$X = Z\gamma + \alpha_2 U + \epsilon \qquad\qquad (公式\ 2\text{-}7)$$

这时候，可以使用 Wald 方法估计因果作用。

$$\widehat{\beta} = \frac{coef_{Y \sim X}(X)}{coef_{Y \sim Z}(Z)}$$

上式中 $coef_{Y \sim f}(f)$ 表示回归 $Y \sim f$ 估计的变量 f 的系数，f 可以是 X 或 Z。可以证明，上面的估计等价于如下的两步最小二乘：

第一步：使用最小二乘估计 X 对 Z 回归的系数，并用该回归模型和工具变量的观测值预测 X，将预测值记为 $\widehat{X}$。

第二步：使用最小二乘估计 Y 对 X 回归的系数，记为 $\widehat{\beta}$。

则这种两步最小二乘的估计 $\widehat{\beta}$ 就是因果作用 β 的估计，它和 Wald 估计值是等价的。

参考文献

[1] Imbens，Gudio and Donald Rubin. Causal Inference for Statistics，Social，and Biomedical Science：An Introduction. Cambridge：Cambridge University Press，2015.

[2] Imbens AGW. Two-stage least squares estimation of average causal effects in models with variable treatment intensity ［J］. Journal of the American Statistical Association，1995，90（430）：431-442.

（贾金柱 编，黄宁洁 审）

二、临床随机对照试验

（一）概述

随机对照试验（randomized controlled trial，RCT）或称随机临床试验（randomized clinical trial）是一种常见的实验方法，将研究人群随机分配到不同比较组，按照预先制定的研究计划给予参与者某种干预，前瞻性地追踪观察，比较两组或多组人群的结局，以检验和评价干预措施的效果（图 2-1）。

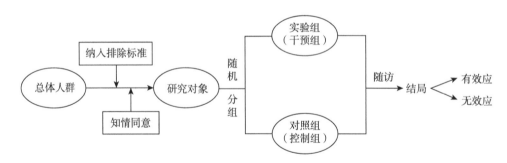

图 2-1 随机对照试验基本框架

在广袤无垠的病因海洋中，每当流行病学家起锚寻找真正埋葬着因果宝藏的海岛时，混杂因素就像海妖塞壬的歌声一样屡屡将航船引向扭曲的礁石。而RCT 就像众神的耳罩，赋予了流行病学家抵御混杂诱惑的武器，其中抵御能力最强的是多中心、大样本、双盲的 RCT。RCT 的随机分组过程可以使研究对象暴露的背景因素在比较组间均衡分布，极大地排除观察性研究固有的混杂偏倚，是临床研究中建立因果关系的最高水平证据。出于伦理或其他方面的考虑，随机对照试验不能用于研究疾病的危险因素，一般只适用于评估那些旨在改进疾病诊断、预防和治疗的干预措施。无效的干预措施不仅会浪费医学资源，还可能给患者带来潜在的风险，因此验证干预措施的有效性具有重要的现实意义。

　　为了对试验组和对照组进行比较，RCT 的研究终点必须是能够明确界定、客观测量的事件或结果，以便在不同组中实现标准化。在一项 RCT 研究中，一般会设有一个主要终点和几个次要终点。主要终点是计算样本量和对干预效果进行判断的依据，而次要终点一般是探索性的，其结果不影响核心的效果评价。当想要同时研究干预措施在多种结局上的有效性时，可以设置并列主要终点（co-primary end points）和复合终点（composite end points）。并列主要终点包括多个感兴趣的结局，试验组在任一结局上的表现均需优于对照组。复合终点是由多种事件组合成的单个终点，比如无病生存的定义就包括没有疾病复发和没有死亡。有时在临床研究中，研究者会使用代理终点（surrogate end points）来代表难以度量或需要随访很长时间才会发生的事件，比如用胆固醇水平的变化替代心脏病导致的死亡。代理终点使用的前提条件是这样得到的干预效果确实能预测干预对真正临床终点的效果，但这个前提通常是难以满足甚至是不可能满足的。

　　1948 年，世界上第一个临床随机对照试验发表在《英国医学杂志》（*BMJ*）上，确立了对照、随机分组、分组隐匿、盲法等基本原则，评价了链霉素治疗肺结核的有效性和安全性。在那个时代，肺结核是不治之症，除了卧床休息外别无他法，历史上很多名人如契柯夫、劳伦斯和鲁迅等都是死于该病。链霉素——第二种应用于临床的抗生素——在 1946 年被发现，为治疗结核病带来了希望。该试验由英国 Austin B. Hill 爵士设计，在英国医学研究总局领导下开展，其结果显示接受链霉素治疗的组比仅卧床休息的组病情改善更加明显。1955 年，Truelove 发表了胃肠病领域的首项 RCT，证实了肾上腺皮质激素治疗溃疡性结肠炎的效果优于安慰剂。在那之后，RCT 如雨后春笋般在临床各学科中开展起来。

（二）药物临床试验

　　目前相当一部分的随机对照试验是由制药公司实施或赞助的。RCT 可以提供药物的适应证和有效性证据，如果某种药品在试验中显示出了有益的效果，该药的销售额将会大大提高。

　　药物临床试验是研究药物的有效性、安全性和质量，以考察其能否上市用于特定人群的临床试验，可进一步分为 4 期，其中 Ⅱ 期和 Ⅲ 期为 RCT。药物开发过程见图 2-2。

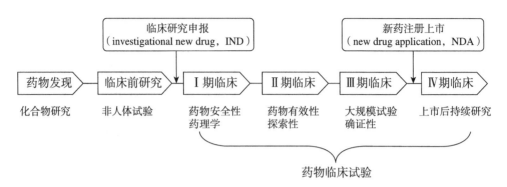

图 2-2 药物开发过程

Ⅰ期临床试验在少数健康志愿者（20～80人）身上初步评估安全性，无需设对照组。志愿者需经过严格挑选，避免入组任何正在患有疾病或正在服用禁忌药物的人。该阶段是药物从动物研究转向人群研究的关键，通过耐受性试验与药代动力学研究，确定新药的安全有效剂量范围、副作用及药物在人体内的吸收、代谢和排泄的规律。

Ⅱ期临床试验在小范围的特定患病人群（几百人，通常不超过200人）中，进一步评估此药的安全性，初步评价有效性。在有对照的情况下进行随机盲法临床试验，探索剂量-效应关系，为Ⅲ期临床试验的研究设计和给药剂量方案提供依据。

Ⅲ期临床试验在大范围的病例（几百或几千人）中进行，进一步验证药物的安全性、有效性及最佳剂量。将该药与其他标准治疗方法或实验干预措施进行比较，开展严密的随机化多中心临床试验，评价利益与风险，为药物注册上市申请的审查提供充分证据。

Ⅰ～Ⅲ期一般在上市前完成，因此统称为上市前临床试验。

Ⅳ期临床试验在新药获批上市后进行，类似于队列研究，考察普通人群广泛使用药物时的疗效，着重监测新药的副作用。在这一阶段可研究药物对长期终点的影响，如发病率或死亡率的变化，还可进行与竞争产品的对比试验。上市前临床试验存在许多局限性，如观察对象样本量有限，观察时间短，病种单一，多数情况下排除老人、孕妇和儿童等，因此一些罕见的不良反应、迟发反应和发生在某些特殊人群的不良反应难以被发现。此外，药物在临床实际使用的效果也需要进一步研究，所以新药上市后仍需开展监测和药物流行病学研究。

20世纪50年代开始人们意识到，药物的效果还受吸收程度和吸收速度的影响，比如等量的某活性物质经呼吸道给药和经胃肠道给药的治疗效果很可能不同。因此在4期临床试验外，研究者还可能进行生物等效性试验，方法类似于对生物利用度的研究，以药代动力学参数为指标，比较同一种药物的相同或者不同剂型的制剂，在相同的试验条件下，活性成分的吸收程度和速度有无统计学差异。

（三）试验设计

随着人类对疾病的认识不断深入，科学问题和假设越来越复杂，新的研究方法不断被提出，随机对照试验的设计范式也日益多样化。试验设计决定着一个研究所产生证据的质量和结论适用的条件，比如侧重于评估干预在理想条件下效力（efficacy）的设计可能无法用于准确评估其在实际医疗卫生条件下的效果（effectiveness），反之亦然。

1. 平行设计（parallel design） 是最经典的随机对照研究设计，设计上科学性最高。试验组和对照组在一致的试验环境中同步接受措施和观察。

2. 多臂试验（multiple-arm trials） 随机对照试验的每一组可称为一臂（arm），双臂研究指对一个试验组（治疗臂）和一个对照组（控制臂）进行比较。多臂设计可以比较多个不同治疗方案组与单一对照组，或单一治疗组与多个对照组。多个试验组的设计，如剂量-反应研究，一般会设置多个剂量水平组，包括零剂量组或安慰剂组。多个对照组的设计可能会设置一个主动控制组（已知有效的治疗方法）和一个安慰剂组（没有真实疗效）。应注意，在已存在可改善结局的治疗方法的前提下，使用安慰剂进行对照可能会涉及伦理问题，因为其可能会错过患者最佳的救治时间。

3. 交叉设计（crossover design） 每个研究对象以随机的顺序接受一阶段的干预和一阶段的控制，根据研究需要可以增加交叉次数。在最简单的两阶段设计中，一半的研究对象先接受干预措施，另一半先接受控制措施，这样转组带来的差异就可以在分析时互相抵消掉。而且以自身为对照，极大地消除了来自个体差异的变异，因此只需要很少的样本就能实现对特定差异的检测。交叉设计的缺点是试验用时较长和可能存在滞留效应（carry-over effect）。如果干预措施对研究对象的影响在他交叉到控制措施组后仍然有效，需设置洗脱期（wash-out interval）或放弃使用交叉设计。

4. 析因设计（factorial design） 在一个试验中同时评价多个与结局相关的因素，最常见的是同时评价两种干预措施的 2×2 析因试验（研究对象被随机分为 4 组）。相比于组织两次 RCT，析因设计可以节省费用和精力，还可以检验交互作用的存在。如果两个因素间没有相互作用，即一个因素的存在与否不会影响另一个因素的干预效果，析因设计可以大大降低样本量的需求。但如果两个因素间存在交互作用，研究者则需要增加样本量以弥补功效的损失。

5. 序贯设计（sequential design） 试验开始前定义了研究停止的条件，但不固定样本量。研究者依次分批招募研究对象，定期分析收集到的信息，直到达到试验停止的要求。当某种治疗方法明显不如另一种时，可以及时停止试验，节省资源。这种设计可以减少需招募的患者数量，但同时也会削弱评估长期结果和安全性的能力。不断进行中间分析会增加因机会产生的组间差异，导致假阳性的错误结论。

6. 整群随机试验（cluster randomized trial，CRT） 以一群研究对象为单位进行随机分组，而不是以个体为单位。为保障研究效力，需仔细考虑纳入的群体数量和各群组的规模。整群随机设计可以为管理和施行干预带来便利，相比于药物干预研究，这种设计在政策研究和卫生服务研究中更为常见。比如针对医生的专题教育就适合用 CRT 进行评估，这种干预在医院层面上更好开展，并可以防止医院内接受了不同干预的医生们相互影响。

7. 阶梯设计（stepped-wedge design） 在整群随机的基础上由 Cook 和 Campbell 提出，研究中有多个群体和时长相等的阶段。其经典设计要求所有群体开始时均处于控制条件下，试验结束时均处于干预条件下，每个群体不是同时接受干预措施，而是以随机的顺序在不同时间段引入，一旦切换成干预条件就不会再回到控制条件。数据在每个阶段都被收集。新提出的设计方法允许一些群体开始于干预而结束于控制，或者只参与部分阶段。阶梯设计可以避免污染，适用于因客观原因不能同时对所有群体进行干预的情况。

8. Zelen 设计（Zelen's design） 1979 年 Marvin Zelen 提出在知情同意前进行随机分组，以解决参与者招募困难和可能存在的偏倚问题，常用于健康促进或护理干预措施的评价。患者可以在知情同意时拒绝随机分配给他们的措施，选择接受另一组的干预，但分析时研究者仍依据最初的分组。双知情同意中，所有患者都被提供换组的机会；而单知情同意中，只有被分配到试验组的患者被告知还有另一种可供选择的处理方法。Zelen 设计需要提前通过卫生系统记录等识别潜在研究对象，以便在随机化前完成必要的纳入排除筛选。

9. 适应性设计（adaptive design） 在传统随机对照试验中，随机分配方式和每个组的研究对象数量在整个研究过程中固定不变。然而，适应性设计允许研究者根据已收集到的信息调整试验方案。当越来越多的证据表明某一干预措施比研究的其他措施更加有效时，患者可以更多地进入到有希望的组，并获得更优的治疗或剂量，以减少伦理方面的顾虑。

10. 平台试验（platform trial） 包含多个分组，在整个试验过程中可随时增设新分组或关闭旧分组。没有显示出疗效的治疗组在纳入更多患者前可以得到及时终止，新出现的有希望的治疗组可以随时加入。这种设计可以在较短的时间内调查更多试验性质的治疗方法，分配更多的患者到试验组而不是控制组。

（四）随机对照试验的优缺点

1. 优点

（1）随机对照试验的主要优点是随机化这一过程本身，它可以将组间的特征差异最小化，提高可比性，减少许多已知或未知的混杂偏倚。正是这些偏倚使得观察性研究的结果容易失真。

（2）随机对照试验的优点还在于控制性。RCT 的试验设计、对象选择、实施过程和结果分析高度可控和标准化，也是唯一能够运用盲法的研究设计。

（3）随机对照试验的优势还来自于其具有前瞻性，通过随访从接触暴露观察到出现结局，时间顺序合理，可进行因果判断，最终做出确定性的结论。

2. 缺点

（1）试验设计和实施条件要求严格、难度较大，可操作性不强。一些基于复杂病理生理状态的干预措施，无法实现在 RCT 框架下的研究设计和实施。此外，与观察性研究相比，随机对照试验的价格要高出几个数量级，而且通常需要更多的时间才能完成。

（2）研究结果外部真实性不足。考虑到研究对象的安全和研究的需要，随机对照试验可能会牺牲一定的人群代表性，导致研究对象不能与目标人群充分可比。多数情况下随机对照试验是在一种理想化的环境中开展的，加上研究对象较高的同质性，试验结果与现实世界的情况并不完全一致。

（3）样本量小、随访时间短，会导致试验难以发现罕见不良事件。而研究人群较大、随访时间较长时，容易出现不依从现象。为了提高研究的可行性，许多随机对照试验将注意力放在短期目标上，如纠正生化异常，而不是发病率或死亡率等临床结局。

（4）干预措施有时会涉及伦理学问题。临床和公共卫生中的许多重要医学问题不适合进行随机对照试验，科学界已达成共识，试验中分配的干预措施不应对研究对象的福祉造成损害。

虽然相比观察性研究，随机对照试验无疑有许多优势，但是我们应该认识到它们也有许多局限。正因存在上文所述的诸多困难，很多研究领域长期以来都缺乏随机对照试验，无法获得确证的因果证据，屡屡陷入令人沮丧的僵局。另外，还有一些研究因素无法用传统 RCT 的方法来验证因果关系，在这种情况下，可以考虑用 MR 等类实验的方法解决因果关系的问题（表 2-1）。

表 2-1 难以在随机对照研究中实现控制的危险因素

社会行为因素

　　生活方式（如吸烟、饮酒、睡眠、咖啡）

　　成瘾行为（如大麻使用）

　　教育

　　经济地位

　　……

健康状况

　　基础疾病（如高血压、炎性肠病、房颤）

　　合并症

　　心理健康（如抑郁、焦虑）

　　口腔健康（如龋齿）

　　……

孕产期因素

　　母亲健康状况（如甲状腺功能）

　　孕期母体变化（如体重增加）

　　产后出血

　　生命早期（如出生体重）

　　……

多组学标志物

　　遗传物质（如甲基化、端粒长度）

　　基因表达

　　代谢物（如同型半胱氨酸、维生素 D、胆红素）

　　蛋白质分子

　　菌群（如肠道菌群、舌苔菌群）

　　……

（五）影响结果解读的因素

　　随机对照试验可以更加公正地评估因果关系，但仍可能存在相当大的偏倚，使得结果解释在某些情况下容易出错，其中部分偏倚可以通过精心的设计加以控制，而其他一些则是随机对照试验固有的缺陷，在解释结果时必须考虑到这些因素。

1. 不依从　当研究对象不遵守指定的干预措施时，按照原计划对两组进行比较可能会产生问题。试验组成员可能因为治疗药物的副作用退出试验组，对照组成员可能因为病情加重而接受了试验措施，一些外部因素可能导致参与者用药不足或外加其他治疗等，对 RCT 研究者来说这些情况司空见惯。

1961 年首次应用的意向性治疗分析（intention-to-treat analysis，ITT）根据最初的分组对研究对象进行比较，即不论研究对象是否真正接受了该组的干预，都留在原组进行分析。这样可以维持随机分组的有效性，避免选择偏倚，使各组的基线特征保持可比性，但分析的结果很可能不是干预措施的真正效果，而是偏向于零假设（被低估）或者是无效的。在以验证干预措施优于对照措施为目的的优效试验中，推荐使用意向性治疗分析。

依从者分析（per-protocol analysis）只分析接受了最初分配的干预的研究对象，忽略转组的研究对象。这种分析对干预效果的估计更纯粹，因此也叫效力分析。但是没有坚持计划方案的研究对象可能有组间特征差异，其特异的脱落原因可能会引入偏倚，因此对依从者分析的结果应当谨慎解释。

接受治疗分析（as-treated analysis）按实际接受的干预进行比较，而不考虑研究对象最初的分组情况。这样做随机分组将变得毫无意义，各种偏倚的引进会将随机对照试验变为观察性研究。

这三种资料分析方法各有利弊，实际应用时可以综合考虑 3 种分析的结果。为了增加依从者的数量，研究人员可以从多方面入手获得研究对象的支持与合作。在试验开始前应对研究对象进行宣传教育，使其了解研究的目的和意义。在不影响试验质量的前提下，尽可能简化干预措施，缩短随访期限。记录并分析不依从的原因和程度也是随机对照研究的一项重要内容。

2. 失访　无法继续随访研究对象的情况也叫作删失（censoring），原因可能是研究对象迁移出了研究地区，或发生了与研究目的无关的死亡。样本量流失会降低研究的统计效力。当确定了研究对象的招募人数时，研究者需要考虑有多少人能够完成整个研究，有多少结局事件预期会发生，来确保当组间差异确实存在时能够最终被检测出来。一般要求失访人数不超过总样本量的 10%。无论是失访率高于预期，还是事件发生率过低，都会导致数据结果无法对研究假设进行充分的证明。当失访发生时，可以通过电话或家访等方式尝试取得联系，调查失访的原因、记录失访时间，并分析失访人群与完成研究的人群在重要特征上是否存在差异。

3. 随机化不理想　在样本量比较小的 RCT 中，一些重要的基线特征很可能在随机分组后仍有组间差异。如果研究者明确知道造成混杂的变量，可以在分析时进行调整，但可能还存在一些难以被识别的未知混杂因素。常用的补救方法是使用 meta 分析（meta-analysis）将小型研究的结果合并起来，提高统计功效。然而 meta 分析可以减轻样本量小的不良影响，却无法去除各研究本身的偏倚。因此如果多个研究之间存在明显的异质性，应谨慎解读它们的整合研究结果。

4．外部效度　有限的结论外推性是随机对照试验的固有缺陷。严格的纳入排除标准和良好的研究执行保证了试验的内部真实性，同时也限制了结论所适用的人群，约束了效应评价推广到总体的可能。与研究对象处于不同年龄、种族、性别或病情阶段的人对同一干预措施的反应很可能是不同的，也是难以预测的。纳入排除标准越严格，结果的可推广程度越小，因此当要排除妇女、少数民族、孕妇或儿童等群体时，应有充分正当的理由。

有研究者详细审查了 851 份发表于 2010—2020 年的预防性干预试验的研究报告。只有 22% 的随机对照试验符合标准，能够将威胁内部效度的偏倚最小化。平均每个随机对照试验有一两个方法上的缺陷，最常见的是基线不均衡（随机化不理想）和退出者不均衡（各组不依从或失访的研究对象有特征差异，破坏随机化）。超过一半的研究报告没有进行潜在偏倚的评估或进行了不完整的评估。

正如上文所述，认为随机对照试验绝对可靠的想法是天真的；而仅仅因为观察性研究的非实验性和非随机性，就质疑其有效性，也是过于简单化的。虽然没有 RCT 研究过吸烟和肺癌之间的联系，因为要求某一组研究对象坚持吸烟是不道德的，与之相关的证据均来自于观察数据，然而吸烟与肺癌之间的因果关系几乎没有受到质疑。

（六）研究的用途

有一种盛行的观点认为观察性研究是低级的，主要用途是产生假设，检验假设这一任务是科学研究的"金标准"——随机对照试验的职责范围。这种只相信随机对照试验所产生的可靠因果证据，而忽视其他研究类型的心态，会使得专业指南无法对一些治疗措施的效用进行明确的建议，进而阻碍为患者确定最佳干预方案的进程。事实上，随机对照试验发现的证据往往可以被过去的观察性研究所印证，而在临床问题的不同研究阶段最合适的设计类型亦有所不同（图2-3）。因此是时候认识到，医学上没有绝对的确定性，研究方法本身并无严格的高下之分，试验和观察性研究都能提供有用的信息，都可以帮助我们不断拓展认知的边界。

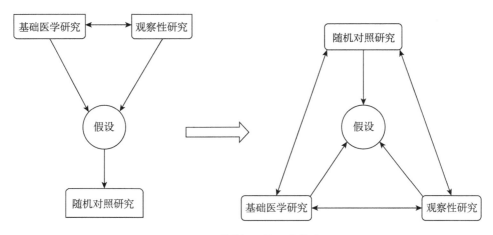

图 2-3　科学假设的研究范式

参考文献

[1] 詹思延. 流行病学［M］. 8 版. 北京：人民卫生出版社，2017.

[2] British Medical Journal Publishing Group. Streptomycin treatment of pulmonary tuberculosis-a medical research council investigation［J］. Brit Med J，1948，2（4582）：770-777.

[3] Truelove SC，Witts LJ. Cortisone in ulcerative colitis-final report on a therapeutic trial［J］. Brit Med J，1955，2（29）：1041-1048.

[4] Kovesdy CP，Kalantar-Zadeh K. Observational studies versus randomized controlled trials：avenues to causal inference in nephrology［J］. Adv Chronic Kidney Dis，2012，19（1）：11-18.

[5] Steeger CM，Buckley PR，Pampel FC，et al. Common methodological problems in randomized controlled trials of preventive interventions［J］. Prev Sci，2021，22（8）：1159-1172.

[6] Zabor EC，Kaizer AM，Hobbs BP. Randomized controlled trials［J］. Chest，2020，158（1S）：S79-S87.

（李玥颖　编，黄宁浩　审）

■ 总结

● 核心概念

1. 随机对照试验（randomized controlled trial，RCT）　亦称随机临床试验（randomized clinical trial），将研究对象随机分配到不同比较组，按照预先制定的研究计划给予研究对象某种干预，前瞻性地追踪观察，以比较两组或多组人群的结局，是一种用于检验和评价干预措施效果的实验方法。

2．药物临床试验 以人体（患者或健康受试者）为对象，意在发现或验证某种试验药物的临床医学、药理学以及其他药效学作用、不良反应，或者试验药物的吸收、分布、代谢和排泄，以确定试验药物的疗效与安全性的系统性研究。

3．交叉设计（crossover design） 每个研究对象以随机的顺序接受一阶段的干预和一阶段的控制，根据研究需要可以增加交叉次数。

4．整群随机试验（cluster randomized trial，CRT） 以一群研究对象为单位进行随机分组，而不是以个人为单位。为保障研究效力，需仔细考虑纳入的集群数量和各群组的规模。

● 讨论问题

1．效力与效果有何区别和联系？

2．简述使用随机对照试验进行因果推断的优势和局限。

3．药物临床试验主要分为哪几期？分别需要多少样本量？

4．什么是实验的外部效度？如何提高外部效度？

5．应用随机对照试验时需要关注哪些部分？

● 延伸阅读

1．Vandenbroucke JP，Broadbent A，Pearce N. Causality and causal inference in epidemiology：the need for a pluralistic approach [J]．Int J Epidemiol，2016，45（6）：1776-1786.

2．Moher D，Hopewell S，Schulz KF，et al. CONSORT 2010 explanation and elaboration：updated guidelines for reporting parallel group randomised trials [J]．BMJ，2010，340：c869.

3．Pingault JB，O'Reilly PF，Schoeler T，et al. Using genetic data to strengthen causal inference in observational research [J]．Nat Rev Genet，2018，19（9）：566-580.

（贾金柱 统稿）

第三章

孟德尔遗传学基础

一、遗传学基本概念

遗传学（genetics）是研究生物父系与子系之间遗传的科学，其试图解释有亲缘关系的生物个体之间存在的相似性和差异性。1865年，奥地利科学家格里戈尔·约翰·孟德尔（Gregor Johann Mendel，图3-1）巧妙地利用豌豆实验，发现了遗传学三大基本规律，提出每一个细胞都含有成对的"因子"，每一对因子决定一个特定的性状。在配子形成过程中每对因子中的两个成员彼此分离，所以一个配子含有每对因子中的一个。每对因子的分离同其他对因子的分离无关。这些"奇思妙想"构成了现代遗传科学的基础和经典遗传学的核心，孟德尔也被称为现代"遗传学之父"。

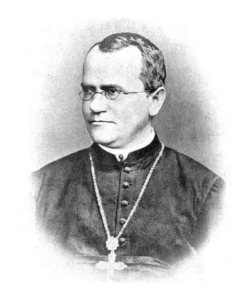

图 3-1 遗传学之父—格里戈尔·约翰·孟德尔
（Johann Gregor Mendel，1822—1884）

（一）孟德尔的生平

孟德尔的出生地德文称为 Heinzendorf，捷克称为 Hyncice，现在捷克境内，当时属于奥匈帝国。孟德尔的父亲是佃农，命运似乎注定了孟德尔将子承父业，终其一生在农田中度过。当地的神父 Johann A.E. Schreiber（1769—1850）鼓励孟德尔的父母让他接受良好教育，孟德尔自己也要与命运抗争，并得到妹妹的支持。孟德尔后来为报答妹妹的支持，资助了她的孩子读书。1834年他升入中学，接连不断的灾难（其中之一是他父亲因事故受伤）使得父母不能支付他学业所需的费用，因此，16岁的孟德尔一边给他人做家教，一边上学。1840年中学毕业后，他曾多次试图做家庭教师来支持继续学业。通过艰苦努力，他成功地修完两年的哲学课程。1843年，不满21岁的孟德尔进入布鲁恩（Brünn，现称 Brno）的圣汤玛斯修道院（the Abbey of St. Thomas），并于1847年（25岁）成为神父。孟德尔原名 Johann，入修道院后加 Gregor 教名。从此，他满心欢喜和集中精力学习经典著作，发现自己特别喜爱自然科学。1845年，他到布鲁诺哲学学院学习农业、园艺和葡萄种植课程，随后在当地的实科中学（Brünn Realschule）教了14年低年级的物理学和自然史。孟德尔还长期研究气象，曾任国家气象和地磁研究所布鲁恩站长，并于 1862 年提交了布鲁恩地区 15 年的气象总结。他一生中加入了 8 个科学学会、26 个非科学协会。

从 1854 年开始，孟德尔用豌豆做了长达 10 年的一系列遗传学实验。1865年 2 月 8 号和 3 月 8 号两个星期三的晚上，在布鲁恩自然科学学会，孟德尔宣读了豌豆研究结果，当时并未能引起国际科学界的注意。1866 年孟德尔以德文在《布鲁恩自然史学会杂志》发表了论文《植物杂交的实验》（*Versuche über die Pflanzen-Hybriden*）。论文发表后，孟德尔将 40 份抽印本寄给国际上的科学家，后人找到了其中 13 份的下落。现有曾经孟德尔发表过文章的 120 本杂志收藏在世界各地的图书馆。

1868 年，修道院道长去世后，孟德尔经过两轮选举后当选道长。他仍然坚持研究，使用多种植物做遗传学实验。1870 年，他加入养蜂协会，1877 年报告对蜜蜂飞行和产蜜量的 4 年观察结果。他还研究过苹果和梨的抗病性。1884 年 1月 6 日，孟德尔去世，尸检结果表明是肾炎并发心脏病。孟德尔在年老的时候回顾自己一生觉得满意多于不满意。园艺协会刊物讣告称："他的植物杂交实验开创了新时代。"讣告作者可能是刊物的主编 Josef Auspitz（1812—1889），他曾任实科中学校长，支持孟德尔无证代课 14 年，是孟德尔的重要支持者和欣赏者之一。

在孟德尔时代，人们对遗传的认识还很粗浅，基本认同"混合遗传"（blending inheritance）学说：父母的黑和白的特性简单融合得到子代的灰的特性。此学说是一个普遍接受的、认为不证自明的规律。由于缺乏生物技术和观察手段，人们无法对细胞结构和细胞分裂的过程系统地了解。孟德尔经过新颖的、严谨的、长期的实验和定量分析，终于找到了杂交发育的普适规律。在 1900 年第一个可以解释孟德尔原理的细胞模型出现了，这标志着遗传学现代纪元的开始。

（二）遗传学的发展

1902 年加洛德（Archibald E. Garrod，图 3-2）爵士发表了一篇重要的论文，把尿黑酸尿症同刚发现的孟德尔定律结合起来。尿黑酸尿症是由于机体缺乏尿黑酸氧化酶，使苯丙氨酸、酪氨酸的中间代谢产物尿黑酸不能氧化分解便从尿中排出，使尿液呈黑色。尿黑酸相关代谢物也沉积在耳朵、鼻子、关节等软骨较多的位置，严重时会引起重度关节炎。加洛德认为尿黑酸尿症符合孟德尔遗传定律，现代研究也证明尿黑酸尿症是一种常染色体隐性遗传病。

加洛德是第一个把缺陷或突变的基因与遗传性疾病相关的代谢途径联系起来

的人。因此被称为"生化遗传学之父"。之后，许多遗传性疾病也被陆续发现与孟德尔遗传定律相关，例如苯丙酮尿症和血友病等。

现代遗传学有了突飞猛进的进步。现代遗传学发现配子的细胞核内彼此独立进行分离和分配的单位（即孟德尔所说的"因子"）是脱氧核糖核酸（deoxyribo nucleic acid，DNA），这是遗传的化学基础。近年来，科学家已经完成了超过 1 000 种病毒或类病毒、质粒、细胞器染色体、细菌、真菌和动植物的全部基因组 DNA 序列的测定。1990 年美国能源部（Department of Energy，DOE）与国立卫生院（National Institutes of Health，NIH）启动了关于人类基因组图谱的测序工作，英、法、日也

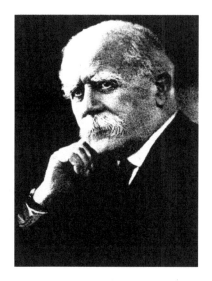

图 3-2　加洛德

纷纷建立各自的基因组中心。德国和中国相继于 20 世纪 90 年代后期加入这一计划。中国是 1999 年 9 月加入这一国际协作组织，负责测定人类基因组全部序列的 1%，成为参与这一计划中唯一的发展中国家。

通过基因测序科学家发现，人类基因总数在 2.64 万～3.91 万个，编码蛋白的基因总数仅是线虫和果蝇基因数目的两倍。人类蛋白质有 61% 与果蝇同源，43% 与线虫同源，46% 与酵母同源。人类 17 号染色体上的全部基因几乎都可以在小鼠 11 号染色体上找到。人类还有数百个基因可能是由细菌在脊椎动物进化的某个环节水平转移进来的。人类基因组上大约有 1/4 的区域是没有基因的，还有 35.3% 的基因组包含重复的序列，其中第 19 号染色体上 57% 的基因是重复的。染色体中心粒旁与端粒附近区域也存在大量的片段性重复。基因密度在第17、19 和 22 号染色体上最高，在 X 染色体、第 4、18 号和 Y 染色体上相对较低。男性减数分裂的突变率是女性的两倍，染色体的远端及短臂重组率较高。研究还发现，人类 99.99% 的基因密码是相同的，人与人之间的变异仅为 1/1 万。

随着计算机技术的不断发展，科学家把遗传学同计算机应用结合起来，发展出十分有效的基因芯片技术，可用于快速诊断遗传病、检出病毒或查明各种疾病患者的基因表达谱变化（图 3-3）。基因芯片可以快速地比较患者和正常个体的某些组织中多个基因表达的水平。第一批上市供应的基因芯片是用来检测 HIV和人的 p53 肿瘤抑制基因结构的改变。基因芯片技术拓展了人类对基因表达的改变与疾病之间关系的认识，有助于科学家发展有效的方法来减轻疾病痛苦。

从对生物体的外观之间的笼统认识，到了解孟德尔因子遗传信息，再到如今

已经能测出人类的全基因组序列，遗传学仍在不断的发展之中。

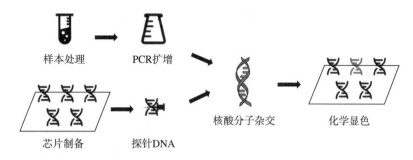

样本处理　　　PCR扩增

芯片制备　　　探针DNA

核酸分子杂交　　　化学显色

图 3-3　基因芯片原理

（三）遗传学基础

要了解遗传学的原理，首先需要了解和掌握遗传学的一些基本概念。

1. DNA：生命体的遗传物质　核酸（nucleic acids）是一种位于细胞内的大型生物分子，主要负责生物体遗传信息的携带和传递。核酸有两大类，分别是脱氧核糖核酸（DNA）和核糖核酸（RNA）。核酸存在于所有动植物细胞、微生物和病毒、噬菌体内，是生命的最基本物质之一，对生物的成长、遗传、变异等现象起着重要的决定作用。DNA 分子含有生物物种的所有遗传信息，为双链分子，其中大多数是链状结构大分子，也有少部分呈环状结构，分子量一般都很大（图3-4）。所有细胞生物的遗传物质都是 DNA，部分病毒的遗传物质是 RNA。DNA

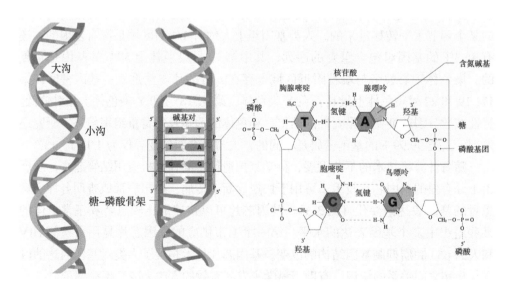

大沟

小沟

糖–磷酸骨架

碱基对

核苷酸

含氮碱基

胸腺嘧啶　腺嘌呤

磷酸

氢键　　羟基

糖

磷酸基团

胞嘧啶　鸟嘌呤

氢键

羟基

磷酸

图 3-4　DNA 结构图

与蛋白质结合形成染色体，染色体的数目随物种而不同。

碱基对是形成 DNA、RNA 单体以及编码遗传信息的化学结构。在 DNA 中，组成碱基对的碱基包括腺嘌呤（A）、鸟嘌呤（G），胞嘧啶（C）和胸腺嘧啶（T）。在 RNA 中，在 T 位置上的是尿嘧啶（U）。

1953 年 James Watson 和 Francis Crick 提出 DNA 双螺旋结构，解释了遗传信息的传递机制。他们提出 DNA 双螺旋结构为 B-DNA。B-DNA 是在一定生理条件下（含低浓度盐的水溶液）存在的构型。绝大多数含水的原生质中的 DNA 都是 B-DNA。然而，DNA 不是静态的、恒定不变的分子，其具有一定的结构弹性，可随环境的改变而改变。在高盐浓度或部分脱水的条件下，DNA 将转化为 A-DNA 构型，A-DNA 同 B-DNA 一样是右手螺旋，不同的是 B-DNA 每旋转 1 周有 10.4 个核苷酸对，而 A-DNA 有 11 个核苷酸对，并且较短、较粗。还有一些左手双螺旋的 DNA，称为 Z-DNA（糖 - 磷酸骨架的 Z 形，图 3-5）。在 DNA 中，A 与 T 配对，G 与 C 配对。由于核酸分子很大，所以 DNA 中储存了大量的遗传信息。一份完整的人类基因组含有大约 30 亿个碱基对。

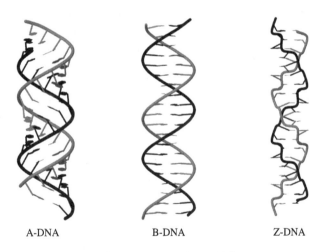

A-DNA   B-DNA   Z-DNA

图 3-5　DNA 的 3 种空间构象

2．DNA 的复制：遗传物质的传递　生命体的遗传信息能够在生长发育期间从细胞传递给细胞，在生殖期间传递给下一代，是通过 DNA 双链碱基的精确配对，从而使核酸中的碱基序列得以精确复制（replication）。复制后的两个子代 DNA 分子和亲代 DNA 分子一模一样。DNA 复制看似简单，背后的机制却是相当复杂的。

Watson 和 Click 提出了 DNA 半保留复制（semiconservative replication）的模型：一条 DNA 双螺旋的两条互补链打断碱基对之间的氢键后分开，每条亲本链就可以指导新的互补链合成，即每条亲本链作为模板，分别指导生成新互补链（DNA 单链）的核苷酸序列（图 3-6）。例如亲本链上的腺嘌呤（A）作为模板，利用氢键势能将胸腺嘧啶（T）匹配到新的互补链上。对于真核生物来说，DNA 复制有以下几个特点：①有多个复制的起点，即由于真核生物的染色体巨大，每条 DNA 上可能含有多个启动子；②有特定的复制起点，每个起始点控制一个复制子的 DNA 单位的复制；③需要多种生物酶参与，包括 DNA 解旋酶、DNA 复制酶、DNA 聚合酶等；④拥有细胞周期。

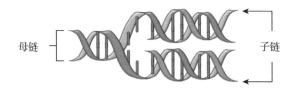

图 3-6　DNA 的半保留复制

3. 基因表达：生长和发育的控制　在多细胞生物中，遗传信息控制生物从单细胞合子到成熟成体的生长和分化。要完成这种复杂的过程，每个基因在发育期间都必须在合适的时间、合适的细胞中表达。基因表达途径的最初几步称为转录（transcription）和翻译（translation）。转录和翻译的结果是合成多肽，一种由重复的氨基酸小亚基组成的长链。多肽通常有几百个氨基酸，这些多肽将最终被折叠成具有空间结构的蛋白质大分子。蛋白质组成生命体的结构，参与一些生命中必不可少的代谢反应。

4. 基因突变：遗传物质的不稳定变化　虽然遗传信息是以相当高的精确度在亲代中传递，但它并不是一成不变的，存在着不稳定因素。遗传信息会经受偶尔的变化或突变（mutation），产生新的遗传变异。由突变产生的新变异基因称为突变基因。

基因中单一位置上的突变或点突变可以是碱基对的置换、插入或缺失。置换多表现为由一种氨基酸取代另一种氨基酸。如果有一个或两个碱基对缺失或插入时，改变了 mRNA 中密码子的读码，使原来编码某种肽链的基因变成编码另一种完全不同的肽链序列，这类突变称为移码突变。移码突变常常会导致蛋白质性质的改变从而引起性状的变异，所造成的 DNA 损伤一般远远大于点突变。

生物的遗传信息通过复杂的基因表达来控制生长和发育，遗传物质中偶尔发生的变化提供了新的遗传变异性。因此，突变是生物体进化的源泉。

5. 基因与基因组学　基因是遗传信息的基本功能单位，它之于遗传学就像原子之于化学一样重要。1940 年前，基因被认为类似于穿在线上的珠子，重组发生在基因间而不是基因内。1940 年 Clarence Oliver 发现果蝇的一些基因内部发生了重组，表明了核苷酸才是基因的基本结构单位。

20 世纪 60 年代，研究者发现基因和它的多肽产物是共线性结构，基因的核苷酸序列和多肽的氨基酸序列之间有直接的关联。60 年代后期发现了重叠基因和基因内部还有基因的现象。70 年代后期又发现真核生物基因的编码序列被非编码的内含子序列隔断。由基因又衍生出了基因组学的概念。基因组学（genomics）在 1986 年由美国遗传学家托马斯·罗德里克（Thomas H. Roderick）提出。基因组学是对生物体所有基因进行集体表征、定量研究及不同基因组比较研究的一门交叉生物学学科。基因组学主要研究基因组的结构、功能、进化、定位和编辑以及它们对生物体的影响，主要涉及基因组的作图、测序和功能研究。

6. 全基因组关联研究　Risch 和 Merikangas 于 1996 年提出全基因组关联研究（GWAS）的方法，并指出其在复杂疾病的遗传研究中具有检测效力。自 Klein 等研究者 2005 发表的第一篇关于年龄相关性黄斑变性（AMD）的 GWAS 论文以来，GWAS 被广泛地应用于遗传领域的研究（图 3-7）。

GWAS 是一种用来寻找与人类复杂疾病或性状相关联的遗传变异的方法。这里的遗传变异主要是指单核苷酸多态性（single nucleotide polymorphism，SNP）。SNP 是人类可遗传的变异中最常见的一种，占所有已知多态性的 90% 以上，在人类基因组中广泛存在。平均每隔 100 ～ 300 个碱基对中就存在一个 SNP，其总数可达 300 万个或更多。GWAS 将人类基因组中数以百万计的 SNPs 作为标记位点，从目标人群中随机抽取一个较大规模的病例和对照样本，利用基因芯片技术进行测序，获取个体的 DNA 序列数据并归整为各突变位点的基因型数据，然后对全部 SNPs 位点逐个地进行统计检验及分析，筛选出与复杂疾病有显著关联的遗传位点，为多发性复杂疾病的诊断、预防和安全有效的治疗提供理论依据。

GWAS 具有以下几点优势：①不需要预先获知复杂疾病或性状的生物学通路，同时无需家系数据，可避免家系患病成员 DNA 测序标本难以获取等因素的限制；②可能发现一些新的通过其他方法识别不出来的基因；③容易形成协作联盟，除了 GWAS 外，联盟成员常常继续后续分析的合作，后续分析有利于发现遗传效应较低的易感基因位点；④排除某些特定遗传关联的可能性；⑤提供两类结构突变的数据 - 序列偏差及拷贝数变异（copy-number variation，CNV），可为关联分析提供更稳健可靠的数据。

全世界范围内，一系列针对人类复杂疾病或性状的 GWAS 已经相继开展，有关的研究成果陆续见于报道。目前已经有超过 50 000 个全基因组显著的遗传变异（$P < 5 \times 10^{-8}$）与常见疾病和性状存在关联。GWAS 在肿瘤性疾病、心血

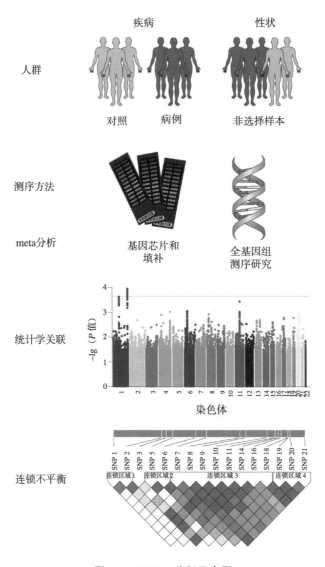

图 3-7 GWAS 分析示意图

管代谢性疾病、自身免疫病、神经精神类疾病等诸多复杂疾病领域，以及体重指数、皮肤色素、血脂等人类性状方面取得了突飞猛进的研究成果，为众多复杂疾病和性状的基因诊断及个体化治疗奠定了理论基础。自人类基因组计划完成以来，GWAS 的成功也为 MR 的研究提供了重要的基因工具变量，极大地推动了重大疾病的病因学研究。

（四）遗传学的医学应用

1. 疾病诊断　人类基因组计划启动以来，遗传相关的研究在探索人类健康方面有很强的潜力。群体基因筛查能够检测出患有特定疾病或对治疗反应不良的高危人群。基因筛查可分为几种形式：隐性携带者筛查、隐性疾病筛查、常染色体显性遗传病筛查、药物遗传风险筛查、职业风险筛查和复杂遗传病筛查，如表 3-1。

表 3-1　基因筛查的分类

筛查类型	筛查内容
隐性携带者筛查	囊性纤维化
	脆性 X 综合征
	德系犹太人筛查
隐性疾病筛查	遗传性血色病
常染色体显性遗传病筛查	*BRCA1/BRCA2*
	遗传性非息肉性结肠癌
药物遗传风险筛查	恶性高热
职业风险筛查	N- 乙酰转移酶与职业性接触芳胺
复杂遗传病筛查	亚甲基四氢叶酸还原酶
	血管紧张素 -1 转化酶

英国国家筛查委员会制定指南来保证基因筛查计划的可行性、有效性和适当性。指南当中对于筛查方案的要求如下：

- 应有证据表明，基因筛查方案在降低死亡率或发病率方面有效；
- 应有证据表明，完整的基因筛查方案可被临床、社会、健康专业人员和公众在道德上接受；
- 基因筛查计划的利益大于对生理和心理的伤害；
- 筛查方案的机会成本与整个医疗保健支出（即性价比）经济平衡；
- 管理和监测筛查方案的计划与商定需满足质量标准；
- 在筛查方案开始前，应提供充足的测试、诊断、治疗、方案管理人员和设施；
- 需考虑疾病的其他内容：循证证据，包括解释基因检测、调查和治疗的结果，向潜在的参与者提供帮助，帮助他们做出知情选择等。

　　基因筛查不仅可用于检测遗传病，在常见的慢性病中，可帮助改善常见疾病的预防。表 3-2 列举了基因变异与疾病风险增加之间的关联。

表 3-2　基因变异引起常见病风险增加的案例

冠心病	胆固醇酯转移蛋白（cholesterol ester transfer protein，CETB）和载脂蛋白 B（apolipoprotein B，APOB）基因的变异可增加冠心病的风险。以往研究发现，CETP 和 APOB 的变异可以确定冠心病的相对风险为 2.5
肺癌	Collins 检验了在吸烟人群中 NAT2 基因变异与肺癌的风险，OR 值为 6
阿尔茨海默病	许多研究都表明 APOE 基因与阿尔茨海默病的关联相当密切。APOEε4 等位基因可促进阿尔茨海默病的发病，杂合子个体患阿尔茨海默病的相对风险为 1.4（1.0 ~ 2.0），纯合子为 3.1（1.6 ~ 5.9）。美国医学遗传学学院和美国人类遗传学学会不建议将该基因用于阿尔茨海默病的常规诊断或预测性检测，因为这种基因型并没有提供足够的灵敏度和特异度
其他基因	位于 HPC2 区域的 ELAC 基因在家族研究中与前列腺癌有关
结肠癌	APC 的罕见突变与结肠癌风险相关。常见变异 E1317Q 也与结肠癌风险有关，但在普通人群中似乎不会增加结直肠肿瘤的风险

　　与主要基因变异引起的遗传性疾病不同，常见慢性病通常是多因素共同作用导致的，极少数遗传变异会大幅增加常见慢性病的风险。即使确认了基因变异与疾病风险增加之间的关联，也有可能不会影响预防策略。例如，研究发现 MTHFR 677TT 基因型相对于 677CC 基因型增加大约 20% 的冠心病风险，有学者提倡对这种变体进行检测以识别风险较高的个体。然而，如果这种基因型确实增加了冠心病的风险，那么它是通过增加同型半胱氨酸水平来实现的，补充叶酸可以降低同型半胱氨酸水平。在每个基因型组中，同型半胱氨酸水平会有很大的差异，因为其他基因以及环境因素中存在多种多态性，这些多态性共同决定了血液中的同型半胱氨酸水平，MTHFR 基因的 C667T 多态性解释的同型半胱氨酸变异性不到 2%。如果补充叶酸和降低同型半胱氨酸确实可以降低 CVD 风险，那么建议所有高同型半胱氨酸水平的个体补充叶酸，无论其基因型如何。

　　换句话说，在发现了基因变异增加疾病风险的情况下，干预通常是建议减少生活方式因素的暴露，而生活方式因素在任何情况下都应是干预的目标。另外，当前仍没有证据表明基因检测结果可以激发行为改变。例如吸烟的人进行基因筛查后发现患肺癌的风险较低，可能更不愿意戒烟。反之，如果一个人知道其患特定疾病的风险高，则很可能会产生不良的心理影响，并且对这种影响目前尚不能很好地进行疏导，这也是当前基因筛查尚未解决的伦理问题。

此外，行为和生理风险因素往往表现出明显的特征聚集性。例如，有一个不利因素（胆固醇升高）的人更有可能有其他因素（肥胖、胰岛素抵抗或吸烟），从而产生较高的疾病风险。这种聚集性是因为其潜在状态之间（如肥胖）产生了交互关系。导致一种疾病风险增加的遗传变异通常是独立于其他变异的，因此，携带几种与中度风险相关的变异的人群比例将非常小，这些变异加在一起才可能会产生显著的高风险。因此，在不考虑基因型的人群中进行干预，总体的疾病负担将减少，这比关注于某个基因型的干预更为显著。当前通过询问家族史来获取可能的遗传风险，可能与对普通人群进行基因筛查得到的效果一样好，尽管家族史并不一定意味着遗传原因。正如美国国家人类基因组研究所（National Human Genome Research Institute）的汉弗莱斯（Humphreys）和其他人所说："要想让基因检测在心血管疾病的管理中发挥作用，它必须具有超越公认风险因素的预测能力。"

2．疾病治疗　利用基因变异开发个体化药物来治疗疾病或预测疾病状态，提高患者使用更高效药物的机会，是药物基因组学的主要方向。除了个性化治疗外，常见疾病的药物遗传学研究也致力于优化治疗反应，减少副作用，合理安排药物治疗时间和剂量。与遗传流行病学的其他领域一样，药物反应性相关的遗传变异在治疗研究上可能无法复制，部分原因是样本量不足，其他原因还包括不适当的统计分析、不完整的研究设计、因果途径的间接评估、所研究表型的复杂性以及等位基因或基因型对表型贡献的复杂性等。最近一项研究报告显示，他汀类药物治疗疗效存在显著差异，3-羟甲基-3-甲基戊二酰辅酶 A 还原酶基因的两种变体与总胆固醇下降 42 mg/dl（1.1 mmol/L）和 33 mg/dl（0.9 mmol/L）相关。这种差异并不能改变临床治疗方案，因为两组低密度脂蛋白胆固醇的降低皆有望提供实质性的心脏保护，他汀类药物的剂量可以根据观察到的胆固醇降低而改变，与基因型无关。个体是否拥有这些变异并不会改变该个体对他汀类药物的敏感性。

药物基因组学发展迅速，还需要更多的证据来确定基因检测是否具有临床效益和成本效益。遗传流行病学在健康经济学方面还需要进行随机对照试验，以评估有无基因检测信息的药物治疗的结果和成本。

总而言之，虽然基因检测的方法能提高疾病的风险识别，但是否能真正得到应用还需要进一步考虑。当前我们在绘制复杂疾病基因的能力上还处于起步阶段，未来会有越来越多的疾病和药物遗传学关联被发现。

（黄宁浩 编，宋子皿 审）

二、孟德尔遗传规律

孟德尔采用豌豆作为其实验材料，成功推演出了遗传的基本规律。豌豆繁殖的一个特点就是自花而且是闭花授粉，也就是来自同一朵花的雄性和雌性配子互相结合产生种子。这种自交在代与代之间的遗传变异性极小，产生的豌豆品种称为纯种（true-breeding）。

（一）显性和分离定律

在一次实验中，孟德尔采用异花授粉（cross fertilized），将高茎豌豆和矮茎豌豆杂交来研究植株高度的遗传性，也简称为杂交方法。实验时他在一个品系的花粉未成熟前，将花瓣掰开，除去其花药，并将另一种品系的花粉授到其柱头上。这种异花授粉产生的种子在第二年播下，长出来的豌豆全都是高的。孟德尔发现不论用哪种方法杂交（以高茎植株为父本，矮茎植株为母本；或以矮茎植株为父本，高茎植株为母本）获得的后代都是高茎的。孟德尔还注意到矮茎性状似乎在子代中消失了，所有杂交后代都是高茎植株。然而当他检查其后代即子二代时发现，豌豆既有高茎植株，也有矮茎植株，在 1 064 株的子二代豌豆中，有787 株高茎和 277 株矮茎，比例接近 3：1（图 3-8）。

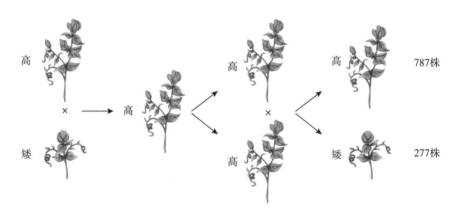

图 3-8　高矮豌豆杂交示意图

孟德尔又对其他 6 种性状的遗传进行了同样的实验：种子的质地、种子的颜色、豆荚的形状、豆荚的颜色、花的颜色和花的位置。每个实验中均发现子二代的表型比例接近于 3：1。这说明各个性状似乎都受一对以两种形式存在的遗传因子的控制，一个是显性，另一个是隐性。这些因子现在被称为基因（gene），一对控制显性和隐性性状的基因被称为等位基因（alleles）。

孟德尔用符号来表示假设的等位基因。在纯种的高茎豌豆或矮茎豌豆中，控制植株高度的一对等位基因是纯合的。控制矮茎这个性状的等位基因是隐性的，用小写字母 d 表示；高茎的等位基因是显性的，用大写字母 D 表示。纯种高茎和矮茎的豌豆品系分别用 DD 和 dd 表示，这种等位基因组成是豌豆的基因型（genotype）。与之相对，每株品系的外观表现为高茎或矮茎的性状即是豌豆的表型（phenotype）。通过自花授粉，两株杂合子会产生 4 种可能的合子：DD、Dd、dD 和 dd。由于 D 为显性基因，其中的 3 种基因型会具有相同的表型。因此，在子二代中，植株既有高茎也有矮茎，高矮比例为 3∶1（图 3-9）。

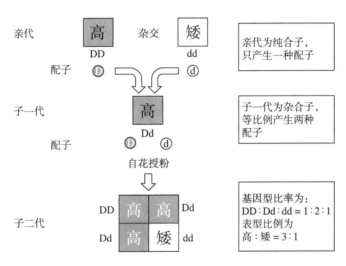

图 3-9　豌豆多子代杂交示意图

孟德尔还进一步进行了分析。子二代继续自交产生子三代，所有的矮茎子二代只产生矮茎的子代，因为它们具有纯合的隐性 d 等位基因。高茎子二代的后代有两种情况，大约 1/3 只产生高茎后代，另有 2/3 产生高茎和矮茎的混合后代。孟德尔根据上述发现，总结出了显性定律和分离定律：

显性定律（Principle of Dominance）：具有相对性状的纯合亲本杂交时，子一代的全部个体只表现这一对相对性状中的一个性状。

分离定律（Principle of Segregation）：在杂合子中，两个不同等位基因在配子形成时会彼此分离。即使是存在于一个具有不同等位基因的杂合子中，一个等位基因也会传递到下一代。其生物学基础就是减数分裂中的同源染色体配对和分离。

（二）自由组合（独立分配）定律

孟德尔也进行了两种不同性状的植物杂交实验。他用产生黄色、饱满种子的豌豆植株与产生绿色、皱缩种子的豌豆植株杂交，目的是看种子的两种性状（颜色和质地）是否会独立遗传。因为子一代的种子都是黄色饱满的，因此黄色、饱满这两个性状的等位基因都是显性的。孟德尔继续用这些种子播种，并让它们自花授粉，收集子二代的种子，对它们的表型进行分类计数。

在子二代中出现了 4 种不同颜色和质地的表型组合。除了与亲本一致的黄色饱满种子和绿色皱缩种子，还有另外两种类型：黄色皱缩种子和绿色饱满种子。4 种种子的比例大致如下：9 黄色饱满：3 绿色饱满：3 黄色皱缩：1 绿色皱缩（图 3-10）。对此，孟德尔解释为每个性状都由不同基因分离的两个等位基因所控制，两个等位基因独立地遗传。

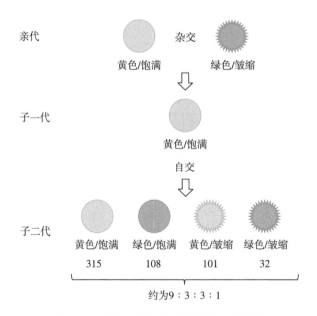

图 3-10　满皱、黄绿性状豌豆杂交示意图

我们用字母表示各个基因来分析双杂交（dihybrid cross）的结果。小写字母表示隐性等位基因，大写字母表示显性等位基因。对于种子的颜色，两个等位基因分别由字母 g（绿色）和 G（黄色）表示，对于种子的质地，两个等位基因则由 w（皱缩）和 W（饱满）表示。孟德尔的试验中，亲本品系都是纯合体，黄

色饱满的基因型为 GGWW，绿色皱缩的基因型为 ggww。GGWW 植株产生的配子包含种子颜色基因的遗传（等位基因 G）和种子质地基因的遗传（等位基因 W），表示为 GW。同理，ggww 植株产生的配子为 gw。两种配子杂交产生的子一代就是双杂合子，用 GgWw 表示，它们的表型是黄色饱满，说明 G 和 W 等位基因是显性的。

假设每个基因的等位基因都会分离，这些分离是相互独立的，即两个基因的分离事件间是没有联系的或不连锁的。例如，一个通过质地基因的分离而接受 W 基因的配子，再通过颜色基因分离得到 G 和 g 的机会是一样的。由此，子二代会产生 4 种不同的配子，基因型为：GW、Gw、gW 和 gw，4 种配子会有同样的概率，即各占总数的 25%，子二代的自交就会产生 16 种频率相等的合子基因型的方阵。因此，孟德尔得出了第三条重要的定律：

自由组合（独立分配）定律（The Principle of Independent Assortment）：不同基因的等位基因彼此独立分离，或者称为自由组合。

（黄宁浩 编，宋子皿 审）

三、孟德尔遗传规律的应用

孟德尔遗传定律可以应用于预测杂交结果。预测结果一般有 3 种方法，包括棋盘法、分枝法和概率法。前两个依赖于将所有合子基因型或表型系统地列表，后一个主要依赖于数学推算。另外，本部分还将重点介绍孟德尔遗传规律应用中的核心概念，并提供了具体应用实例。

（一）棋盘法与分枝法

英国遗传学家 R. C. Punnett 发明了棋盘法（punnett square method），即当涉及一个或两个基因时，在分析遗传情况的过程中将所有可能的配子记录下来，并将它们系统地组合成可能的基因合子，排列成合子基因型方阵（如图 3-9 和图 3-10）。这是一种直观的预测杂交结果的方法。但棋盘法的缺点在于若涉及两个以上的配子，一个个枚举则显得尤为麻烦。

因此，另一种预测两个和两个以上基因杂交结果的方法为分枝法（forked-line method），属于棋盘法的衍生。它并不是通过在同一个基因方阵中系统地组合配子来组合所有可能的后代，而是通过分枝线条来排列可能的合子。分枝法过程清晰，便于归纳。例如，基因型为 DdGgWw 和 DdGgWw 的豌豆杂交，如果所有基因自由组合，则可以被分成 3 个单一基因型的杂交：Dd×Dd、Gg×Gg 和 Ww×Ww。基因的分离定律是自然组合定律的基础，可以将各对性状分别按基因的分离定律进行研究，然后利用乘法原理再加以综合。这种尽可能枚举的方法来也能用来分析讨论多基因杂合子个体和多基因纯合子个体之间杂交的结果。这种杂交也称为测交（testcross）。例如，DdCgWw 的豌豆和 ddggWW 豌豆杂交，根据杂合亲本的 3 个基因的显、隐性等位基因会以 1：1 比例分离，而纯合的亲本只会产生隐性等位基因，就能预测后代的表型。

（二）概率法

基于概率（probability）的方法不同于上述两种方法。孟德尔分离就像在掷硬币，当一个杂合子产生配子时，一半含有一个等位基因，一半会含有另一个等位基因。如果两个分离的杂合子杂交，它们的配子会随机结合，产生合子基因型。假设基因型为 Aa 的两个个体杂交，因为两个配子的产生相互独立，因此产生一个 AA 合子的概率就是两个个体的配子都是 A 的概率，也就是（1/2）×（1/2）=（1/4）。产生 aa 纯合子的概率也是 1/4。产生 Aa 杂合子的概率是 1/2。即，从 Aa×Aa 交配中获得的基因型概率分布（probability distribution）为：1/4（AA）、1/2（Aa）、1/4（aa）。可推断（1/4）+（1/2）=（3/4）的后代会具有显性表型，1/4 是隐性表型。

当存在多种等位基因组合时，概率法显然是预测杂交结果的最可行的方法。例如，假设一种杂合子植物有 4 个不同的等位基因（AaBbCcDd），当其进行杂交时，每个基因都是自由组合的。对于第一个基因，隐性纯合后代的比例是 1/4，第二、第三、第四个基因同样如此。因此根据自由组合定律，4 个等位基因都是隐性纯合的后代的比例是（1/4）×（1/4）×（1/4）×（1/4）=（1/256）。由此可见，使用概率法省时省力。

（三）人类遗传学中的孟德尔定律

在 1900 年，孟德尔的论文被重新发现后不久，孟德尔定律就开始应用于人类遗传学了。但是，由于人类不可能进行有悖于伦理的的杂交实验，因此孟德尔定律在人类遗传学中的研究进展很缓慢。人类遗传学研究主要依赖于不完整的家系记录。人类不像实验生物那样可以产生众多后代，因此难以进行孟德尔定律的计算，更不可能进行生育实验。不确定的道德伦理问题也会影响研究结果，如可能不存在的父子关系。时间又是一个重要的影响因素，因为一些遗传性状到中年时才会表现出来。因此，人类的遗传分析是一件非常困难的事。尽管有这么多障碍，人类基因组计划已经完成了对人类遗传信息的测序工作。

家系（pedigrees）是一个家族的图谱或历史，用特殊符号来描述家族成员之间的关系。习惯上用正方形代表男性，用圆圈代表女性。用一条水平线将方形和圆圈连接起来，表示他们之间有婚配。婚配的后代表示在双亲的下方，第一个孩子在最左边，从左到右依次表示出生的顺序。具有某种遗传特征的个体则用颜色或阴影表示。家系的世代数通常用罗马数字表示，而一个世代中的特定个体用跟在罗马数字后的阿拉伯数字表示。

显性等位基因表达的性状是最容易辨认的。通常，只要携带有显性等位基因，就会具有这个性状，因此很容易在这个家系中辨认出显性等位基因代表的性状。每个显性基因患病的患者都有至少父母一方也患病，除非这个显性基因是一个新的基因突变。但是，基因突变的概率很低，人类在自然选择中保留一个显性突变也是极罕见的情况。因此，大多数具有这个显性性状的人都有着杂合的等位基因。如果他们的配偶没有这种性状，那么他们孩子中的一半会遗传该显性性状。隐性性状则并不那么容易鉴别，因为它们可能发生在双亲不患病的个体身上。有时需要观察几代的家系资料以跟踪隐性等位基因的遗传。

（四）等位基因突变

生物体的多样性在于，即便是同一个物种，不同的个体也会因为基因突变而产生许多不同的基因，这些基因可以以复等位基因（multiple alleles）的状态存在。复等位基因是指存在 2 个或以上的等位基因。一个基因究竟是如何影响性状，比如眼睛的颜色、种子的质地以及植株的高度的呢？

大多数基因都编码特定的多肽产物来影响表型。多肽是由氨基酸构成的线性大分子。每个生物体产生数以千计的多肽，每个多肽具有不同的氨基酸序列。多肽是蛋白质的基本组成，两个甚至更多的多肽组合在一起，就形成了蛋白质。有些蛋白质称为酶，在生化反应中起催化剂的作用；另一些则组成了细胞的基本结构成分；还有一些负责在细胞内或细胞间转运物质。科学家认为，每个基因都负责合成一种特定的多肽。一旦基因发生突变，它可能无法再编码产生原来的多肽，或者编码的多肽产物发生改变，从而使它在生物体中的功能发生变化。使某种多肽改变或缺失的突变，其突变的性质决定了这种效应是显性还是隐性。

基因决定蛋白质，这个发现使人们可以深入研究显性和隐性突变的本质。显性突变在杂合子中具有和纯合子一样的表型，而隐性突变只能在其纯合子中表现出效应。因此，隐性突变经常涉及基因功能的丢失，也就是当基因不再能编码多肽，或编码功能低下的多肽时就发生隐性突变。因此，隐性突变就是典型的功能丢失（loss-of-function）的等位基因。如果这样的隐性突变等位基因与野生型等位基因呈杂合状态，那么并不会表达隐性的表型效应，因为野生型等位基因能够编码有功能的多肽，在生物体中发挥其正常的作用。

（五）从基因型到表型

基因必须在一定的环境条件下才能起作用，包括物理环境和生物因素。

物理环境的各种因素，如温度、光照、营养条件和湿度等，相比于生物因素，在遗传试验中对其进行控制更为方便可行。苯丙酮尿症（phenylketonuria，PKU）是一种隐性的氨基酸代谢疾病。这个突变等位基因纯合的婴儿脑部会积聚有毒的物质，虽不致死，但这些物质会影响脑的发育，从而损害智力。PKU 的危害可以追溯到在食物中被消化的一种特定的氨基酸——苯丙氨酸。苯丙氨酸本身没有毒性，但这种氨基酸代谢产生的代谢物都是有毒的。患有 PKU 的婴儿，如果用正常食物喂养，就会消化产生大量的苯丙氨酸，出现疾病最严重的症状。但是如果用低苯丙氨酸的食物喂养，他们通常可以发育成熟，智力也没有严重损害。由于苯丙酮尿症可以在新生儿时期被诊断出来，所以只要将新生的 PKU 纯合子婴儿置于一个低苯丙氨酸的膳食环境中，就能减轻疾病的临床症状。

生物因素也能影响基因的表型表达。斑秃（pattern baldness）就是一个非常著名的例子。早老性斑秃是不同性别中某种等位基因差异化表达引起的。在男性中，该等位基因的纯合子和杂合子都会发展成斑秃；但在女性中，只有纯合子才有斑秃的可能性，而且患者也只是比正常情况下头发稀疏一点。这个基因的表达通常会被雄性睾丸激素所诱发。而女性只会产生少量睾丸激素，所以患斑秃的风险很低。斑秃这个受性别影响的表型实例，说明了生物因素也能影响基因的表达。

（六）基因的相互作用

有科学家对家养鸡的鸡冠做了实验。怀恩多特肉鸡是玫瑰冠，印度大种鸡是豌豆冠，而来亨鸡则是单冠。怀恩多特肉鸡和印度大种鸡杂交产生一种新的冠形胡桃冠。学者发现，鸡冠的形状是由两个独立分配的基因 R 和 P 控制的。怀恩多特肉鸡（玫瑰冠）的基因型是 RRpp，而印度大种鸡（豌豆冠）的基因型是 rrPP。所以它们的杂交后代的基因型是 RrPp，表型是胡桃冠。如果这些杂交后代相互交配，后代中会出现 4 种冠形：胡桃冠（RrPp，9/16）、玫瑰冠（Rrpp，3/16）、豌豆冠（rrPp，3/16）、单冠（rrpp，1/16）。所以，单冠的来亨鸡必然是两个隐性等位基因的纯合体。这证明了两个独立分配的基因可以同时影响一个性状。两个基因不同等位基因的组合会产生不同的表型，这可能是基因表达产物在生化或细胞水平上的相互作用导致的。

（七）上位效应

当两个或两个以上的基因影响某个性状时，其中一个基因可能会对表型具有决定性的作用。当一个基因具有这种压倒性的作用时，它就被认为对所有的相关基因起上位效应。上位效应（epistasis）来源于希腊词汇，意思是"站在上面"。例如，在果蝇中，与眼睛色素形成的相关基因很多。只要这些基因中的任何一个是无效突变等位基因的纯合体，眼睛色素合成的通路就会被阻断，就会产生异常的眼色。这个突变基因会抹杀其他正常基因的功能，掩盖了它们对表型的作用。

当一对等位基因受到另一对等位基因的制约，并随着后者不同前者的表型有所差异，后者就称为上位基因。果蝇中朱砂眼基因的隐性突变，能够使复眼呈亮红色。而另一个基因的隐性突变则会使眼睛变白色。当在同一个果蝇中这两个基因的隐性突变都为纯合子时，复眼是白色的。所以白色突变基因就是朱砂眼突变基因的上位基因。

究竟是什么生理学机制使白眼突变呈现上位效应呢？多年来，这个问题一直未有答案。但是最近有研究发现：白眼基因编码的多肽负责将色素转运进入果蝇的眼睛。当该基因突变后，转运多肽就无法合成，即使在果蝇其他组织中合成了足够多的色素，依然无法转运到眼睛，所以眼睛就是白色的。因此，白眼基因和朱砂眼基因的纯合子果蝇的复眼是白色的。

（八）多效基因

不仅一个表型可能受许多基因的影响，一个基因也可能影响许多表型。当一个基因影响多个表型时，就被称为多效性（pleiotropic）基因。苯丙酮尿症基因就是这样一个例子。这个基因的隐性突变的主要效应就是使有毒物质积聚于脑中，导致智力受损。这些突变也会干扰黑色素的合成，使头发的颜色变浅。因此，患者通常有着浅棕色或淡黄色的头发。另外，对苯丙酮尿症患者的血液和尿液进行检测，还发现了一些异常的复合物。由于基因的表达存在着错综复杂、相互联系的生化途径，因此许多基因具有多效性的特征。

参考文献

[1] Sara BC，Noyce AJ，Traynor BJ. Mendelian randomization—a journey from obscurity to center stage with a few potholes along the way ［J］. JAMA Neurology，2020，77（1）：7-8.

[2] Lawlor DA，Wade K，Borges MC，et al. A Mendelian randomization dictionary：useful definitions and descriptions for undertaking，understanding and interpreting Mendelian

randomization studies［J］. Medicine，2019，5：DOI：14.31219.

［3］Petersnustad D，Simmons M，斯纳司塔德，et al. 遗传学原理［M］. 北京：高等教育出版社，2011.

［4］Tam V，Patel N，Turcotte M，et al. Benefits and limitations of genome-wide association studies. Nat Rev Genet，2019，20：467-484（2019）.

（黄宁浩 编，王文秀 审）

■ 总结

● 核心概念

1．显性定律（The Principle of Dominance）：具有相对性状的纯合亲本杂交时，子一代的全部个体只表现这一对相对性状中的一个性状。

2．分离定律（The Principle of Segregation）：在杂合子中，两个不同等位基因在配子形成时会彼此分离。即使是存在于一个具有不同等位基因的杂合子中，一个等位基因也会传递到下一代。其生物学基础就是减数分裂中的同源染色体配对和分离。

3．自由组合（独立分配）定律（The Principle of Independent Assortment）：不同基因的等位基因彼此独立分离，或者称为自由组合。

4．复等位基因（multiple alleles）指存在 2 个或以上的等位基因。

● 讨论问题

1．什么是 DNA？ DNA 有哪些功能？

2．基因和蛋白质之间有什么区别和联系？

3．突变是怎样影响表型的？

4．环境是如何影响同一种基因的表型的？

5．假设一个植物的性状拥有 6 对等位基因，如何计算出自交子代不同表型的概率？

● 延伸阅读

1. Tam V，Patel N，Turcotte M，et al. Benefits and limitations of genome-wide association studies. Nat Rev Genet，2019，20：467-484.

2. Attia J，Ioannidis JP，Thakkinstian A，et al. How to use an article about genetic association：A：Background concepts. JAMA，2022，DOI：10.1001/jama.2008.901.

3. Attia J，Ioannidis JP，Thakkinstian A，et al. How to use an article about genetic association：B：are the results of the study valid? JAMA，2022，DOI：10.1001/jama.2008.946.

4. Attia J，Ioannidis JP，Thakkinstian A，et al. How to use an article about genetic association：

C：What are the results and will they help me in caring for my patients? JAMA，2022，DOI：10.1001/jama.2008.993.

5. Burgess S Buttermorth A，Mnlarstig A，et al. Use of Mendelian randomisation to assess potential benefit of clinical intervention. BMJ，2012，PMID：23131671.

（黄　涛　统稿）

第四章

孟德尔随机化方法的原理

一、概述

流行病学中的一个核心问题是两个变量之间的关系在多大程度上反映了一个变量对另一个变量的因果效应。虽然理论上在观察性分析中，可以调整暴露与结局之间的混杂因素，但并不能保证所有的混杂因素都被考虑在内。当暴露与结果之间的关联不再是由暴露引起结果的变化，而是由结果引起暴露的变化时，观察性研究还会受到反向因果关系的影响。此外，暴露因素的测量误差通常会导致观察性研究的回归系数向零值衰减（称为回归稀释偏倚），这些干扰因素往往使我们无法正确判断得到的结果是否反映了因果关系。事实上，许多观察性流行病学研究得到的明显关联在随后的调查结果中被证实没有因果关系，例如，维生素 C 与冠心病，胡萝卜素与肺癌，以及激素替代疗法与心血管疾病之间的关系。

随机对试验（RCT）是评估医学相关的风险因素与结果之间因果效应的金标准，然而，RCT 会受到成本、时间和伦理等因素的限制。除了上面提及的常见限制因素，暴露因素本身测量成本高或难以测量也是有待解决的问题。例如，水溶性维生素等生物标志物浓度的金标准检测成本过高，需要隔夜禁食的空腹血糖测量可能不切实际。因此我们考虑利用 MR 来对因果效应进行评估，MR 是一种利用遗传变异作为工具变量来评估暴露对结果的因果影响的统计方法，其中暴露指代假定的因果风险因素，例如，生物标志物、人体指标测量值或任何其他可能影响结果的风险因素，结果则通常指代疾病。

著名的统计学家和遗传学家 Ronald Fisher 发现了遗传变异所具有的特性以及在科学研究中的潜在用途。事实上，在过去的几十年里，基因变异的潜在特性被用于研究不同的问题。Katan 在 1986 年发现了载脂蛋白 E（ApoE）基因的多态性可以用来分析观察低胆固醇水平和癌症风险之间的关系，并据此首次提出 MR 的思想：亲代的等位基因在配子形成和受孕过程中随机分配给子代。1991 年，Richard Gray 和 Keith Wheatley 通过创建无偏的比较组来代替传统的随机试验以获得骨髓移植效应的无偏估计，并在此过程中进一步解释了 MR 的原理。他们指出，基于 MR 的基本原理，通过对具有遗传相容的兄弟姐妹与患者进行无偏比较，患者原则上可以接受匹配的兄弟姐妹的骨髓移植，而没有此类兄弟姐妹的患者则无法接受骨髓移植。

MR 研究使用遗传变异作为工具变量的原理如下：首先，遗传变异不受混杂因素的影响。正如孟德尔第一定律（分离定律）所述，遗传变异随机分离且独立于环境因素，同时孟德尔第二定律（独立分离定律）表明遗传变异也独立于社会经济地位、行为因素、生活习性等其他混杂因素的干扰；其次，选择合适的遗传变异可避免反向因果关系；最后，大多数遗传变异的测量都具有很高的精确度，这也确保了 MR 研究较不容易受到测量误差的影响。所以在流行病的相关研究中使用遗传变异作为工具变量已成为近几年来医学研究的热点。

（王安琪 编，董 雪 审）

二、基本假设

工具变量方法已被广泛应用于各种研究领域，包括经济学和医学研究。如回归方程估计、结构方程模型以及两阶段最小二乘法模型都利用了工具变量。在 MR 研究中选取的工具变量主要是遗传变异如 SNP。作为有效工具变量的遗传变异必须遵循 3 个核心假设（图 4-1）：

1．相关性 遗传变异必须与暴露因素有相关性（不一定是因果关系）。

2．有效随机分配 遗传变异必须独立于任何暴露因素与结局关系中（已测量或未测量）的混杂因素。

3．排除限制 遗传变异必须仅通过暴露因素影响结局，即遗传变异对结局没有直接影响。

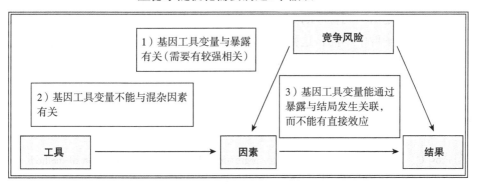

图 4-1 孟德尔随机化方法核心假设的有向无环图

这三个核心假设中只有相关性假设可以通过统计方法来检验，例如，通过计算使用 GWAS 检验候选的遗传变异和暴露因素之间的关联强度。遗传变异与暴露之间的关联必须足够强（也就是说遗传变异解释了暴露因素的大量变化）才可确保无偏的因果效应估计。虽然另两个假设无法进行实证检验，但我们可以通过测试和评估来增加或减少将遗传变异作为工具变量的可信度，其中有效随机分配假设的可信度可以通过以下方法来考虑：在主要分析所用的数据集中测定遗传变异与已知混杂因素之间的联系来评估遗传变异的有效性，而对于与未测量的混杂因素之间的联系则无法测量。

弱工具变量问题会导致相关性假设不成立，计量经济学的相关文献中已经探讨过此问题，在 MR 方法中则提出了一种遗传评分方法，通过将多个弱工具变量组合在一起以增强弱工具变量与暴露因素间的关联强度来减弱工具变量问题所带来的偏差。事实上，遗传变异能够共同遗传的特殊原因是同一个染色体上的变异在物理意义上是接近的，那么分布相关的变异则称为连锁不平衡，而连锁不平衡的存在将违反有效随机分配假设。排除限制假设是 MR 面临的主要问题，因为遗传变异总是可以通过除了暴露因素之外的其他途径来影响结果，这一问题也可被称为多效性效应。为了解决可能违反遗传变异核心假设的问题，越来越多的方法衍生而出，例如 MR-Egger 方法、中位加权（WME）方法、基于汇总数据的 MR（GSMR）方法以及 MR- 稳健调整画像（MR-RAPS）法。

此外，遗传变异核心假设可能还会以其他方式被违反，例如渠道化以及种群分层。渠道化也可称为发育补偿机制，是个体适应基因变化做出的反应，从而使遗传变化的影响降低或消失。这在基因敲除研究中最为明显，当基因在生物体（通常是小鼠）中完全失活时，机体通常会发展出一种补偿机制来使得基因的功能通过不同的生物途径表达。渠道化的存在使得 MR 可能产生不代表影响暴露因素的估计值。研究对象分为不同的子群的过程中将发生种群分层，例如，所研究的人群整体是由不同种族的个体混合而成。如果遗传变异的频率和暴露因素的分布在不同的子群中不同，这种子群差异则会导致基因变量与暴露之间的虚假关联。通过将研究人群限制在具有相同种族背景的人群中则可减少种群分层所导致的估计偏差。

参考文献

[1] Frost C，Thompson SG. Correcting for regression dilution bias：comparison of methods for a single predictor variable [J]．Journal of the Royal Statistical Society. Series A：Statistics in Society，2000，163（2）：173-189.

[2] Osganian SK，Stampfer MJ，Rimm E，et al. Vitamin C and risk of coronary heart disease in women [J]．Journal of the American College of Cardiology，2003，42（2）：246-252.

[3] Omenn GS，Goodman GE，Thornquist MD，et al. Effects of a combination of beta carotene and vitamin a on lung cancer and cardiovascular disease [J]．New England Journal of Medicine，1996，334（18）：1150-1155.

[4] Rossouw JE，Anderson GL，Prentice RL，et al. Risks and benefits of estrogen plus progestin

in healthy postmenopausal women：principal results from the women's health initiative randomized controlled trial ［J］．Journal of the American Medical Association，2002，288（3）：321-333.

[5] Burgess S，Thompson SG. Mendelian Randomization：Methods for Using Genetic Variants in Causal Estimation ［M］．BocaRaton：CRC Press，2015.

[6] Ebrahim S，Davey SG. Mendelian randomization：can genetic epidemiology help redress the failures of observational epidemiology? ［J］．Human Genetics，2008，123（1）：15-33.

[7] Copas JB，Malley PF. Mendelian randomization：using genes as instruments for makingcausal inferences in epidemiology ［J］．Statistics in Medicine，2008，27（8）：4267-4278.

[8] Evans DM，Davey SG. Mendelian randomization：new applications in the coming age of hypothesis-free causality ［J］．Annual Review of Genomics and Human Genetics，2015，16：327-350.

[9] Fisher RA. Statistical methods in Genetics ［J］．International Journal of Epidemiology，2010，39（2）：329-335.

[10] Katan MB. Apolipoprotein E isoforms，serum cholesterol，and cancer ［J］．Lancet（London，England），1986，1（8479）：507-508.

[11] Gray RWK. How to avoid bias when comparing bone marrow transplantation with chemotherapy ［J］．Bone Marrow Transplant.，1991，7（Suppl 3）：S9-S12.

[12] Smith GD. Capitalizing on Mendelian randomization to assess the effects of treatments ［J］．Journal of the Royal Society of Medicine，2007，100（9）：432-435.

[13] Martens EP，Pestman WR，De Boer A，et al. Instrumental variables：application and limitations ［J］．Epidemiology，2006，17（3）：260-267.

[14] Wang A，Liu W，Liu Z. A two-sample robust Bayesian Mendelian Randomization method accounting for linkage disequilibrium and idiosyncratic pleiotropy with applications to the COVID-19 outcomes ［J］．Genetic Epidemiology，2022，7：1-11.

[15] Bound J，Jaeger DA，Baker RM. Problems with instrumental variables estimation when the correlation between the instruments and the endogenous explanatory variable is weak ［J］．Journal of the American Statistical Association，1995，90（430）：443-450.

[16] Hansen C，Hausman J，Newey W. Estimation with many instrumental variables ［J］．Journal of Business and Economic Statistics，2008，26（4）：398-422.

[17] Evans DM，Brion MJA，Paternoster L，et al. Mining the human phenome using allelic scores that index biological intermediates ［J］．PLoS Genetics，2013，9（10）．DOI：10.1371/journal.pgen.1003919.

[18] Waddington CH. The epigenotype ［J］．International Journal of Epidemiology，2012，41（1）：10-13.

（王安琪 编，董　雪　审）

三、检验孟德尔随机化三个核心假设的方法

MR 的第一个核心假设要求基因工具变量与暴露具有较强的统计学关联，否

则就称该工具变量为弱工具（weak instruments）。如果某个遗传变异是一个较弱的工具变量，那么它仍然可以对无效假设进行有效检验，但检测真正因果关系的能力可能很低。此外，在分析模型中结合多个弱工具来获得单一效应估计可能会得到错误的推断。在工具变量和暴露的回归中得到的 F 统计量（也称为 Cragg-Donald F 统计量）通常被用于工具强度的度量。F 统计量与遗传变异所能解释的暴露变化的比例（R^2）、样本量（N）和工具变量数量（K）有关，公式为：

$$F = \left(\frac{N-K-1}{K}\right)\left(\frac{R^2}{1-R^2}\right)$$。通常把 F 统计值小于 10 的工具变量标记为弱工具。

MR 的第二个核心假设要求基因工具变量与混杂因素无关。其最简单评估方法是检测遗传变异和已知混杂因素之间的关联。如果基因与和结局相关的混杂因素的关联不在暴露和结局之间的因果途径上，这将违反第二个工具变量假设。然而，没有明确的方法来判断其与混杂因素的关联是由于违反了工具变量假设（如多效性或连锁不平衡），还是通过我们感兴趣的暴露与混杂因素相关联。此外，无法检测该工具变量是否与未测量的混杂因素相关。如果存在多个混杂和（或）工具变量，那么任何假设检验方法都需要考虑每个混杂的多重比较，从而导致缺乏检测任何特定关联的能力。此外，由于多个混杂可能相互关联，简单的 Bonferroni 校正可能是过度校正。因此，可以将假设检验方法与定量和定性评估相结合，以评估不同遗传风险人群之间混杂因素分布的不平衡性以及这可能使效应估计产生偏倚的大小。

MR 的第三个核心假设要求基因工具变量只能通过暴露和结局发生联系，当工具变量通过暴露因素之外的其他途径来影响结局时，这一现象被称为多效性效应。一种评估方法是调整暴露后，观察遗传变异与结局的关联是否减弱。尽管由于混杂和测量误差，即使当满足工具变量假设时，衰减也可能不完全；但如果衰减不是实质性的，则暴露不太可能处于从遗传变异到结局的因果路径上。此外，多种统计方法如 MR-Egger、MR- 多效性残差和分离群值（MR-PRESSO）以及 MR-RAPS 方法等都可以用于检测是否存在多效性（详见第五章）。

此外，在 MR 中，我们应该更多地考虑生物学机制而非统计检验作为使用特定遗传变异作为工具变量的理由。Bradford-Hill 标准对流行病学调查中评估因果关联的原则进行了系统总结，我们将相关的 Bradford-Hill 因果关联标准应用于 MR，以判断遗传变异作为工具变量的有效性是否合理，如下所示：

- 强度：如果某个遗传变异与结局的关联很弱，那么该关联能通过遗传变异相关的混杂因素不平衡分布来解释的比例也很小。这种轻微违反工具变量假设的情况不太可能通过检测工具变量与已知混杂因素的关联来检测到。

- 一致性：如果与同一暴露相关的多个遗传变异都与结局一致相关，尤其是如果这些变异位于不同的基因区域和（或）与结局有不同的关联机制，那么因果关联将更可信。

- 生物梯度：如果每个遗传变异与结局和暴露的关联都成比例，则因果关联将更合理。

- 特异性：如果遗传变异只与特定暴露和结局相关，并且与混杂因素和其他结局广泛不相关，则因果关联将更可信。

- 合理性：在已知遗传变异相关功能的情况下，如果该变异的作用机制与暴露相关，则因果关联将更为合理。

- 连贯性：如果已经对暴露进行了干预（例如，如果已经开发出对暴露起作用的药物），那么在实验环境中观察到的与结局的关联也应该存在于遗传环境中，暴露和相同结局也会观察到方向一致的遗传关联。例如，白介素 -6 受体（IL-6R）基因区域的遗传变异与 C 反应蛋白和纤维蛋白原的关联应与 IL-6R 抑制剂托西立单抗的关联相似。

参考文献

[1] Burgess S.，Thompson S.G. Mendelian Randomization：Methods for Using Genetic Variants in Causal Estimation [M]．Boca Raton：CRC Press，2015.

（庄振煌 编，董 雪 审）

四、MR 研究与 RCT 的比较

RCT 是流行病学研究中进行因果推断的金标准，但其存在一定的局限性。由于受到伦理学、研究对象依从性、试验设计和实施条件要求等因素的制约，RCT 很多情况下难以实施。此外，RCT 中纳入排除标准的限制可能导致研究对象与真实世界人群间存在一定的异质性，因此研究结论的外推性也有待验证。相比较而言，观察性流行病学研究数据更易获得，在研究对象的选择上也更接近真实世界的情况。然而，利用观察性数据证明暴露因素与疾病结局之间的因果关联，需要借助恰当的因果模型设计方法。

MR 研究是利用观察性数据提供因果证据的一种研究设计。在循证医学证据等级中，MR 研究的因果关联证据可靠性介于观察性研究和 RCT 之间（图 4-2）。然而，尽管 MR 研究被称为 "天然的 RCT"，但二者有着不同的研究设计和科学目标，MR 研究不能用来代替 RCT，而是为其提供或补充因果证据。在本部分，我们解释了 RCT 和 MR 研究的异同，并提出了几种 MR 研究提供证据以指导

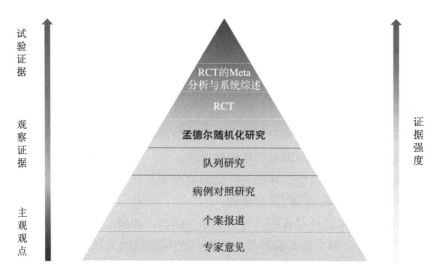

图 4-2 循证医学证据等级图

RCT 开展的方法，并附有实例。

（一）研究与随机对照试验的相同点

1. RCT 强调将研究对象随机分配到试验组和对照组，人为地施加某种干预因素，追踪干预因素的作用结果。如图 4-3 所示，基于孟德尔遗传定律，在 MR 研究中，根据个体遗传变异的差异形成类似于 RCT 中的试验组和对照组。由于

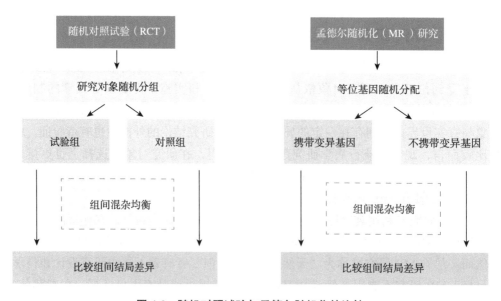

图 4-3 随机对照试验与孟德尔随机化的比较

基因在受孕时就已经确定，疾病发生在其后，可以类比于 RCT 中的意向性分析（intention-to-treat）。然而，有读者可能会提到，个体的遗传变异是继承于他们的父母，不是随机分配的。例如，如果一个人的父母都没有携带特定的变异基因，那么这个人就不可能携带这种基因。尽管如此，在实际情况下，相比于作为重要混杂的环境和社会因素，可以认为群体中遗传变异的分布是随机的。遗传变异随机分布的必要假设是随机交配和不对某些遗传变异有针对性选择。虽然这些假设可能会有一些偏差，但研究表明大多数遗传变异在人群中分布是随机的。在 MR 分析中，可以通过哈迪温伯格（Hardy-Weinberg）定律平衡检验来评估是否符合随机分布的假设。

2．RCT 中的干预措施由研究者所控制，研究人群随机分组，从而研究因果关联时能够较好地排除混杂因素的干扰。在 MR 研究中，基因变量不受个体出生后的外界环境因素（如社会经济学因素、生活方式因素、环境因素等）所影响，属于长期而稳定的暴露因素。最近的一项观察性研究表明，在 96 个非遗传变量的 4 560 个关联对中，有 45% 的关联对 P 值小于 0.01。这表明许多变量之间观察到的相关性可能并不存在真正的因果关联。相比之下，遗传变异与这 96 个变量之间的关联比例未显著高于随机误差。这就可以得到这样的合理假设：遗传变异作为工具变量，独立于许多潜在的混杂因素。因此，MR 研究方法能够有效解决传统观察性流行病学研究中由残余混杂造成的内生性问题。

（二）分析与随机对照试验的不同点

1．RCT 与 MR 研究旨在解决不同的科学问题。MR 研究用于评估暴露对结局的影响是否为因果关系，其临床和公共卫生意义还需结合生物学、医学知识来解读。相比之下，RCT 并不仅仅是简单地检验因果关联，而是评估干预对结局的影响是否足够强且具有临床意义。

2．在 MR 研究中用作工具变量的大多数遗传变异或遗传评分对暴露因素具有相对较小的效应。相比之下，RCT 的干预措施通常效应值较大，可能比 MR 研究中遗传变异对相同生物标志物的效应大一个数量级。例如，相比于 *HMGCR* 基因变异对低密度脂蛋白胆固醇（low-density lipoprotein cholesterol，LDL-C）的效应，他汀类药物对 LDL-C 水平的效应值要高出几倍，因此与后续结局的因果关联程度也会更强。然而，因为遗传变异仅能够解释暴露因素变异程度的很小一部分，所以即使 MR 研究估计的因果关联程度较低，实际上暴露因素的人群归因危险度不一定会同样低。此外，遗传变异对暴露因素的影响自受孕以来就存在，MR 研究评估的是暴露对结局风险的终生影响。与 MR 研究不同，RCT 的干预时间相对较短，通常在几个月到几年之间，并针对于特定的临床适应证，例如治疗危重症、减缓疾病进展、防止复发等。

3．MR 研究通常依赖于现有可用的研究样本，很少会启动一项新研究。相比之下，每项 RCT 都是一项新的干预性研究，旨在解决若干非常具体的、涉及临床疗效的问题。这些研究既昂贵又耗费人力、物力，可能需要十余年才能完成。此外，出于伦理学考虑，RCT 不可能迫使人群暴露于某种危险因素，因此其不适合研究危险因素的病因学作用。而 MR 研究因其天然的随机分配特性，可以根据影响个体危险因素暴露水平的遗传变异来随机分组，探索危险因素与相关疾病的因果关联。

（三）研究提供证据以指导随机对照试验的开展

RCT 与 MR 研究有着不同的研究设计和科学目标，因此，MR 研究不能用于替代 RCT。尽管如此，相较于传统的观察性流行病学研究，一项设计严谨、满足核心假设的 MR 研究可以提供可靠的证据以指导 RCT 的开展，为解释 RCT 结果提供新的生物学视角。以下是使用 MR 研究指导 RCT 开展，从而优化试验设计时必须考虑的几个问题。

1．正在研究的干预因素与结局是否存在因果关联？　MR 研究可以帮助解答这个问题。显而易见，如果干预因素与结局不存在因果关联，那么这种 RCT 不太可能成功。据估计，针对已有遗传学证据证实的因素进行干预，RCT 的成功率可以从 5% ～ 10% 上升到 10% ～ 20%。然而，这也意味着可能有 80% ～ 90% 将在Ⅰ期至Ⅲ期临床试验中失败。因此，MR 研究发现的因果关联证据，还不足以确保针对该因素的干预措施一定会产生临床上的显著影响。

2．因果通路中的哪个生物标志物决定了剂量 - 反应关系？　通常情况下，针对特定生物标志物的干预措施可能也会改变同一通路中其他几种相关生物标志物的水平。因此，确定哪一个或多个生物标志物决定了与结局的剂量 - 反应关系显得尤为重要。如果只有一种标志物决定剂量 - 反应关系，那么这就意味着应该在 RCT 中对该标志物进行研究。多变量 MR 分析可以帮助解决此类问题。例如，有 MR 研究发现，血浆甘油三酯水平可能与心血管疾病风险存在因果关联。然而，几项降低甘油三酯治疗的 RCT 没能得出一致的结果。之后有一项多变量 MR 研究发现甘油三酯可能与心血管事件不存在因果关联，既往发现的因果效应可能是携带甘油三酯的含 apoB 脂蛋白颗粒本身的浓度产生的，而不是它们携带的甘油三酯含量产生的。因此，在降甘油三酯治疗心血管疾病的 RCT 中，起作用的生物标志物是血浆 apoB 水平，而不是甘油三酯水平。

3．生物标志物必须改变多大程度才能产生最低限度的临床显著差异？　一旦确定了决定性的生物标志物，那么关键问题就变成了必须改变多大程度的生物标志物水平才能产生所需最低限度的临床显著差异？这个问题在 RCT 设计中经常被忽视。如果不对其进行估算，就不能可靠地估计出所研究的疗法是否足以降低这个数量级的生物标志物水平，也不可能评估研究对象的生物标志物的基线水平是否足够高，能够实现足够大小的降低程度，从而产生所需的临床效益。

MR 可以帮助回答这个问题。例如，既往 MR 研究发现，脂蛋白（a）[lipoprotein（a），Lp（a）]与心血管事件的风险具有因果关联。然而，几项降低 30% ~ 40% 血液 Lp（a）水平的 RCT 未能发现 Lp（a）与心血管事件的负向关联。近期一项 MR 研究显示，只有血液 Lp（a）水平大幅度降低，才能产生有临床意义的心血管事件风险降低。由于血液 Lp（a）的分布极度右偏，一般人群都具有非常低的血液 Lp（a）水平。因此，RCT 的阴性结果可以这样来解释：因为绝大多数研究对象都具有非常低的基线 Lp（a）水平，相关药物难以产生足够大的 Lp（a）降低，以达到临床上有意义的心血管事件风险的降低值。

4．RCT 的最佳纳入和排除标准是什么？　确定必须改变多大程度的生物标志物才能达到临床显著差异，直接决定了 RCT 的最佳纳入和排除标准。例如，接着上文的例子，只有血液 Lp（a）水平非常高的研究对象在接受降低 Lp（a）治疗时，才可能达到足够大的 Lp（a）水平的绝对降低值，从而在临床上显著降低心血管事件的风险。因此，此研究的 RCT 应仅包括 Lp（a）水平相当高的研究对象。通过评估各个亚组（性别、年龄或是否存在特定共病）之间的生物标志物和结局之间的关联是否存在差异，可以进一步确定最佳的纳入标准。

5．干预措施如何确定？　析因 MR 可用于研究联合应用多种干预措施是否会对结局产生不同的影响。例如，一项 MR 研究发现，当血浆胆固醇酯转移蛋白（cholesterol ester transfer protein，CETP）抑制剂与他汀类药物联用时，血浆 LDL-C 水平降低程度保持不变，但血载脂蛋白 B（apoB）的降低程度减弱。这被之后的一项大型 RCT 证实。由于心血管风险的降低与 apoB 水平降低成正比，而与 LDL-C 无关，这意味着单独使用 CETP 抑制剂时，心血管事件发生风险更低，因为这将避免 CETP 抑制剂与他汀类药物联用时 apoB 降低程度的减弱。因此，此类药物的未来试验可能应将 CETP 抑制剂作为单一疗法进行评估。

6．干预结局如何确定？　RCT 经常将多个结局合并为一个复合结局，以增加随访期间累积的发病数量，从而提高试验的统计学效能。需要注意的是，复合结局只应该包括那些受所研究的干预措施影响的结局，以避免稀释干预措施的影响。MR 研究可用于估计生物标志物与各种相关结局的预期效应，将那些预期效应强度大致相似的结局纳入试验的复合结局。其余的结局事件应该从复合结局中排除，以避免减弱干预措施的效果。

7．最有可能发生哪些不良反应？　MR 研究可用于识别与干预措施相关的潜在不良反应，计算这些不良反应的发生概率，并对其临床效益进行评估。例如，药物靶向 MR 研究报告、使用他汀类药物，或其他通过上调 LDL 受体来降低 LDL-C 水平的疗法，均与糖尿病风险增加有关。这一发现在部分 RCT 中得到证实。然而，MR 研究和 RCT 均表明，他汀类药物降低 LDL-C 从而降低心血管风险的临床效益远超过糖尿病风险轻微增加的不良反应。具体而言，在患有和不患有糖尿病的人群中，每降低一单位的 LDL-C，心血管风险的降低比例相同。由此可见，糖尿病风险的增加并不会从根本上削弱他汀类药物的临床效益。该信息可用于进一步完善试验设计，排除最可能因干预而发生不良反应的研究人群。

8. 是否存在可能从干预中获益最多的特定亚组？　析因 MR，以及嵌套在机器和深度学习算法中的 MR 研究，可以识别出易受特定生物标志物影响的人群亚组。与那些不易受影响的人相比，更容易受到特定生物标志物影响的人群可能面临着更大的疾病风险，并从干预措施中获得更大的临床效益。因此，可以进一步细化试验的纳入和排除标准，优先招募那些最有可能从干预中获益的人。另外，研究结果也可以用来为群体富集、适应性试验设计等提供信息。

参考文献

[1] Stephen B，Simon GT. Mendelian Randomization：Methods for Using Genetic Variants in Causal Estimation. Boca Raton：CRC Press，2015.

[2] Ference BA，Holmes MV，Smith GD. Using Mendelian randomization to improve the design of randomized trials. Cold Spring Harb Perspect Med，2021，11（7）：a040980.

（王文秀 编，董　雪 审）

五、工具变量选择和孟德尔随机化分析步骤

工具变量选择是 MR 中重要的步骤之一，关系到 MR 估计的准确性。因此，要通过 MR 建立起因果大厦的高楼时，稳固的工具变量地基是必不可少的。图 4-4 展示了 MR 分析的主要步骤。

（一）工具变量获取方法和原则

一般来说，工具变量的来源主要有以下几种。

第一，也是常见的获取方法，即来源于已发表的 GWAS 数据。GWAS 在研究和分析的过程中，会根据其样本的人种构成和样本量，计算出与研究的目标表型显著的变异位点。例如，一篇关于研究肺功能相关的 GWAS 中，选择了第 1 秒用力呼气容积（forced expiratory volume in1s，FEV_1）、用力肺活量（forced

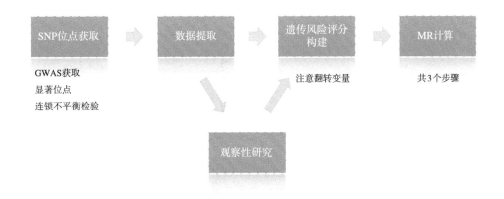

图4-4 孟德尔随机化分析步骤示意图

vital capacity，FVC）及其比值 FEV$_1$/FVC，以中国最大的自然人群队列——中国慢性病前瞻性研究为基础，计算了与这三个指标相关的中国人群的显著位点（图4-5）。作者报告了 9 个与 FEV$_1$ 相关，6 个与 FVC 相关，3 个与 FEV$_1$/FVC 相关的显著位点。

在单样本 MR 研究中，这些位点可以用来构建遗传风险评分（genetic risk score，GRS），并以此来预测队列人群的肺功能。若已获取该 GWAS 的汇总数据（summary statistics），也可以利用汇总数据进行两样本 MR 研究。

第二，还可以根据明确的生物学功能选择工具变量。比如乳糖不耐受基因 *LCT*，其对体内乳糖代谢的生物学功能已明确。假设我们需要研究奶制品摄入对疾病的影响，我们可以选择 *LCT* 基因变异位点作为工具变量，构建 GRS，再通过 MR 来探索因果关系。这种方法也适用于药物靶向 MR 分析中（见第五章第五部分）。由于药物在设计之初靶基因是已知的，可以根据此来探索药物可能存在的副作用和潜在的药物价值。

第三，工具变量的主要来源是表达数量性状基因位点（express quantitative trait loci，eQTL）。当基因表达量呈一定的趋势水平时，我们认为其存在 eQTL。此时基因对应的 SNP 可以作为其基因代表的工具变量，一般可以用在药物靶向或蛋白靶向 MR 中。

无论哪种获取途径，工具变量选取的原则如下：

（1）满足工具变量的 3 个假设；

（2）选取的工具变量的来源与进行 MR 的人群不存在样本重叠；

（3）不存在弱工具变量偏倚。

第一个原则是 MR 研究分析的前提，是确保 MR 分析结论准确性的必要手段，第二个原则确保 MR 分析得到的结论不存在赢家诅咒（winner's curse）。而

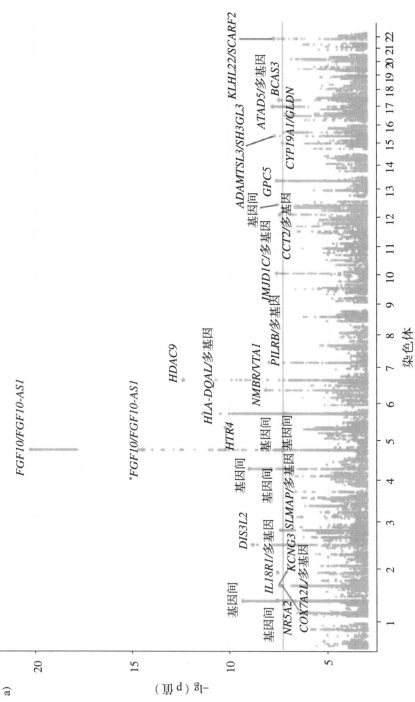

图 4-5 慢阻肺的中国 GWAS 研究的曼哈顿图

第三个原则，也是工具变量选取中最重要的原则，将在下一部分中阐述。

工具变量的数据库存汇总见表 4-1。

表 4-1　MR 研究中的暴露工具变量和结局 GWAS 汇总数据库

数据库简称	数据库全称	网址
ALSKP	ALS Knowledge portal	http：//alskp.org/informational/data
CARDIoGRAM plusC4D	Coronary ARtery DIsease Genome wide Replication and Meta-analysis plus The Coronary Artery Disease Genetics	http：//www.cardiogramplusc4d.org/data-downloads/
CDKP/ISGC	Cerebrovascular Disease Knowledge portal/International Stroke Genetics Consortium	https：//cd.hugeamp.org/downloads.html
CHARGE	Cohorts for Heart and Aging Research in Genetic Epidemiology	http：//www.chargeconsortium.com/main/results
CKDGen	Chronic Kidney Disease Genetics Consortium	http：//ckdgen.imbi.uni-freiburg.de
CMDKP	Common Metabolic Diseases Knowledge portal	https：//hugeamp.org/downloads.html
CVDKP	Cardiovascular Disease Knowledge portal	https：//cvd.hugeamp.org/downloads.html
deCODE	deCODE genetics	https：//www.decode.com/summarydata/
Diagram	DIAbetes Genetics Replication And Meta-analysis	http：//diagram-consortium.org/downloads.html
EGG	Early Growth Genetics Consortium	http：//egg-consortium.org/
eQTLGen	eQTL consortium	https：//www.eqtlgen.org/
GEFOS	GEnetic Factors for OSteoporosis Consortium	http：//www.gefos.org
GTEx portal	The Genotype-Tissue Expression project portal	https：//gtexportal.org/home/
GIANT	Genetic Investigation of ANthropometric Traits	http：//portals.broadinstitute.org/collaboration/giant/index.php/GIANT_consortium_data_files
GLGC	Global Lipids Genetics Consortium	http：//csg.sph.umich.edu//abecasis/public/lipids2013/
GRASP	Genome-Wide Repository of Associations Between SNPs and Phenotypes	https：//grasp.nhlbi.nih.gov/FullResults.aspx
GWAS catalog	The NHGRI-EBI Catalog of human genome-wide association studies	https：//www.ebi.ac.uk/gwas/
IBDGenetics	International Inflammatory Bowel Disease Genetics Consortium	https：//www.ibdgenetics.org/downloads.html

续表

数据库简称	数据库全称	网址
JENGER	Japanese ENcyclopedia of GEnetic associations by Riken	http：//jenger.riken.jp/en/
MAGIC	Meta-Analyses of Glucose and Insulin-related traits Consortium	https：//www.magicinvestigators.org/downloads/
MSKKP	Musculoskeletal Knowledge portal	https：//msk.hugeamp.org/downloads.html
NIAGADS	National Institute on Aging Genetics of Alzheimer's Disease	https：//www.niagads.org/genomics/showXmlDataContent.do?name = XmlQuestions.Documentation#about
PGC	Psychiatric Genomic Consortium	https：//www.med.unc.edu/pgc/results-and-downloads
RGC	Reproductive Genetics Consortium	http：//www.reprogen.org/data_download.html
Sleep Disorder KP	Sleep Disorder Knowledge portal	https：//sleep.hugeamp.org/downloads.html
T2DKP	Type Ⅱ Diabetes Knowledge portal	https：//t2d.hugeamp.org/downloads.html
UKBB	UK BioBank	http：//www.nealelab.is/uk-biobank
WTCC	Wellcome Trust Case Control Consortium	https：//www.wtccc.org.uk/ccc1/summary_stats.html
AncestryDNA via EGA	AncestryDNA COVID-19 GWAS with Eight Phenotypes	https：//ega-archive.org/studies/EGAS00001005099

（二）弱工具变量

工具变量可以在存在混杂的情况下，对因果效应进行近似的无偏估计。当样本量很大时（假设为无限样本），因果效应评估是无偏的。然而现实生活中的样本均为有限的，其限制了因果效应评估，这些估计值存在偏倚。因此，对于任何有限的样本量，工具变量（Ⅳ）估计值的平均值都会有偏倚。这种偏倚被称为弱工具变量偏倚（weak instrument bias），是对混杂估计的偏倚。其大小取决于Ⅳ和暴露之间的关联强度，该关联强度由 F 统计量在Ⅳ结合暴露回归中测量。

广义上来说，弱工具变量偏倚即选取的工具变量不能很好地作为暴露的基因工具，导致其进行 MR 分析时的估计有所偏差。举个例子来说，在身高和冠心病的 MR 研究中，身高最好的工具变量就是与身高有关的基因，若取肥胖相关的基因数据作为身高的工具变量，其估计的效应一定是有偏的。

因此，可以用工具变量与风险因素关联的 R^2 和 F 统计量来作为工具变量强度的指示。R^2 和 F 统计量的值越高，工具变量作为预测因子就越强大，MR 分析中的统计能力越强。作为参考，如果相应的 F 统计量 > 10，则传统上认为遗传 IVs 是足够的。在单样本 MR 中，弱工具变量倾向于混淆风险因素 - 结果关联，使得关联朝着观察性研究的方向偏倚；而在两样本 MR（非重叠样本）中，会使得关联向零假设的方向偏倚。

假设我们在单样本 MR 研究中，获取有关遗传变异、暴露和结果的数据，以血液中 C 反应蛋白（C reaction protein，CRP）浓度对血浆纤维蛋白原浓度的作用为例。由于 CRP 的分布呈正偏态，取其对数，并假设 log（CRP）和纤维蛋白原之间呈线性关系。尽管 log（CRP）和纤维蛋白原高度正相关（$r = 0.45 \sim 0.55$），但并不能认为长期升高的 CRP 水平与纤维蛋白原的增加有因果关系。

首先，我们使用模拟的数据来证明 IV 估计中存在弱工具变量偏倚。一项来自 CRP- 冠心病基因联盟的队列研究中，有 35 679 名研究对象的完整横断面基线数据，包括 CRP、纤维蛋白原和 CRP 基因区的 3 个 SNP：*rs1205*、*rs1130864* 和 *rs3093077*。要先通过纤维蛋白原和 log（CRP）回归来计算观察估计值，然后应用 MR 方法在每个等位基因加性模型中使用这三个 SNP 作为 IV，并使用两阶段最小二乘法（2SLS）进行 IV 估计。然后，通过将数据随机划分为大小相等的子研究，计算每个子研究中的关联估计，并使用逆方差加权法，应用固定效应模型进行 meta 分析将结果结合起来，对来自多个研究的相同数据进行分析。将整个研究依次分为 5、10、16、40、100 和 250 个子数据集，分别对每个数据集进行 MR 分析（表 4-2）。

表 4-2　不同数量子数据集的统计量

子集数	观察性研究效应值	2SLS IV 效应值	平均 F 统计量
1	1.68（0.01）	−0.05（0.15）	152.0
5	1.68（0.01）	−0.01（0.15）	31.4
10	1.68（0.01）	0.09（0.14）	16.4
16	1.68（0.01）	0.23（0.14）	10.8
40	1.68（0.01）	0.46（0.13）	4.8
100	1.67（0.01）	0.83（0.11）	2.5
250	1.67（0.01）	1.27（0.08）	1.6

从表中可以看出，无论是将数据作为一项研究还是多项研究进行分析，效应值几乎保持不变。然而，随着子研究数量的增加，合并的IV估计值从接近零开始逐渐增加，直到接近观测估计值。同时，估计值的标准误降低。本研究中假设的因果关联是不存在的，但在子集数为 16 时，平均 F 统计量为 10，其仍然得到了显著的结论，这说明传统意义上 F 统计量 > 10 对 MR 研究来说，可能还远远不够。

（三）遗传风险评分构建方法

为了解决弱工具变量偏倚的问题，除了利用更高效的工具变量外，还可以把一些弱的工具变量进行合并，组合成新的工具变量，以此来提高 MR 的检验效能，遗传风险评分（GRS）就是这样的例子。

遗传风险评分有时也被称为多基因风险评分（polygenic risk score）或多基因评分（polygenic score），是一种单一变量，通过聚合与某一性状／表型相关的多个 SNP 的信息而产生，可用于预测或因果分析。一般而言，GRS 可以分为加权 GRS 和不加权 GRS 两种。对于不加权 GRS，研究中每个人的效应值仅相当于各个"效应"等位基因数的和。例如，如果一个性状的工具变量由 5 个 SNP 组成，而其中一个个体的"效应"等位基因数量分别是 0、1、1、2、0，那么它们的不加权 GRS 是所有工具变量中的 SNP 效应等位基因数量的总和，也就是 4。而加权 GRS 是将"效应"等位基因的数量乘以每个 SNP 的 GWAS 关联值的大小。在上面的例子中，如果 5 个 SNP 的每个等位基因的性状平均水平差异为 0.5、1.0、0.5、2.0、0.6，那么个体的加权 GRS 为 5.5。加权评分也称为加权等位基因评分（weighted allele score，WAS）：

$$不加权\ GRS = \sum_{n=1}^{n} S_i \qquad （公式 4\text{-}1）$$

$$加权\ GRS = \sum_{n=1}^{n} \beta_n S_i \qquad （公式 4\text{-}2）$$

公式 4.1 和公式 4.2 中，S 表示单个 SNP 的取值，β 表示从数据库中（如 GWAS）获得的该 SNP 的效应值。GRS 通常用于单样本 MR，也可以用于两样本 MR 的分析中。虽然与将每个基因变体作为单独的 IV 相比，将它们组合成一个 IV 可以增加统计效力，但这并不代表可以任意组合多个工具变量进行预测，其仍需要满足上述的工具变量选择原则。如果 GRS 的一些变异位点不能很好地代表其暴露（即违反 IV 假设），结果可能会有偏差。事实证明，当选取的工具变量满足假设检验时，加权 GRS 和不加权 GRS 在进行 MR 统计分析时不会存在很大的差别。

（黄宁浩 编，肖文迪 审）

六、基因多效性

基因多效性是指某个遗传变异同时与多种危险因素相关（图4-6）由于垂直多效性、水平多效性和与其他遗传变异的连锁不平衡，同一 SNP 可与多个性状相关联。在评估基因 1 对性状 1 的因果影响时，尽管 SNP1 可能存在垂直多效性，但其仍然是一个有效的工具变量。但是，当使用 SNP1 来估计基因 1 对性状 2 的因果影响时，SNP1 具有水平多效性，可能会影响因果效应的推断。如果用 SNP1 检测基因 1 对性状 3 的影响，它将通过与 SNP2 的连锁不平衡表现出多效性关联。如果该遗传变异只通过暴露和另一个危险因素关联，则不影响 MR 的结果。例如，FTO 基因是饱腹感的决定因素，如果饱腹感影响体重指数（BMI），那么 FTO 基因中的一个遗传变异可以用作 BMI 的工具变量，前提是饱腹感和 BMI 这两个表型位于同一因果途径上，并且这种 FTO 基因 -BMI 关联能够被饱腹感完全介导（垂直多效性），此时不违反 MR 的第三个核心假设。然而，如果 FTO 基因也与血压相关，而 FTO 基因可能通过除 BMI 以外的因果途径和血压相关联（水平多效性），那么使用 FTO 基因中的一个遗传变异来估计 BMI 和结局的因果效应将得到错误的推断。通过使用位于某个特定基因中的遗传变异，可以降低多效性发生的可能，因为这些基因的生物学功能已被充分理解。例如，对于 CRP 的浓度，我们可以使用 CRP 基因中已知在调节 CRP 水平方面具有功能相关性的遗传变异来推断。水平多效性的效应见图4-7。

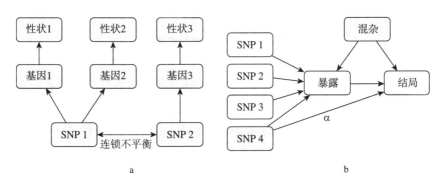

图 4-6　基因多效性图例
a：同一 SNP 与多个性状相关联；b：有向无环图，SNP4 有水平多效性效应（α）。

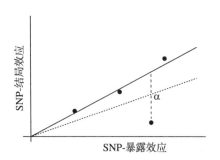

图 4-7 水平多效性的效应（散点圆）

实线的斜率表示从 3 个有效工具获得的真正因果效应，虚线的斜率表示当所有 SNP 都用作工具时的逆方差加权估计值

（一）场景概述

水平多效性指 SNP 由于连锁不平衡（LD），与工具变量均对结局产生影响。垂直多效性指暴露因素还可能通过其他因素与结局产生相关性。

我们假定遗传变异（Z）与危险因素（W）相关，以及这可能会使暴露（X）和结局（Y）的 MR 估计产生偏差。在垂直多效性的情况下（图 4-8），尽管 Z 与 X 和 W 具有多效性关联，但 Z 对 Y 的影响完全由 X 介导。因此，不违反排除限制假设，我们预计 MR 结果不会有偏差。

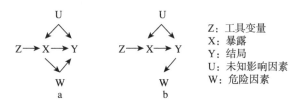

Z: 工具变量
X: 暴露
Y: 结局
U: 未知影响因素
W: 危险因素

图 4-8 垂直多效性的假设场景

在水平多效性的情况下（图 4-9），Z 通过独立的生物途径分别与 X 和 W 相关联。当 X 和 W 都独立影响 Y 时（a-c），预计 MR 估计会产生偏差。水平多效性通常被认为是 MR 研究有效性的主要影响因素之一，因为多效性是一种普遍存在的生物学现象。然而，当 W 不独立于 X 影响 Y 时，MR 估计不会产生偏差（D）。

（二）检验方法

由于在水平多效性的场景中，只有当 W 影响 Y 时，X 对 Y 的 MR 分析才会产生偏差，因此可以使用 MR 来探索 W-Y 关联。如果 W 有强相关而且有效的遗

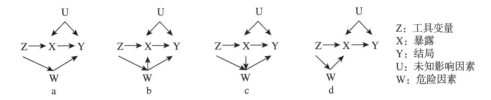

Z: 工具变量
X: 暴露
Y: 结局
U: 未知影响因素
W: 危险因素

图 4-9 水平多效性的假设场景

传工具变量（Zw），MR 就可以提供 W 对 Y 影响的可靠证据，但实际情况可能并非如此。在 W-Y 的 MR 中，弱工具偏倚会使单样本 MR 估计值偏向观察性关联，以及使两样本 MR 估计值趋于零，同时降低统计学效能，从而降低估计值的精度。如果 MR 分析中有可靠证据表明 W 不会影响 Y，那么就能进一步证明由于 W 介导的水平多效性途径不会使 X-Y 的 MR 估计值产生偏差。如果有证据表明 W-Y 效应，或者无法确定这一点，那么，X-W 与 W-X 效应的双向 MR 可能是有价值的。

　　如果有证据表明，W 介导的水平多效性可能会使 X-Y 的 MR 估计产生偏差（图 4-9 A—C），则可以用多变量 MR（MVMR）测试在单样本 MR 和两样本 MR 中调整 W 后 X 对 Y 的因果效应。MVMR 不仅需要关于 Z-X 和 Zw-W 关联的信息，还需要关于 Z-W 和 Zw-X 关联的信息，这意味着使用汇总统计数据的两样本 MR 研究需要获得原始 GWAS 的完整信息。如果 W 介导了 X-Y 关联（图 4-9C），那么在 MVMR 中调整 W 可以获得 X 对 Y 的直接效应，而不是总效应，其总效应可以通过使用仅与 X 相关的 SNP 子集来估计。此外，MVMR 的应用也可以扩展到在单样本 MR 中探究 W-X 之间的相互作用。

　　我们也可以通过敏感性分析探索和控制水平多效性引起的偏差。首先需要评估遗传工具变量之间的异质性。在单样本 MR 中，异质性通常通过过度识别（overidentifying）测试进行探索，而在两样本 MR（包括 MVMR）中，Cochran 的 Q 检验是等效测试。如果 X 导致 Y，而 Z 是有效的工具变量，我们期望多个 SNP 的 Z-Y 效应与 Z-X 效应成比例。因此，如果单个 SNP 的因果估计存在异质性，则表明该工具变量无效。IV 不等式测试可应用于暴露为分类变量的单样本 MR 中，以验证独立性和排除性限制假设是否成立。然而，该测试无法区分水平多效性和混杂。目前有一些常用的方法部分有效部分无效工具变量的计算器（sisVIVE）、MR-GENIUS（genetic vavidble unified solution）用于单样本 MR，MR-Egger、加权中值法、加权众数法、MR-PRESSO、MR-TRYX 用于两样本 MR。值得注意的是：①异质性测试和表 4-4 中的大多数敏感性测试只能在存在多个遗传变异的情况下使用；②一些方法在统计上效率低下；③大多数方法最初是针对两样本 MR 开发的，也可以应用于大样本量的单样本数据。我们还建议检查异常遗传变异，即单个遗传变异的因果估计对异质性的贡献比预期的要大得多，因为这些遗传变异可能会使一些 MR 方法得到的效应值偏倚，特别是基于回归的方法，如逆方差加权法（inverse variance weighted，IVW）和 MR-Egger。目前已经开发了一些 MR 方法来处理离群值，可以通过去除已识别的异常值（如 sisVIVE，MR-PRESSO）、降低其贡献（如加权中值法和加权众数法）或调整离群的遗传变异相关的多效性途径（如 MR-TRYX）来实现。以上方法汇总见表 4-4。虽然这些方法很有用，但我们建议将其与主要分析和敏感性分析（如 MVMR）结合使用，并尝试尽可能多地了解离群的遗传变异的生物学。如果不了解这一点，就很难确保离群的遗传变异是否引入了水平多效性，以及其是否是生物学上最可靠的 SNP 和分析中最可靠的工具变量。

表 4-4　探索垂直多效性和水平多效性以及在对应场景下能够对因果效应进行无偏测试的方法

场景	单样本 MR	两样本 MR
垂直多效性	评估效应 W-Y 的单变量 MR、X-W 的双向 MR、多个 Z 的异质性检验[a]、工具变量不等式测试（当暴露是分类变量时）[b]	评估效应 W-Y 的单变量 MR、X-W 的双向 MR、Steiger 方向性测试、多个 Z 的异质性检验[a]、MR-Egger 截距
	无偏估计方法：两阶段最小二乘法（当结局是连续变量时）	无偏估计方法：逆方差加权法
水平多效性	评估效应 W-Y 的单变量 MR、X-W 的双向 MR、多个 Z 的异质性检验[c]、工具变量不等式测试（当暴露是分类变量时）[b]	评估效应 W-Y 的单变量 MR、X-W 的双向 MR、Steiger 方向性检验、多个 Z 的异质性检验[c]、MR-Egger 截距
	无偏估计方法：多变量 MR、sisVIVE、MR-GENIUS、MR-MiSTERI	无偏估计方法：多变量 MR、MR-Egger、加权中位数法、加权众数法、MR-PRESSO、MR-TRYX

[a] 假设多个遗传工具变量是不相关的，观察到的异质性是由于多个工具变量 - 暴露关联的不同机制造成的。

[b] 工具变量不等式测试将受到以下限制：灵敏度低，工具变量数量少，但计算负担低；或计算负担高，工具变量数量多，但灵敏度高。

参考文献

[1] Hemani G，Bowden J，Davey SG. Evaluating the potential role of pleiotropy in Mendelian randomization studies [J]. Hum Mol Genet，2018，27（R2）：R195-R208.

[2] Yang Q，Sanderson E，Tilling K，et al. Exploring and mitigating potential bias when

genetic instrumental variables are associated with multiple non-exposure traits in Mendelian randomization [J]. Eur J Epidemiol, 2022（5）：71-74.

[3] Bowden J, Davey SG, Burgess S. Mendelian randomization with invalid instruments：effect estimation and bias detection through Egger regression [J]. Int J Epidemiol,2015,44（2）：512-525.

（庄振煌 编　肖文迪 审）

七、孟德尔随机化的统计效力

由于大多数遗传变异预测的表型变异量非常小，统计效力（statistical power）被认为是 MR 面临的主要挑战之一。为了使 MR 研究的结论更加具有说服力，通常需要大样本量。与所有研究一样，应在进行 MR 之前进行统计效力计算。

在两阶段最小二乘法 MR（2SLS MR）研究中，研究人员通常只需评估 F 统计量和遗传变异暴露表型第一阶段回归的 R^2。这个回归的 F 统计量反映遗传工具变量"强度"，也是反映估计因果关系时可能出现的相对偏倚程度（大小和概率）的指标。第一阶段回归的 R^2，即由遗传变异解释的暴露表型的变异比例，是检测 MR 统计效力的有力决定因素。因此，在开始研究之前找到良好的工具变量，是 MR 因果估计的基础。

有研究者使用渐近理论计算统计效能，从工具变量分析中检测假定的因果关系。研究者们使用了一个简单的例子，即数量性状的单变量回归模型。首先将幂表示为检验统计量的非中心性参数（non-centrality parameter，NCP）的函数，检验该统计量用于检验 2SLS 的工具变量回归系数是否为零。NCP 是 IV 估计量的渐近均值和方差的函数。在实验样本量足够大的情况下检验 IV 回归系数的检验统计量作为标准正态分布，其平方作为具有 1 个自由度的中心 χ^2 分布。

效能计算如公式如下

$$1 - \beta = 1 - P\left(\chi^{2'}_{df,NCP} > \chi^2_{df,1-\alpha}\right) \qquad （公式 4-3）$$

其中，β 是 Ⅱ 类错误率，$\chi^{2'}_{df,NCP}$ 是以 df 为自由的非中心 χ^2 分布的随机变量，而 $\chi^2_{df,1-\alpha}$ 是以 Ⅰ 类错误率为 α 时中心 χ^2 分布的阈值。

NCP 的一般形式是：$NCP = E\left(b_{2SLS}\right)^2 / \sigma^2_{b_{2SLS}}$

其中 b_{2SLS} 是 2SLS 工具变量估计的未知的真实参数值。为了计算潜在 MR 的统计效力，可以使用多种不同的参数来推导 NCP。

研究者通常会在知道暴露有多少变化是由 SNP 解释的，因为大多数的遗传预测信息已经在先前的研究（如 GWAS）中报告。研究者提前了解直接暴露对结局的预期影响的相关信息（如已经从观察性研究中了解了相关的方向和大小），这将有助于研究者确定在 MR 研究中检验的 *X* 和 *Y* 的因果效应大小的预期。因此，进行统计效力计算可以帮助研究者提前了解进行 MR 的必要性。

（黄宁浩 编　肖文迪 审）

八、孟德尔随机化的优点与局限性

当前，国际上正在建立大规模人口资源生物数据库，为遗传流行病学研究提供了关键性的数据资源。遗传学融入主流流行病学为这两个领域提供了巨大的潜力。设计周密的研究设计对未来的遗传流行病学的发展至关重要。通过应用 MR 方法，遗传流行病学有助于确定环境可改变风险因素对疾病影响的因果性质，从而有助于制定适当的预防策略。

（一）孟德尔随机化的优点

首先，MR 的优点在于可以使用功能性的基因变异。

1. 遗传变异通常与环境中的行为、社会和生理因素无关，比如光照时长可能混淆了维生素 D 摄入与冠心病之间的关系，因为光照可能影响维生素 D 的吸收。除了处于连锁不平衡的遗传变异之外，遗传变异之间一般不存在强关联。例如，一项 MR 研究发现了某个暴露与血液 C 反应蛋白（CRP）浓度之间的强关联效应，但这个暴露的遗传变异与 CRP 基因却没有关联，即表型上存在关联不代表遗传变异之间存在关联。唯一与基因型相关的因素是该基因位点对应的表型。因此，可以根据 CRP 浓度将遗传变异分为不同的组，而根据其他潜在混淆因素分组的组间一般没有差异。

2. 由于反向因果，观察性研究的推论容易产生偏倚。疾病过程会影响暴露水平，如患者自觉身体不适后可能开始减少饮酒，或者所患的疾病会影响中间表型的测量，如胆固醇、CRP 和纤维蛋白原等，则会导致测量误差。然而，MR 的方法很好地克服了这些问题，由于出生时基因型已经确定，从时序上来说一定是先"基因"再"疾病"，因此不存在反向因果的问题。例如，若某个人基因上就"决定"了这个人的血脂容易高，则很有理由相信这个人在发病前血脂高，且高血脂状态的持续时间很长。

3. 许多环境风险可能容易产生报告偏倚，如酗酒者往往会低估自己的乙醇摄入量。但与暴露有关的基因变异不会因疾病状态的认知不同而改变。如乙醛脱氢酶 2 基因的变异通常与饮酒量之间有强烈关联，意味着该基因型可以作为疾病发生前通常饮酒量的无偏估计。因为遗传变异与长期暴露水平相关，如果将该变异作为对应暴露的代理，则不会受到变异性高的个体的测量误差的影响。

4．基因检测从人群角度上提供了识别高危人群的证据。例如，众所周知，通过在孕前和孕早期增加叶酸摄入，可以降低神经管畸形的风险。检测叶酸的代谢情况有助于对因叶酸代谢障碍而发生疾病的诊断、治疗和预防。*MTHFR* 基因检测是检测孕龄妇女叶酸代谢情况的检查。其检查结果可分 3 种，分别是 CC型、CT 型、TT 型，代表叶酸 3 种不同的代谢情况。检测结果为 CC 型，说明体内叶酸代谢过程中所需的酶活性非常好，不存在叶酸代谢障碍；检测结果为 CT型，说明被检测者体内的叶酸代谢酶活性有所下降，但还可以维持正常的叶酸代谢情况；检测结果为 TT 型，则叶酸代谢存在严重障碍。关于母亲 *MTHFR* 基因型和子代基因型中神经管缺陷风险的研究也验证，叶酸摄入量低的子代有发生神经管畸形的可预防风险。同样，遗传变异（如家族性缺陷 ApoB）与胆固醇升高和冠心病风险之间的关联也再次论证了血液胆固醇升高是冠心病的风险因素的因果证据。尽管冠心病患者中归因于基因变异的比例很小（一般来说，除了遗传病外，基因解释疾病的占比小于 1%），但它为改善人群健康提供了有益的公共卫生方法。

（二）孟德尔随机化的局限性

所有遗传关联研究，包括 MR 研究，都存在许多局限性。

1．基因型和中间表型或基因型和疾病之间建立关联可能不可靠。这也是 MR 最主要的局限性，可能是由于工具变量的选择错误、方法的错误等导致的。

2．连锁不平衡或人群分层可能混淆基因型、中间表型和疾病之间的关联。若使用的遗传工具变量之间存在连锁不平衡，或人群分层中出现混淆，则可能将混杂因素的作用等同于基因的作用，导致错误的关联。例如，由于存在连锁不平衡导致工具变量之间并不独立，从而"夸大"了基因的作用。

3．基因多效性可能会影响所发现的关联。进行 MR 研究的前提是满足 MR 研究的 3 个假设。而基因多效性的存在将会使 MR 的假设出现问题。例如，当研究吸烟和肺癌的关系时，若吸烟的工具变量与肺癌直接相关，则可能导致结果中的吸烟和肺癌的因果估计部分被肺癌本身的遗传效应所混淆。但目前已经开发出许多统计方法来减少基因多效性的发生，如 MR-Egger 等。

4．发育补偿和发育稳定性也可能导致 MR 研究的错误。我们用一个例子来解释发育补偿。假设 AA 和 Aa 表现为棕色瞳孔颜色，aa 表现为蓝色瞳孔颜色。当 Aa 和 Aa 的亲本产生子一代时，即使产生了 aa 也不一定呈现出蓝色瞳孔。可能的原因是 aa 基因型因为其他未知的基因发挥作用的上调，从而导致了不同于基因型的表型。由于我们研究基因型的作用时通常是从观察表型开始的，当观察到的表型和基因型不匹配时，将可能出现错误的因果估计。

5. 和上述类似，基因型、表型和疾病之间关联解释可能并没有想象中的简单，基因、蛋白质等遗传小分子之间的交互作用构成了一个极其庞大的因果关系网络，任何一种不同于常理的变化总是有其深远的原因。遗传研究中发现的某个SNP位点与疾病之间永远不可能是充分关联，那些"非充分"关联的背后，有着充分的生理和生化机制，需要更多的研究进行讨论。一个例子是关于细胞外超氧化物歧化酶（extracellular superoxide dismutase，EC-SOD）与冠心病的关系。EC-SOD是超氧阴离子的细胞外清除剂，与较高循环EC-SOD水平相关的遗传变异可能会模拟较高水平的抗氧化剂。然而，研究结果却恰恰相反，这些变异的携带者患冠心病的风险增加。这一明显悖论的一种可能解释是，与该变体相关的循环EC-SOD的较高浓度可能是由于EC-SOD从动脉壁进入循环；因此，在循环EC-SOD水平较高的个体中，这些动脉壁的原位抗氧化性能较低。对MR的发现进行的解释可能是一种推测，有损结论的透明度，降低了MR的吸引力。

6. 由于MR研究依赖于一个可靠的遗传工具变量，所以缺乏合适的基因多态性来研究感兴趣的暴露将会限制MR的应用。例如，研究人员已经对可能与维生素C浓度相关的遗传因素进行了大量研究，但仍没有确定适合MR的功能性遗传变异。

所以，未来的研究应该在MR研究的基础上进一步进行生物学机制的研究，增强MR方法的可靠性。

参考文献

Davey SG，Ebrahim，S，Lewis，S，et al. Genetic epidemiology and public health：hope，hype，and future prospects. Lancet（London，England），2005，366（9495）：1484-1498.

（黄宁浩 编 肖文迪 审）

九、孟德尔随机化研究结果解读

尽管存在一定的挑战，证明因果关联仍然是流行病学研究的中心目标。如果把流行病学家比作渔民，因果关联就是流行病学研究海洋中最大的那条鱼，它很难被发现，也很难被捕捉到。MR是一种利用遗传工具变量评估因果关联的方法。其中，与危险因素相关的遗传变异类似于临床试验中随机分配的干预措施。然而，遗传变异与实际干预措施引起的危险因素的变化有实质性的区别，二者对结局的影响可能并不相同。因此，如果将MR的结果直接等同于实际干预效果，可能会产生一定的误解。在进行MR研究时，需要对研究结果进行谨慎解读。

1．MR 研究有效性的影响因素　早期 MR 研究者就强调，MR 得出的因果关联假设可能无效，原因包括：遗传变异与多种危险因素相关（多效性）、遗传工具变量的各个位点之间相关（连锁不平衡），以及遗传变异的分布在调查群体中的亚群之间存在差异（群体分层）。例如，在北美人群中，一种遗传变异多分布在美国原住民后裔中，而恰巧这些人具有较高的 2 型糖尿病发病率。基于此，可能会误认为该遗传变异与 2 型糖尿病有关。遗传变异的关联不是由单一危险因素，而是由与种族背景相关的一系列因素导致的。因此，违反了 MR 方法内部有效性的前提假设，会导致错误的结论。除了内部有效性，还需要考虑到外部有效性。如果满足 MR 的所有假设，并做出了有效的因果关联评估，那么这个估计值是否可以等同于临床干预的效果？例如，遗传变异估计的低胆固醇浓度是否与通过临床试验干预降低胆固醇浓度获得的风险降低值相同

2．为什么与临床试验相比，孟德尔随机化法可能会给出不同的估计值？　MR 与随机对照试验的结果不能混为一谈。在随机对照试验中，干预措施通常是临床实践中的治疗手段。而在孟德尔随机化法中，所谓"干预措施"指的是遗传变异的不同。这存在着外部有效性的问题，即由遗传变异导致的危险因素的变化与对危险因素进行实际干预进而产生的因果效应是否类似。除了研究人群的差异之外，还有几个原因导致了二者效应的不同：

（1）时间尺度和发育代偿：个体的遗传变异的在受精卵形成时就已确定，这意味着 MR 的估计值代表了危险因素终生差异的结果。例如，因为动脉粥样硬化在某些阶段不可逆，所以在这个阶段对冠心病危险因素的干预试验可能获益有限。因此，遗传变异的终生效应不能等同于对危险因素的实际干预效果。另外，如果疾病的发展取决于生命某个特定阶段，也可能会出现类似的情况。

此外，对于某些危险因素，个体可能会发展出代偿机制来应对其水平的改变。有动物实验发现，某些基因的敲除通常不会产生预期的影响。为了应对缺失的基因，机体会发展出替代的通路作为代偿。例如，敲除白介素 -1 相关位点的小鼠，其他炎症反应因子（如肿瘤坏死因子 -α）浓度会升高，以弥补白介素 -1 通路炎症信号的丢失。

（2）正常水平与病理水平：基因变异影响的是危险因素的平均水平，因此孟德尔随机化研究也是根据其平均水平来评估疾病风险的。然而，有时候可能不是危险因素平均水平的长期增加，而是其急性的改变影响的疾病风险。因此，孟德尔随机化研究可能无法有效评估某一危险因素短期内改变对疾病风险的影响。

例如，某些遗传变异与 CRP 平均浓度相关，已被用于评估 CRP 平均浓度长期升高与心血管风险的因果关联。尽管没有发现 CRP 和心血管风险间的因果关联，但不能认为在实际治疗措施中对 CRP 短期浓度的改变也没有效果。

（3）小差异的外推：由遗传变异引起的危险因素的变化通常较小。如果干预措施仅能较小地改变人群中危险因素的水平，孟德尔随机化法可以给出类似于干预效果的估计值。然而，如果干预措施能够较大程度改变危险因素水平，那么孟德尔随机化的评估效果可能需要进一步的外推验证。例如，相比于 HMG CoA 还原酶基因对 LDL-C 的影响，他汀类药物（直接抑制 HMG-CoA 还原酶）作用强数倍，因此 MR 得到的因果关联结果可能无效。

（4）遗传和干预效应的不同通路：一般来说，遗传变异和实际干预措施不会对同一危险因素产生相同的效应，类似于两种作用于不同机制通路但影响相同危险因素的药物。例如，*FTO* 基因不是直接作用于肥胖，而是会影响饱腹感，进而影响肥胖。如果肥胖干预措施不以减少食物摄入量为目标，其结果可能会与基于 *FTO* 基因的孟德尔随机化研究结果不同。另外，即使遗传变异和实际干预措施都针对于同一种危险因素，也可能会由于经过了不同的生化或生理途径，而产生不同的结果。

3．经典案例解读　冠心病是冠状动脉粥样硬化斑块积聚的结果。这种斑块的主要成分是胆固醇，而 LDL-C 是冠心病的一个已知危险因素。有研究比较了孟德尔随机化研究和随机试验（使用他汀类药物作为干预措施）对 LDL-C 与冠心病因果关联的评估。研究者从全基因组关联研究中挑选了 5 个与 LDL-C 高度相关但与高密度脂蛋白胆固醇（high density lipoprotein cholesterol，HDL-C）和甘油三酯无关的遗传变异。表 4-5 给出了每个遗传位点与 LDL-C 和冠心病风险的关联值，以及每个位点的孟德尔随机化研究结果。LDL-C 与冠心病的因果估计值在 0.27 ～ 0.45 之间，对该估计值进行实际情景下的外推时，应该考虑到遗传变异对 LDL-C 的效应需要扩大 8 ～ 20 倍。

表 4-5　5 个与 LDL-C 相关的遗传变异因果估计值

遗传变异 （邻近基因）	每增加一个等位基因，对数转换的 LDL-C 变化值（SE）	每增加一个等位基因，冠心病风险的 OR（95%CI）	LDL-C 每降低 30%，冠心病风险的 OR（95%CI）
rs11206510（*PCSK9*）	-0.026（0.004）	0.93（0.88 ～ 0.99）	0.40（0.15 ～ 0.85）
rs660240（*SORT1*）	-0.044（0.004）	0.85（0.80 ～ 0.90）	0.27（0.15 ～ 0.44）
rs515135（*APOB*）	-0.038（0.004）	0.90（0.85 ～ 0.96）	0.37（0.19 ～ 0.66）
rs12916（*HMGCR*）	-0.023（0.003）	0.94（0.90 ～ 0.99）	0.38（0.16 ～ 0.80）
rs2738459（*LDLR*）	-0.018（0.004）	0.96（0.89 ～ 1.03）	0.45（0.07 ～ 1.95）

* LDL 水平下降 30% 相当于 LDL 对数浓度降低 0.357 mmol/L。

相比之下，在他汀类药物的随机试验中，降低 LDL-C 浓度导致的风险降低值较小。一项 meta 分析探究了他汀类药物对冠心病的影响，包括 6 万余名研究对象，6 千余例病例。经过了约 3 年的随访，发现 LDL-C 浓度平均每下降 30%，冠心病发病风险下降 27%。类似地，另有一项 meta 研究包括了 2 万余名无冠心病史的研究对象，经过 1.5 ～ 3 年的随访期，有 1 600 余例冠心病事件发生，相对风险值为 0.72。

他汀类药物降低冠心病风险的作用随着时间的推移而增强。动脉粥样硬化是一种逐步发展的慢性疾病，因此遗传变异对 LDL-C 的终生效应相比于他汀类药物，确实可能会更大程度地降低冠心病风险。另外，二者估计值之间的差异也可能是他汀类药物的非特异性作用引起的，他汀类药物对炎症反应的作用会削弱 LDL-C 的影响，使之与遗传效应的差别更加明显。

4．解读孟德尔随机化结果时存在的问题　MR 方法是可以用来确定因果关联的流行病学方法之一。虽然 MR 通常会为临床干预的疗效提供定性信息，但从遗传学角度得出的估计值可能与实际干预的效果大小不一致。在解读 MR 结果时可能存在 3 个问题：

（1）不符合 MR 的假设：与危险因素相关的遗传变异将人群随机分组，即满足组间混杂因素均衡。这就要求遗传变异不存在基因多效性，遗传变异之间不存在连锁不平衡，遗传变异的分布在亚群之间也不存在差异。如果不满足这些条件中的任何一个，就会影响 MR 结果的准确性。

（2）对阴性结果的过度解读：各个遗传分组间的危险因素水平差异通常较小。可能仅仅因为分组间的微小差异对结果无法造成足够大的影响，无法在有限的样本量中将其与抽样误差区分开来，从而得到阴性结果。因此，孟德尔随机化法需要较大的样本量来提供足够的统计学效力。

（3）对阳性结果的过度解读：在定性和定量上，遗传变异与实际干预措施的结果都存在一定差异。因此，孟德尔随机化研究估计的因果关联可能不能直接转化为实际干预中的效应。

参考文献

Burgess S，Butterworth A，Malarstig A，et al. Use of Mendelian randomisation to assess potential benefit of clinical intervention. BMJ，2012，345：e7325.

（王文秀　编　赵逸民　审）

■ 总结

● 核心概念

1. 孟德尔随机化（Mendelian randomization）研究　一种利用遗传变异作为工具变量来评估暴露对结局的因果影响的统计方法。其中暴露指代假定的因果风险因素，例如，生物标志物、人体测量值，或任何其他可能影响结果的风险因素，结局则通常指代疾病发病风险。

2. 连锁不平衡　群体中不同位点的等位基因之间的关联。连锁不平衡的存在可能是因为等位基因在物理上是紧密相连的，并且往往是共同遗传的，或者是因为它们在整个群体的子群体中由于群体起源的原因一起出现，因此在整个群体中表现出统计关联。

3. 多基因风险评分（PGRs）　一个独立变量，由与性状/表型相关的多个SNPs信息综合而成，可用于预测或进行孟德尔随机化分析。在未加权的PGRs中，每个人的"效应"等位基因的数量只是简单地加在一起。加权得分将"效应"等位基因的数量乘以每个SNP的GWAS效应值的大小。

4. 基因多效性　某基因或位点可能有两种或以上特定表型效应。

5. 弱工具变量偏倚　工具变量可以在存在混杂的情况下，对因果效应进行近似的无偏估计。当样本量很大时（假设为无限样本），因果效应评估是无偏的，然而现实生活中的样本均为有限的，其限制了因果效应评估，这些估计值存在偏倚。因此，对于任何有限的样本量，工具变量估计值的平均值都会有偏倚，这种偏倚被称为弱工具变量偏倚，是对混杂估计的偏倚。其大小取决于工具变量和暴露之间的关联强度，该关联强度由 F 统计量在工具变量结合暴露回归中测量。

● 讨论问题

1. 孟德尔随机化研究要满足的3个核心假设是什么，检验方法都有什么？
2. 孟德尔随机化研究的工具变量的获取方法有哪些？
3. 简述孟德尔随机化研究与 RCT 的差异比较。
4. 什么是基因多效性，应该如何避免？
5. 简述孟德尔随机化研究的优缺点。

● 延伸阅读

1. Benn M，Nordestgaard BG. From genome-wide association studies to Mendelian randomization：novel opportunities for understanding cardiovascular disease causality，pathogenesis，prevention，and treatment. Cardiovasc Res，2018，114（9）：1192-1208.

2. Bandres-Ciga S，Noyce AJ，Traynor BJ. Mendelian randomization-a journey from obscurity to center stage with a few potholes along the way. JAMA Neurol，2020，77（1）：7-8.

3．Smith GD，Ebrahim S. Mendelian randomization：prospects，potentials，and limitations. Int J Epidemiol，2004，33：30-42.

4．Thanassoulis G，O'Donnell CJ. Mendelian randomization：nature's randomized trial in the post-genome era. JAMA，2009，301（22）：2386-2388.

5．David M. E.，George D.S. Mendelian randomization：new applications in the coming age of hypothesis-free causality. Annu Rev Genomics Hum Genet，2015，16：327-350.

（黄　涛　刘中华　统编）

第五章

孟德尔随机化分析的统计方法

一、分析方法概况

MR 研究的分析方法随着统计学方法的深入而不断地推陈出新。在实际分析中，可以使用个体水平（individual-level）和汇总水平（summary-level）两种数据类型。个体水平数据包含每一个个体的遗传变异信息、暴露和结局信息等；汇总水平数据一般来源于既往大样本的 GWAS，其中仅包含每一个遗传变异与暴露或每一个遗传变异与结局关系的汇总统计量（包括关联效应值、标准误、显著性 P 值等）。

此外，MR 研究的分析方法按照研究样本、研究方向、研究阶段、研究变量的数量等，可以分为若干种类型。图 5-1 展示了经典 MR 研究分析方法及其扩展。在构建 MR 研究模型进行实证研究时，需要对分析方法进行合理的选择和正确的应用，以确保统计结果的有效性。在这一部分中，将对其中几种分析方法进行简略描述，介绍 MR 研究的数据库和相关资源，并对其局限性的处理方法做简要概述。

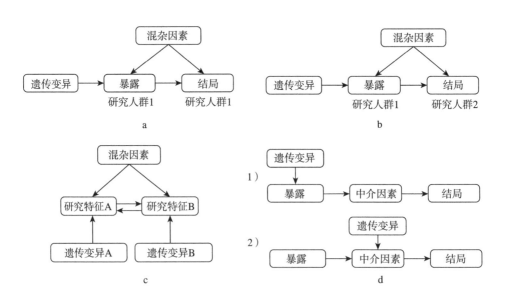

图 5-1 孟德尔随机化研究分析方法分类
a. 单样本 MR 研究；b. 两样本 MR 研究；c. 双向 MR 研究；d. 两阶段 MR 研究。

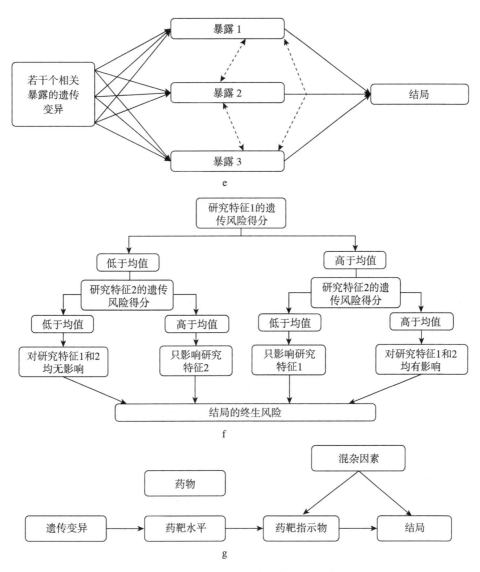

图 5-1（续） 孟德尔随机化研究分析方法分类
e. 多变量 MR 研究；f. 析因 MR 研究；g. 药物靶向 MR 研究

（一）孟德尔随机化分析方法

1. 单样本 MR（one-sample MR）研究 在 2011 年之前，大多数 MR 研究都是使用从同一样本个体中测得的遗传变异、暴露和结局数据进行分析，这也被称为单样本 MR 研究。

2．两样本 MR（two-sample MR）研究　如果遗传变异 - 暴露和遗传变异 - 结局的关联结果在不同（或仅部分重叠）样本中进行计算，也可以使用 MR 研究来估计因果效应，这被称为两样本 MR 研究。近年来，两样本 MR 研究受到研究者的广泛使用。使用两样本方法的研究占所有 MR 研究的比例从 2011 年的 0% 上升到 2016 年的 40% 左右。这是由于其可以利用公开的全基因组关联研究汇总数据进行分析，以及涌现了若干种高效便捷的用于两样本 MR 分析研究的平台和工具。

3．双向 MR（bi-directional MR）研究　双向 MR 研究的是因果关联的方向问题。例如，在解释低水平的 LDL-C 和癌症风险之间的关联时，可能不清楚是低水平的 LDL-C 导致了癌症，还是低水平的 LDL-C 仅为癌症的一种病理状态，又或是二者之间的相关性是由于潜在的混杂因素导致的。双向 MR 研究可以帮助理清这些问题。首先使用与暴露显著相关的工具变量，从暴露对结局的作用这一方向进行分析，然后使用与结局相关的工具变量，从相反的方向分析结局对暴露的作用。该方法假设因果关联存在一个潜在的机制通路，可以确定一个单一的因果关联方向。然而，由于生物系统的复杂性，如暴露和结局变量之间存在反馈回路，可能会使结果的解释变得困难。

4．两阶段 MR（two-stage MR）研究　两阶段 MR 研究被用来评估中介变量是否在暴露和结局间起中介作用。如图 5-1d 所示：第一步，暴露的工具变量被用来估计暴露对中介因素的因果关联。第二步，中介的工具变量被用来估计中介对结局的因果关联。这两步的关联证据可以解释中介变量在暴露和结局之间的关联是否起一定程度的中介作用。直接效应（暴露对结局的影响，与中介无关）和间接效应（暴露通过中介因素对结局的影响）的大小可以用该方法进行评估。然而，这需要假设暴露 - 中介和暴露 - 结局均为线性关联，且暴露和中介之间不存在统计学上的交互作用。两阶段和两样本 MR 研究可以结合在一起，以便于在大样本中调查中介的因果效应。

5．多变量 MR（multivariable MR）研究　在某些情况下，遗传变异与多种相关表型都有相关性。例如，与脂蛋白代谢相关的遗传变异很少只与一个特定的脂质组分相关。由于这种水平多效性的存在，单变量 MR 研究很可能得出错误的因果推论。多变量 MR 研究通过使用与多种暴露因素相关的遗传变异来估计每个危险因素对结局的独立因果效应，从而克服这一问题。例如，最近有研究将多变量 MR 研究用于检验高密度脂蛋白（high density lipoprotein，HDL）和冠心病的因果关联。单变量 MR 研究忽略了其他脂质组分的潜在多效作用，得出升高 HDL 水平可降低冠心病风险的结论。而多变量 MR 研究考虑到遗传变异对 LDL 和甘油三酯（triglyceride，TG）的多效性，发现了与 RCT 一致的结果，即 HDL

与冠心病之间不存在因果关联。

6. 析因 MR（factorial MR）研究　在某些情况下，危险因素会共同作用来增加疾病风险，这种加性效应的研究具有重要的公共卫生意义。析因 MR 研究可用于确定两个或多个疾病危险因素同时作用的联合因果效应。值得注意的是，析因 MR 分析，需要个体水平的基因型数据。例如，有研究者采用析因 MR，研究 HMGCR 和 PCSK9 对冠心病风险的影响。在本研究中，构建了 PCKS9 的加权遗传评分，并根据 PCSK9 评分的中位数将研究对象分配到高或低水平组。研究也构建了 HMGCR 的遗传评分，并根据 HMGCR 评分的中位数进一步将个体分组。根据二者的联合分组，可以确定 PCSK9 和 HMGCR 对冠心病风险的因果估计，以及二者对冠心病的联合作用。结果提示，HMGCR 和 PCSK9 对冠心病具有独立影响，并以加性效应方式共同影响冠心病风险。

7. 药物靶向 MR（drug-target Mendelian randomization）研究　在某些情况下，研究者更关注药物扰动是否会对结局产生因果层面的联系。药物靶向 MR 研究在传统孟德尔分析的基础上，选取和药物靶向蛋白或基因相关的遗传变异作为工具变量，替代药物作用下药物靶向蛋白的表达和功能，研究药物靶点和结局（或疾病）之间的因果关联。该方法可以有效、快速地提供药物靶点对结局影响的证据，评估药物的效力和安全性。例如，在研究降脂药是否会影响骨密度的文章中，研究者利用两样本 MR 设计，以下游生物标志物（LDL-C）为药物靶点，发现他汀类药物的药靶基因 *HMGCR* 与骨密度存在显著因果关联，得出他汀类药物降低骨密度的效应至少部分是由受药物影响的 LDL-C 的降低介导的这一结论。

综上，各类方法的数据来源及适用范围的比较见表 5-1。

表 5-1　孟德尔随机化分析方法比较

分析方法	数据来源	描述	用途
单样本孟德尔随机化	个体水平	在同一样本中计算遗传变异 - 暴露、遗传变异 - 结局的关联	因果推断
多样本孟德尔随机化	汇总水平	遗传变异 - 暴露因素、遗传变异 - 结局的关联数据来自相同人群的多个独立样本	因果推断
双向孟德尔随机化	个体水平、汇总水平	暴露和结局的因果方向不确定时，从两个方向分别进行孟德尔随机化分析	确定因果关联的效应值及方向
两阶段孟德尔随机化	个体水平、汇总水平	由两步分析组成，包括暴露因素与中间变量的关联、中间变量与结局的关联	估计暴露和结局之间的因果关联被中间变量介导的程度

分析方法	数据来源	描述	用途
多变量孟德尔随机化	个体水平、汇总水平	当遗传变异同时和多个暴露相关时,可以分析在控制了其他暴露的条件下,研究某个特定暴露和结局的因果关联	同时估计多个暴露和结局的因果关联
析因孟德尔随机化	个体水平	对两个或多个危险因素的遗传风险进行联合分组,估计对疾病风险的加性联合效应	确定两个或多个疾病危险因素同时作用的联合因果效应
药物靶向孟德尔随机化	个体水平、汇总水平	选取与药物靶点相关的遗传变异指代药物作用,对药物作用和结局进行孟德尔随机化研究	研究药物作用和结局之间的因果关联

(二)孟德尔随机化分析资源

截至目前,已经有许多协作组提供了高效、简单的方法来辅助 MR 方法分析,极大地促进了该方法的流行。表 5-2 展示了几种主要的 MR 法中可用到的数据库及软件工具包,以供读者参考。

表 5-2　孟德尔随机化法中可用到的数据库和工具包

名称	注释	下载地址
MR-Base	全基因组关联研究汇总数据库,两样本孟德尔随机化研究在线计算平台	http：//www.mrbase.org/
MR-PRESSO	在孟德尔随机化研究中评估多效性的 R 包	https：//github.com/rondolab/MR-PRESSO
Two-SampleMR	用于两样本孟德尔随机化分析的 R 包,可以链接 MR-base 数据库	https：//github.com/MRCIEU/TwoSampleMR/
Mendelian randomization	用于孟德尔随机化分析的 R 包,可以链接 Phenoscanner 数据库	https：//cran.r-project.org/web/packages/MendelianRandomization/
MR robust	用于孟德尔随机化研究的 STATA 包	https：//github.com/remlapmot/mrrobust/
Summary-data-based Mendelian randomization (SMR)	用于孟德尔随机化研究的 Linux 软件包,以检测复杂疾病表达 QTL	http：//cnsgenomics.com/software/smr/
PHESANT	用于在英国生物样本库(UK Biobank)中进行表型筛选的 R 包,包括孟德尔随机化全表型关联分析等	https：//github.com/MRCIEU/PHESANT/
PhenoSpD	用于评估孟德尔随机化研究多重检验校正的 R 脚本	https：//github.com/MRCIEU/PhenoSpD/

（三）应对孟德尔随机化分析局限性的方法

遗传变异因其随机分配、自由组合的特殊性质，成为了一种有效的工具变量。然而，在一些情况下，MR 研究的假设及其生物学合理性可能并不成立。另外，遗传变异可能会受到弱工具变量和基因多效性等的影响。了解如何处理这些问题带来的局限性，正确运用 MR 分析，对于合理解读 MR 研究的结果至关重要。表 5-3 介绍了常见的 MR 分析因果关联、多效性检验等多种方法，希望能帮助读者加深对 MR 研究的认识，有助于处理 MR 研究局限性、提高研究质量。

表 5-3 孟德尔随机化研究的作用类别

类别	方法	描述
估计因果关联	逆方差加权法（inverse variance weighted，IVW）	从 IVW 法获得的估计值，相当于对基因 - 结局和基因 - 暴露关联做加权线性回归，其中截距设定为零
	MR-Egger 回归	与 IVW 法不同，MR-Egger 回归不再约束线性回归的截距项为 0
	加权中值法（weighted median）	定义为加权经验密度函数的中位数估计值，此方法要求至少 50% 由遗传变异贡献的权重是有效的
	基于众数的方法（mode-based estimate，MBE）	即使存在较多的无效工具变量，MBE 法也可以提供较为一致的因果效应估计值
	多效性稳健 MR（pleiotropy-robust MR，PPMR）	通过减去在某一亚组中的多效性估计值（工具变量与暴露因素无关的条件下），在存在多效性的情况下提供无偏的因果估计值
	广义基因 - 环境交互作用模型（generalized gene-environment interaction models）	通过使用在线性模型中添加基因 - 环境交互作用项，对存在水平多效性的因果效应进行无偏估计
	基于最大似然法（likelihood-base methods）	此法假设暴露和结局间为线性关系，呈双变量正态分布。考虑了 SNP- 暴露和 SNP- 结局参数估计之间的不确定性和相关性。因果效应估计值对弱工具变量具有稳健性，但对模型错误使用很敏感
	贝叶斯模型平均（bayesian model averaging）	运用 Baye 统计分析的思想并考虑到模型自身的不确定，从而提高了模型估计的精度
多效性检验	MR-Egger 截距	MR-Egger 回归的截距项可以用来检验工具变量的平均多效性
	Cochran Q（IVW），Rucker Q（MR-Egger）	对所用工具变量的异质性进行检验，它可能提示多效性的存在
	Cook 距离	可用于检验影响因果关联的离群值
	留一法分析	逐个删除工具变量以识别影响因果关联的离群值

类别	方法	描述
工具变量强度评估	F 值	用于测量 IVW 法中遗传工具变量的强度，从而评估是否存在弱工具变量偏倚。$F < 10$ 被认为可能存在偏倚
	I^2	用于测量两样本分析 MR-Egger 回归中回归稀释偏倚的程度
数据可视化	漏斗图	工具变量强度与因果关联图，用于在 MR-Egger 回归中检验是否存在水平多效性
	散点图	基因 - 结局与基因 - 暴露关联强度的散点图，用于检验前提假设是否满足，以及比较不同分析方法的回归斜率值
	星状图	y 轴为工具变量强度的平方根乘以因果关联值，x 轴为工具变量强度的平方根。用于检验 IVW 和 MR-Egger 分析中的异常值，也可以被用于 MR-Egger 广义形式（radial MR-Egger）的基础分析
	森林图	比较每个遗传工具变量的因果估计值以检测多效性

参考文献

[1] Zheng J，Baird D，Borges MC，et al. Recent developments in Mendelian randomization studies. Curr Epidemiol Rep，2017，4（4）：330-345.

（王文秀 编　庄振煌 审）

二、单样本分析方法

单样本 MR 研究是一种经典的 MR 模型，利用个体水平数 GMAS 为研究样本，样本中同时包含每一个个体的遗传变异、暴露以及结局的测量数据，在同一样本中定量估计暴露因素 X 与结局 Y 之间的关联效应大小。

单样本 MR 研究的优点是：①能够获得潜在混杂和中介因素的详细信息，可对研究结果进行进一步的探索和解释；②可以检验工具变量的核心假设，包括潜在多效性的检验；③使用已知种族的人群可减少人群分层的风险；④可对每个等位基因检验其是否存在加法或乘法交互作用，从而得出更精确的因果估计；⑤采用个体水平的数据，还可以报告暴露因素和结局之间观察相关性的结果，与 MR 分析结果做比较。单样本 MR 研究的缺点为：由于该方法局限于单个样本，把握度较小，工具变量的选择也比较局限，容易受到潜在混杂因素的影响。

单样本 MR 设计包含 3 个主要步骤。第一，确定待研究的暴露因素和结局事件。第二，选择合适的工具变量。第三，单样本孟德尔统计学分析评估遗传预测的暴露因素对结局的因果效应。在实际分析中，要特别注意以下内容：

1．确定研究因素　确定研究因素是整个分析过程的核心。在开展研究之前，查阅相关文献资料，了解本课题的研究现状，结合既往传统观察性流行病学研究结果，确定研究的暴露因素和结局事件。

2．选择工具变量　工具变量的选择是研究的关键步骤。MR 研究的工具变量（遗传变异）必须满足 3 个核心假设：①工具变量必须与暴露因素密切相关；②工具变量不能与混杂因素相关；③工具变量只能通过暴露因素与结局相关联，不能通过其他途径影响结局。当其中任一假设不成立时，将难以保证因果关联的可靠性。因此在进行统计学分析前需要对 3 个核心假设作一评估。工具变量的选择方法详见第四章第五部分。

其中，单样本 MR 的工具变量可以是单个单核苷酸多态性（SNP）、多个SNP、基因拷贝数或者 GRS 等。当使用多个 SNP 位点作为工具变量时，需要满足各 SNP 间相互独立的前提条件。

3．统计学分析　对于单样本 MR 模型，当采用单个遗传变异作为工具变量，估计暴露 X 对结局 Y 的因果效应时，最常用的方法为系数比法（或称 Wald 比值法）。记暴露 X 对工具变量 G 进行回归时得到的回归系数为 $\hat{\beta}_{xz}$，结局 Y 对工具变量 G 进行回归时得到的回归系数为 $\hat{\beta}_{yz}$，由系数比法得到暴露对结局的因果效应估计值为 $\hat{\beta}_{yz}/\hat{\beta}_{xz}$，其置信区间可通过正态近似法或自助重抽样法等得到。

此外，还可以通过两阶段最小二乘法（2-stage least-squares，2SLS）得到因果效应估计值。2SLS 的分析在 Stata 软件中可以使用"ivregress"，在 R 软件中使用"ivpack"来实现。此方法有两个基本步骤。

第一步，建立 G-X 回归模型，由暴露因素 X 对基因变量 G 进行回归，获得暴露因素 X 预测值（predicted value，P）。第一步的回归模型可表示为：

$$E\,(X\,|\,C,\ G) = \alpha_0 + \alpha_c\,C + \alpha_z\,G = P \qquad （公式 5\text{-}1）$$

根据此模型得到 X 的预测值 P，C 为混杂因素

第二步：构建 P-Y 的回归模型，即由结局变量 Y 对第一步回归得到的暴露因素预测值 P 进行回归，调整的协变量需与第一步回归相同。本步骤需根据研究的不同选择合适的回归模型，如果结局为连续型变量，使用线性回归模型；如果结局为二分类变量，使用 logistic 回归模型；如果若采用生存分析，使用 Cox 比例回归模型。回归模型可表示为：

$$E(Y \mid P, C) = \theta_0 + \theta_x P + \theta_c C \qquad\qquad (公式5\text{-}2)$$

本次回归得到的回归系数 θ_x 即为暴露对结局的因果效应估计值。其意义为遗传预测的暴露因素水平每增加一个单位，结局事件发生风险增加／减少了多少。

当使用多个 SNP 作为工具变量时，两阶段最小二乘法的估计值可以看作为各个 SNP 所对应的系数比估计值的加权平均值，其权重为各个 SNP 在第一阶段回归时得到的与暴露因素的关联值。另外，当多个 SNP 作为工具变量时，还可以将其整合为一个加权或者非加权的遗传风险得分，再以得分的形式构建单样本MR 研究模型。

下面，以两个单样本 MR 研究实例，介绍具体分析步骤。

例 5-1 评估脂蛋白（a）[lipoprotein（a），Lp（a）]与心肌梗死风险的因果关联。

（1）确定研究因素：既往传统流行病学研究表明，Lp（a）与心肌梗死风险降低有关。然而，这些研究结果可能会受到反向因果或残余混杂的影响，因果关联证据尚缺乏。由此，确定本研究的暴露因素为 Lp（a）水平，结局事件为心肌梗死。

（2）工具变量的选择：Lp（a）水平在个体之间的差异可能高达一千倍，这种差异部分是由编码 Lp（a）的 LPA 基因多态性决定的。其中，影响最强的是一种基因拷贝数变异（copy number variant，CNV），即 kringle Ⅳ 2 型多态性（KⅣ-2）。KⅣ-2 拷贝数量与 Lp（a）水平成反比，可以解释超过 20% 的 Lp（a）变异程度。基于此，研究者将 KⅣ-2 作为本研究的工具变量。

（3）统计学分析

1）传统流行病学方法：采用 Cox 比例风险模型估计 Lp（a）水平与心肌梗死发生风险间的关联，计算 HR 值及其 95% 置信区间，以年龄作为时间尺度。

2）MR 法：研究者采用单因素方差分析（ANOVA）估计 KⅣ-2 基因型与血浆 Lp（a）水平的关联。由于 Lp（a）极度右偏态，在分析之前，对 Lp（a）水平进行平方根转换。结果显示，KⅣ-2 解释了 Lp（a）变异程度的 21%。接下来，使用 Wald 比值法进行因果推断。利用 KⅣ-2 的上四分位数和下四分位数里心肌梗死的发生风险除以 Lp（a）的平均水平来构建一个比值，这个比值即为因果效应估计值。置信区间用 Fieller 法求得。

（4）研究结果：如图 5-2 所示，Cox 回归中，在调整了年龄、性别、总胆固醇水平、甘油三酯水平、体重指数、是否患有高血压、是否患有糖尿病、是否吸烟和是否使用降脂治疗等协变量后，实际测量的 Lp（a）水平每增加一倍，心肌梗死发生风险增加 8%（HR = 1.08，95%CI 为 1.03 ~ 1.12）。与之对应的，遗传预测的 Lp（a）水平每增加一倍，心肌梗死发生风险增加 22%（HR = 1.22，95%CI 为 1.09 ～ 1.37）。

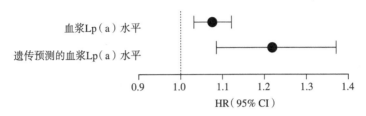

图 5-2 Lp（a）水平与心肌梗死发生风险的关联分析

例 5-2 关于收缩压与心脏瓣膜病的单样本 MR 研究。

（1）确定研究因素：传统流行病学研究显示，收缩压升高与心脏瓣膜病风险增加有关。然而，尚缺乏降压治疗与心脏瓣膜病风险的随机对照试验结果。因此，确定本研究的暴露因素（收缩压）与结局事件（心脏瓣膜病，包括主动脉瓣狭窄、主动脉瓣反流、二尖瓣反流）。

（2）工具变量的选择。研究者制定了纳入工具变量（SNP）的标准，包括最小等位基因频率大于 0.01、不存在连锁不平衡（$r^2 < 0.1$）、欧洲裔的 GWAS 中达到全基因组显著性水平（$P < 5 \times 10^{-8}$）。基于此，最后纳入了 130 个 SNP 位点，能够解释收缩压变异程度的 0.48%。

纳入的 SNP 位点用于构建加权遗传风险得分。首先对每个 SNP 位点的等位基因进行重新调整，使得随着 SNP 位点的等位基因数量的增加，收缩压升高。根据既往 GWAS 获得的每个 SNP 位点的回归系数对每个位点进行加权，以赋予更强影响的 SNP 更多的权重。使用公式 5-2 构建加权遗传风险得分：

$$加极遗传风险得分 = \frac{(\beta_1 \times SNP_1 + \beta_2 \times SNP_2 + \cdots + \beta_n \times SNP_n) \times 所选 SNP 数量}{\beta 系数之和}$$

（公式 5-2）

其中，β_i 代表与 SNP_i 相关的回归系数。

另外，研究者对工具变量的核心假设进行了检验：

1）在 2SLS 的第一步回归中估计 F 统计量，以检验工具变量的强度。得到 $F = 1574$，说明构建的遗传风险得分是一个强工具变量。

2）为了进行基因多效性的检验，使用 MR Egger 检验进行了敏感性分析。在此方法中，截距为 0 表示多效性效应不存在。结果发现不存在显著的多效性（截距 = 0.001，$P = 0.94$）。

3）使用 Pearson 相关系数检验和散点图估计了遗传风险得分和可能的混杂因素间的相关性，未发现遗传风险得分与已知混杂因素间存在显著相关性。

（3）统计学分析：采用 2SLS 方法，第一步采用线性回归模型由测量所得的收缩压对遗传风险得分进行回归，获得收缩压的遗传预测值。第二步采用 logistic 回归，将收缩压的遗传预测值作为自变量，是否发生心脏瓣膜病作为二分类结局变量。

（4）研究结果：见表 5-4，收缩压升高与心脏瓣膜病风险增加有关，遗传预测的收缩压每升高 20 mmHg，心脏瓣膜病的风险增加近 3 倍。

表 5-4 收缩压（每增加 20 mmHg）与心脏瓣膜病的孟德尔随机化关联结果

疾病	病例数（人）	调整年龄、性别后		多变量调整后	
		OR（95%CI）	P 值	OR（95%CI）	P 值
主动脉瓣狭窄	1 491	3.29（1.52，7.12）	0.002	3.26（1.50，7.10）	0.002
主动脉瓣反流	634	2.56（0.73，8.85）	0.13	2.59（0.75，8.92）	0.13
二尖瓣反流	1 736	2.22（1.09，4.52）	0.02	2.19（1.07，4.47）	0.03
心脏瓣膜病	3 570	2.86（1.70，4.80）	< 0.001	2.85（1.69，4.78）	< 0.001

OR：odds ratio，比值比；CI：confidence interval，置信区间。多变量中的协变量包括年龄、性别、体重指数、评估中心、基因测量批次、酒精摄入情况、吸烟情况、与其他研究对象的遗传亲缘关系和前 10 个遗传主成分。

参考文献

[1] Benn M，Nordestgaard BG. From genome-wide association studies to Mendelian randomization：novel opportunities for understanding cardiovascular disease causality，pathogenesis，prevention，and treatment. Cardiovasc Res，2018，114（9）：1192-1208.

[2] Nazarzadeh M，Pinho-Gomes AC，Smith BK，et al. Systolic blood pressure and risk of valvular heart disease：a Mendelian randomization study. JAMA Cardiol，2019，4（8）：788-795.

[3] Kamstrup PR，Tybjaerg-Hansen A，Steffensen R，et al. Genetically elevated lipoprotein（a）and increased risk of myocardial infarction. JAMA，2009，301（22）：2331-2339.

（王文秀 编 庄振煌 审）

三、多样本分析方法

两样本孟德尔随机化（two-sample Mendelian randomisation，2SMR）主要是指利用 GWAS 的汇总数据来评估暴露对结局的因果效应。两样本 MR 的设计思路是使用来自不同人群的两个独立样本分别进行遗传变异-暴露和遗传变异-结局的关联研究,因此两样本 MR 要求这两个样本具有相似的年龄、性别和种族分布特征,因为汇总数据的样本量一般大于单样本 MR 使用的个体数据,所以该方法可以获得更大的把握度。目前,两样本 MR 随着来自全球大型协作组的公开 GWAS 汇总数据逐年增加而得到广泛使用。

(一)发展现状

在 2011 年之前,大多数 MR 都是单样本 MR,估计暴露对结局的因果效应通常使用 2SLS 回归。如果在不同(或仅部分重叠)的样本中测量了有关暴露和结局的数据,可以使用两样本 MR 来估计因果效应。

两样本 MR 极大地扩展了 MR 分析的适用范围,在利用缺乏中间表型数据的大型数据集上具有明显优势。当两个变量之间存在观察性关联时,由于测量成本过高或缺乏合适的生物样本,同时具有中间表型和遗传工具的数据集可能相对较小,此时应用两样本 MR 将大大增加研究的样本量。最重要的是,两样本 MR 可以对公开的 GWAS 汇总数据进行因果效应分析。

迄今为止研究人员已开发出多种可用于两样本 MR 分析的数据库和生物信息工具包,如 MR-Base、MR-PRESSO、TwoSampleMR 和 Mendelian randomization 等。使用两样本 MR 方法的研究占所有 MR 研究的比例也从 2011 年以来迅速上升。

(二)主要方法

首先假定从 GWAS 中获得的汇总数据包含 L 个独立 SNP 位点的 SNP-暴露 (X) 和 SNP-结局 (Y) 的关联估计值,即 γ_j 和 Γ_j,且这两种估计值分别从无重叠的独立样本中获得,可用于两样本 MR 研究。我们允许不同 SNP 的估计值精确度有所不同,因此将第 j 个 SNP-X 关联和 SNP-Y 关联的方差分别表示为 $\sigma_{X_j}^2$ 和 $\sigma_{Y_j}^2$。另外,假设我们选择的每个 SNP 都与暴露显著相关,且经基因数据预处理后 SNP-X 的相关参数 $\gamma_1, \cdots, \gamma_L$ 都是非零的正值。综上所述,可对第 j 个 SNP-X 和 SNP-Y 关联的模型构建如下:

$$\hat{\gamma}_j \sim N\left(\gamma_j, \sigma_{X_j}^2\right), \widehat{\Gamma}_j \sim N\left(\alpha_j + \beta\gamma_j, \sigma_{Y_j}^2\right)$$

这里的 β 代表我们希望得到的真正因果效应,α_j 是第 j 个 SNP 通过除暴露 X 之外的其他分子途径来影响结局的可能效应。我们将 α_j 称为第 j 个 SNP 的多效性效应。

1. Wald 比值法　使用 Wald 比值法计算从第 j 个 SNP 推导出来的因果效应 $\hat{\beta}_j$，相当于用 SNP-Y 的关联系数除以 SNP-X 关联系数，即 $\hat{\beta}_j = \hat{\Gamma}_j / \hat{\gamma}_j$。如果第 j 个 SNP 是一个有效的工具变量，那么这就是因果效应 β 的一致估计。

β 的标准误可以通过 delta 方法计算得到，即 $\mathrm{se}\left(\hat{\beta}_j\right) = \mathrm{abs}\left(\hat{\beta}_j\right) \sqrt{\left(\dfrac{\sigma_{X_j}}{\hat{\gamma}_j}\right)^2 + \left(\dfrac{\sigma_{Y_j}}{\hat{\Gamma}_j}\right)^2}$，

此时 t 统计量为 $\dfrac{\hat{\beta}_j}{\mathrm{se}\left(\hat{\beta}_j\right)}$，95% 置信区间为 $\hat{\beta}_j \pm 1.96\,\mathrm{se}\left(\hat{\beta}_j\right)$。Wald 比值法依赖"无测量误差"（no measurement error，NOME）的前提假设，即假定 SNP-X 关联的方差是可以忽略不计的（$\sigma_{X_j}^2 = 0$），且所有 SNP 的估计值 $\hat{\gamma}_j$ 与真实 γ_j 相同，将 $\hat{\gamma}_j$ 视为一个常数。由此可推导出第 j 个效应值的方差为 $\mathrm{Var}\left(\hat{\beta}_j\right) = \sigma_{Y_j}^2 / \hat{\gamma}_j^2$。

值得注意的是，该方法也可以用于多样本原始数据的研究。当一个样本含有基因和暴露数据（可计算 GRS-暴露的关联系数），另一个样本含有基因和结局数据（可计算 GRS-结局的关联系数）时，就可以通过 Wald 比值法来推断因果关联。

2. 逆方差加权法　逆方差加权法（inverse variance weighted，IVW）是由 Burgess 等在 2013 年提出的，其估计值 $\hat{\beta}_{\mathrm{IVW}}$ 是基于所有 SNP 计算出的一个因果效应值，也是 $\hat{\beta}_1, \cdots, \hat{\beta}_L$ 的加权平均值。IVW 方法假设所有的 SNP 都是有效工具变量，所有 SNP 均不存在多效性。因此对于所有的 SNP 都有 $\alpha_j = 0$。IVW 通常具有如下形式：

$$\hat{\beta}_{\mathrm{IVW}} = \frac{\sum_{j=1}^{L} w_j \hat{\beta}_j}{\sum_{j=1}^{L} w_j}, \quad w_j = \hat{\gamma}_j^2 / \sigma_{Y_j}^2$$

IVW 估计值等价于 SNP-Y 关联系数对 SNP-X 关联系数的线性回归的斜率，且截距项约束为零。如果满足上述假设，则 $\hat{\beta}_{\mathrm{IVW}}$ 为 β 的无偏估计。然而，上述假设在实践中很难被完全满足。在存在大量测量误差的情况下，弱工具偏倚的存在可能使 IVW 方法的因果效应估计值趋于零。其中 IV 的强度通常用 F 统计量表示，当我们使用两样本汇总数据时，在遗传变异相互独立的情况下，第 j 个 SNP 的 F 统计量可以近似估计为 $F_j = \hat{\gamma}_j^2 / \sigma_{X_j}^2$。

3. MR-Egger 回归　Bowden 等于 2015 年提出 MR-Egger 回归，对 IVW 方法进行了修改，不再约束线性回归的截距项为 0，而是用截距项来表示工具变量的平均多效性，因此 α_j 可以是非零的。与 IVW 方法一致的是，MR-Egger 也依赖于 NOME 假设。此外它还依赖 InSIDE（instrument strength independent of

direct effect）假设，即 IV 的多效性与 IV 对暴露因素的效应是相互独立的，也就是说，第 j 个 SNP 的 γ_j 的大小与相应 α_j 的值大小无关。MR-Egger 以 $\hat{\Gamma}_j = \beta_{0E} + \beta_{1E}\hat{\gamma}_j$ 的形式使用 SNP-Y 关联系数对 SNP-X 关联系数进行回归分析。

截距估计值 β_{0E} 可以解释为所有 SNP 的平均多效性，而斜率估计值 β_{1E} 提供了因果效应 β 的估计。但 MR-Egger 只能检测到"定向性"的多效性（平均值非零），因为只有在这种情况下 β_{0E} 才会是非零的。例如，如果所有的 SNP 都表现出多效性，但在平均水平下，它们的效应相互抵消了，那么这种情况就是所谓的"平衡"多效性，MR-Egger 无法检测出来。当 InSIDE 假设和 NOME 假设完全满足时，MR-Egger 方法会返回一个因果效应 β 值的无偏估计。然而，当 InSIDE 假设成立而违反 NOME 假设时，就会产生偏倚，MR-Egger 斜率的期望值将等于真实值 β 乘以一个 0 ~ 1 之间的比例因子，如公式 5-3 所示：

$$\widehat{\beta}_{1E} \approx \beta \frac{\mathrm{Var}(\gamma)}{\mathrm{Var}(\hat{\gamma})} = \beta \frac{\sigma_{\gamma}^2}{\sigma_{\gamma}^2 + s^2} \qquad \text{（公式 5-3）}$$

其中，σ_{γ}^2 是一组真实 SNP-X 关联（γ_1, …, γ_L）的方差，而 s^2 表示其中由于估计（或测量）误差带来的平均变异。只有在 s^2 为零的情况下，NOME 假设才会被满足。当 s^2 非零时，会违背 NOME 假设，导致 MR-Egger 估计向零衰减，这种衰减可以理解为回归稀释偏倚的典型情况。

4．基于中位数的方法

（1）简单中位数法：当所有遗传变异均为有效变异时，IVW 是一种有效的分析方法。但值得注意的是，即使只有一个 SNP 是无效的 IV，这种方法也会产生偏倚。简单中位数法可以在当高达（但不包括）50% 的 SNP 是无效 IV 时提供因果效应的一致估计。具体来说，$\hat{\beta}_j$ 表示第 j 个有序效应估计值（从小到大排列），如果 SNP 的总数是奇数，简单中位数估计是中位效应估计值 $\hat{\beta}_{k+1}$。如果它是偶数，中位数将处于两个中间值之间即 $1/2$ $(\hat{\beta}_{k+1} + \hat{\beta}_k)$。

（2）加权中位数法：Bowden 等在 2015 年提出加权中值法和惩罚加权中值估计法。当每个 SNP 效应值的精确度相差很大时，简单中位数估计是低效的。为了解决这一点，加权中值可以定义为：设 w_j 为赋予第 j 个有序效应估计值的权重，设 $s_j = \sum_{k=1}^{j} w_k$ 为到第 j 个效应估计值的权重之和。由于权重是标准化的，因此权重之和 s_j 是 1。加权中位数估计是一个分布的中位数，这个分布的百分位数 $p_j = 100\left(s_j - \frac{w_j}{2}\right)$ 的取值为 $\hat{\beta}_j$。对于所有其他百分比值，我们在邻近的效应估计值之间进行线性外推。第 j 个 SNP 对经验分布的贡献与其权重 w_j 成正比。简单中值估计可以看作是具有相等权重的加权中值估计。惩罚加权中值估计法在其一半以上的权重均来自于有效 IV 时就可以得到因果效应的一致性估计。我们假设没有任何 IV 的权重超过 50%，否则 50% 的有效性假设就相当于假设这个 IV 是有效的，在这种情况下，分析应该只基于这个 IV。

类似于 IVW 方法，权重一般使用效应估计值的方差的倒数（逆方差加权）：

$$w_j^{'} = \frac{\hat{\gamma}_j^2}{\sigma_{Y_j}^2} \qquad \text{（公式 5-4）}$$

标准化权重为 $w_j = \dfrac{w_j^{'}}{\sum_j w_j^{'}} =$ 。非标准化权重与 IVW 方法中使用的权重相同。

惩罚加权中值估计法首先对存在异质性的效应估计值对应的权重进行惩罚，再利用惩罚后的权重构造分布函数估计因果效应。估计值之间的异质性可以用 Cochran Q 统计量来量化：

$$Q = \sum_j Q_j = \sum_j w_j^{'} \left(\hat{\beta}_j - \hat{\beta} \right)^2 \qquad \text{（公式 5-5）}$$

其中 $\hat{\beta}$ 是 IVW 的估计值。在零假设中，所有 SNP 都是有效的 IV，并且所有 SNP 都具有相同的因果效应，此时 Q 统计量在 $j-1$ 自由度上具有卡方分布。在此零假设下，与每个 SNP 相对应的 Q 统计量（Q_j）的组成近似于自由度为 1 的卡方分布。为了不扭曲大多数 SNP 的权重，我们建议使用与 Q_j 对应的自由度为 1 的卡方分布上的单侧上 P 值（Pq_j）进行惩罚，方法是将权重乘以 P 值再乘以 20（如果 P 值大于 0.05，则乘以 1）。因此 SNP_j 的（非标准化的）处罚权重即为：

$$w_j^* = w_j^{'} \times \min\left(1,\ 20q_j\right) \qquad \text{（公式 5-6）}$$

这意味着大多数 SNP 将不受惩罚的影响，但离群点的权重将被大幅降低。和加权中值估计法相比，惩罚加权中值估计法进一步减弱了由于遗传变异多效性而导致的因果效应估计值的异质性对总体因果效应估计的影响。

5. 基于众数的方法　Hartwig 等在 2017 年提出一种基于众数的方法基于模型估计（mode-based estimate，MBE），以不同于 IVW、MR-Egger 或加权中值方法的方式在水平多效性存在的情况下提供稳健估计。它对因果效应进行一致性估计的能力依赖于零模态多效性假设（ZEro modal pleiotropy assumption，ZEMPA），即在所有 IV 中，多效性的众数为 0。由于这个假设和加权中值法中有效 IV 过半数相比更加宽松，所以在实际问题的应用中更具有普遍性。

该方法利用每个 IV 的比例估计值来构造平滑的核密度函数，并取核密度函数最大值点对应的参数值 $\hat{\beta}_j$ 作为因果效应估计值。考虑到精度对于结果估计的影响，可以将每个 IV 的效应估计值的方差倒数作为权重代入经验核密度函数。加权众数法的标准化权重计算为 $w_j = \dfrac{\sigma_j^{-2}}{\sum_{j=1}^{L} \sigma_j^{-2}}$ 。其中 σ_j 是比值法估计的效应值 $\hat{\beta}_j$ 的标准误，即 $\sigma_j = \sqrt{\dfrac{\sigma_{Yj}^2}{\hat{\gamma}_j^2} + \dfrac{\hat{\Gamma}_j^2 \sigma_{Xj}^2}{\hat{\gamma}_j^4}}$ 。

对于简单众数法，$w_1 = w_2 = \cdots = w_L = 1/L$。

$\hat{\beta}_j$ 的正态核密度函数可以表示为：

$$f(x) = \frac{1}{h\sqrt{2\pi}} \sum_{j=1}^{L} w_j exp\left[-\frac{1}{2}\left(\frac{x - \hat{\beta}_j}{h} \right) \right] \qquad \text{（公式 5-7）}$$

其中 h 是平滑带宽参数。使用 MBE 方法获得的因果效应估计 $\hat{\beta}_M$ 是使 $f(x)$ 最大化的 x 值［即 $f(\hat{\beta}_M) = \max(f(x))$］。$h$ 参数调节了 MBE 的偏差 - 方差平衡，随着 h 的增加，众数法的精度更高，但偏倚也更高。其中 $h = \phi s$，ϕ 是允许增大或减小带宽的调优参数，s 是根据某些条件选择的默认带宽值。研究中一般使用了由 Bickel 提出的改进的 Silverman 带宽规则：

$$s = \frac{0.9\min\left(sd(\hat{\beta}_{RJ}), 1.4826mad(\hat{\beta}_{RJ})\right)}{L^{\frac{1}{5}}} \qquad \text{（公式 5-8）}$$

6. MR-PRESSO MR-PRESSO（Mendelian randomization pleiotropy residual sum and outlier）是一种利用 GWAS 汇总数据评估多工具变量 MR 中水平多效性的方法，主要由全局检验、离群检验和失真检验三部分组成。

（1）MR-PRESSO 全局检验：MR-PRESSO 全局检验通常用于评估水平多效性的存在，由 4 个步骤组成：

● 首先，我们依次移除每个 SNP_j 并重新进行 IVW 回归，就可得到基于其余 SNP 的回归斜率，即 $\hat{\beta}_{-j}$，表示在排除 SNP_j 的情况下得到的因果估计。

● 排除 SNP_j 后因果效应的估计值（回归斜率）$\hat{\beta}_{-j}$ 和 SNP_j 对暴露的效应值 $\hat{\gamma}_j$ 的乘积即为 SNP 对结局 Y 的期望效应值。然后，我们通过对 SNP-X 的观察效应大小与 SNP-Y 的预测效应大小取差值来计算观测残差平方和 $RSS_{obs}(j) = (\hat{\Gamma}_j - \beta_{-j}\hat{\gamma}_j)^2$。$j$ 个 $RSS(j)$ 求和得到全局检验的 RSS：$RSS_{obs} = RSS_{obs}(j)$，$\sum_j RRSobs(j) = \sum_j (\hat{\Gamma}_j - \hat{\beta}_{-j}\hat{\gamma}_j)$。

● 将观测到的 RSS 与模拟的期望 RSS 分布进行比较。期望 RSS 分布是在零假设下模拟的（所有 SNP 均不是离群值）。首先，我们从一个高斯分布 N（$\hat{\gamma}_j$，V

（$\hat{\gamma_j}$））模拟了 SNP-X 效应的分布 $\hat{\Gamma}_j^{random}$。其次，我们通过绘制一个高斯分布 N（$\hat{\beta}_{-j}\hat{\gamma_j}$，V（$\hat{\Gamma}_j$））来模拟 SNP 对结局的效应在期望效应 $\hat{\beta}_{-j}\hat{\gamma_j}$ 周围的分布。期望 RSS 为 $\sum_j RSS_{exp}(j) = \sum_j(\hat{\Gamma}_j^{random} - \hat{\beta}_{-j}\hat{\gamma_j}^{random})^2$。重复该过程 K 次，以获得 K 个期望 RSS 的零分布，$RSS_{exp}^k = \sum_j RSS_{exp}^k(j) = \sum_j(\hat{\Gamma}_{jK}^{random} - \hat{\beta}_{-j}\hat{\gamma}_{jK}^{random})^2$。

- 经验 P 值通过期望 RSS 大于观测 RSS 的数量除以流程重复的总次数 K 计算得到 $P = \dfrac{\sum_K 1_{>RSS_{obs}}\left(RSS_{exp}^K\right)}{K}$。其中 K 的大小取决于 P 值的期望精确度（$1/K$）。建议至少使用 $K = 1000$，以此来保证至少 10^{-3} 的精确度。

（2）MR-PRESSO 离群检验：MR-PRESSO 离群检验要求至少 50% 的变量是有效的 IV，并依赖于 InSIDE 假设，即 SNP 对暴露的效应大小不应依赖于其水平多效性。在满足前提假设的基础上，MR-PRESSO 离群值测试能够发现特定的具有水平多效性的离群 SNP。对于给定的 SNP_j，我们对第 j 个观测 RSS 即 $RSS_{obs}(j)$（在全局检验的步骤 2 中得到）与 K 个第 j 个期望 RSS_j 即 $RSS_{exp}^k(j)$（在全局检验的步骤 3 中获得）的分布进行比较。最后计算经验 P 值为 $P_j = \dfrac{\sum_k 1_{>RSS_{obs}(j)}\left(RSS_{exp}^k(j)\right)}{K}$，其中需要乘以 SNP 的数量 j 来进行 Bonferroni 多重校正。

（3）MR-PRESSO 失真检验：MR-PRESSO 失真测试量化了因果估计中由于显著的具有水平多效性的离群点而产生的失真。失真（D）被定义为具有水平多效性的离群 SNP 对因果估计贡献的百分比，可以通过 $D = 100 \times \dfrac{\hat{\beta}_{causal,o} - \hat{\beta}_{causal}}{\left|\hat{\beta}_{causal,o}\right|}$ 来计算，其中 $\hat{\beta}_{causal,o}$ 代表使用所有 SNP 估计的原始因果效应，$\hat{\beta}_{causal}$ 代表剔除 MR-PRESSO 识别的异常位点后得到的因果估计校正值。为了检验 D 的统计显著性，可以通过生成零分布（零假设对应于随机的 SNP 集合导致的期望失真）来计算经验 P 值。我们将 n_O 定义为通过 MR-PRESSO 离群检验检测为异常值的变异数量，将 n_E 定义为与暴露密切相关的 SNP 总数。零分布是通过将 MR-PRESSO 离群检验检测为异常值的变异替换为非离群点来生成的，从整个非离群值 SNP 集合中有放回的抽出这些非离群点。SNP 的总数固定在 $n_E - n_O$。我们重复了这个过程 K 次，以生成零分布。经验 P 值为（观察到的失真次数 − 零假设下预期失真的次数）$/K$。

（三）研究实例

体力活动被认为对神经退行性疾病的进展可能起到保护作用。然而，先前从观察性研究中得出的效应估计容易受混杂因素和反向因果关联的影响。Wu 等进行了两样本 MR 分析，以探讨客观测量的体力活动水平与 3 种常见神经退行性疾病的因果关系，包括阿尔茨海默病（AD）、帕金森病（PD）和肌萎缩侧索硬化症（ALS）。研究者将基于约 90 000 名英国生物银行参与者的 2 个最大的 GWAS meta 分析分别作为分析集和测试集，并从中选择与体力活动水平显著相关（$P < 5 \times 10^{-8}$）的遗传变异作为 IV。AD、PD 和 ALS 的汇总统计数据则来自基于欧洲血统的最新研究，分别为国际阿尔茨海默病基因组学项目（International Genomics of Alzheimer's Project，IGAP），国际帕金森病基因组学协作组（International Parkinson's Disease Genomics Consortium，iPDGC）和肌萎缩侧索硬化症协会（Amyotrophic Lateral Sclerosis Association，ALSA）。采用逆方差加权法作为主要方法，而 MR-PRESSO、加权中值法和 MR-Egger 作为敏感性分析。研究者在分析集中发现客观测量的体力活动水平每增加一个单位，PD 的风险升高 235%（OR = 3.35，95%CI 为 1.32 ~ 8.48，$P = 0.01$），而 ALS 的风险降低 49%（OR = 0.51，95%CI 为 0.29 ~ 0.91，$P = 0.02$）（表 5-5），体力活动和 AD 之间未见显著关联。这些关联在敏感性分析中也得到了稳健的结果，但均未在验证集中得到有效验证，尚需要进一步的研究。

表 5-5　体力活动和神经退行性疾病之间的因果关联

结局	逆方差加权法 OR (95%CI)	P	加权中位数法 OR (95%CI)	P	MR-PRESSO（原始估计）OR (95%CI)	P	MR-PRESSO（校正离群点）OR (95%CI)	P
AD	1.52 (0.88 ~ 2.63)	0.13	1.49 (0.79 ~ 2.78)	0.21	1.52 (1.11 ~ 2.09)	0.08	NA	NA
PD	3.35 (1.32 ~ 8.48)	0.01	2.77 (1.07 ~ 7.15)	0.03	3.35 (1.32 ~ 8.48)	0.08	NA	NA
ALS	0.51 (0.29 ~ 0.91)	0.02	0.46 (0.22 ~ 0.94)	0.03	0.51 (0.31 ~ 0.85)	0.08	NA	NA

（四）小结

从实际应用的角度来看，我们首先需要明确每种 MR 方法相应的局限性。

MR 得到的因果推断结论并不完全来源于单一的常规方法，相反，依赖于不同假设的不同方法（简单中值法、加权中值法、MR-Egger 以及 MR-PRESSO）可以为研究提供多种敏感性分析，从而增加 MR 结论的稳健性。如果所有方法都一致地报告了因果关系，此时进行因果关系的推断将比当这些方法给出的结果相互矛盾时更加可信。因此，在使用多个 SNP 进行 MR 研究时，如果不确定部分或所有 SNP 的工具变量假设是否成立，建议除了主要分析结果外，同时报告使用其他方法进行一系列敏感性分析的结果。

参考文献

[1] 王莉娜，Zhang ZF. 孟德尔随机化法在因果推断中的应用 [J]．中华流行病学杂志，2017，38（04）：547-552.

[2] Angrist JD，Imbens G.W. Two-stage least squares estimation of average causal effects in models with variable treatment intensity [J]．JASA，1995，90（430）：431-442.

[3] Pierce BL，Burgess S. Efficient design for Mendelian randomization studies：subsample and 2-sample instrumental variable estimators [J]．Am J Epidemiol，2013，178（7）：1177-1184.

[4] Hartwig FP，Davies NM，Hemani G，et al. Two-sample Mendelian randomization：avoiding the downsides of a powerful，widely applicable but potentially fallible technique [J]．Int J Epidemiol，2016，45（6）：1717-1726.

[5] Hemani G，Zheng J，Elsworth B，et al. The MR-base platform supports systematic causal inference across the human phenome [J]．Elife，2018，7：53-55.

[6] Verbanck M，Chen CY，Neale B，et al. Detection of widespread horizontal pleiotropy in causal relationships inferred from Mendelian randomization between complex traits and diseases [J]．Nat Genet，2018，50（5）：693-698.

[7] Yavorska OO，Burgess S. Mendelian randomization：an R package for performing Mendelian randomization analyses using summarized data [J]．Int J Epidemiol，2017，46（6）：1734-1739.

[8] Spiller W，Davies NM，Palmer TM. Software application profile：mrrobust—a tool for performing two-sample summary Mendelian randomization analyses [J]．IJE，2018，48（3）：684-690.

[9] Zhu Z，Zhang F，Hu H，et al. Integration of summary data from GWAS and eQTL studies predicts complex trait gene targets [J]．Nat Genet，2016，48（5）：481-487.

[10] Millard LAC，Davies NM，Gaunt T.R.，et al. Software application profile：PHESANT：a tool for performing automated phenome scans in UK Biobank[J]．Int J Epidemiol，2018，47（1）：29-35.

[11] Zhao Q，Wang J，Hemani G，et al. Statistical inference in two-sample summary-data Mendelian randomization using robust adjusted profile score [J]．Ann Stat，2019，DOI：1801.09652v3.

[12] Bowden J，Davey SG，Haycock PC，et al. Consistent estimation in Mendelian randomization

with some invalid instruments using a weighted median estimator [J]. Genet Epidemiol, 2016, 40 (4)：304-314.

[13] Bowden J, Del Greco MF, Minelli C, et al. Assessing the suitability of summary data for two-sample Mendelian randomization analyses using MR-Egger regression：the role of the I2 statistic [J]. Int J Epidemiol, 2016, 45 (6)：1961-1974.

[14] Burgess S, Butterworth A, Thompson S.G. Mendelian randomization analysis with multiple genetic variants using summarized data [J]. Genet Epidemiol, 2013, 37 (7)：658-665.

[15] Burgess S, Thompson SG. Avoiding bias from weak instruments in Mendelian randomization studies [J]. Int J Epidemiol, 2011, 40 (3)：755-764.

[16] Bowden J, Davey SG, Burgess S. Mendelian randomization with invalid instruments：effect estimation and bias detection through Egger regression [J]. Int J Epidemiol, 2015, 44 (2)：512-525.

[17] Hartwig FP, Davey SG, Bowden J. Robust inference in summary data Mendelian randomization via the zero modal pleiotropy assumption [J]. Int J Epidemiol, 2017, 46 (6)：1985-1998.

[18] Bickel DR, Frühwirth R. On a fast, robust estimator of the mode：comparisons to other robust estimators with applications [J]. Comput Stat Data An, 2006, 50 (12)：3500-3530.

[19] Bickel DR. Robust and efficient estimation of the mode of continuous data：the mode as a viable measure of central tendency [J]. J Stat Comput Sim, 2003, 73 (12)：899-912.

[20] Wu PF, Lu H, Zhou X, et al. Assessment of causal effects of physical activity on neurodegenerative diseases：a Mendelian randomization study [J]. J Sport Health Sci, 2021, 10 (4)：454-461.

[21] Zhang L, Tang L, Huang T, et al. Life course adiposity and amyotrophic lateral sclerosis：a Mendelian randomization study. Annals of Neurology, 2020, 87 (3)：434-441.

（庄振煌 编 李玥颖 审）

四、多变量孟德尔随机化分析

SNP 可单独或成组地作为评估生物标志物对疾病风险因果作用的遗传工具。一般来说，用于 MR 遗传工具变量的 SNP 应该只和暴露所在的单一途径相关联。但在实际分析中，往往可能观察到某些 SNP 同时与多个表型有关，这种关联的产生有两种可能的情况：①垂直多效性（vertical pleiotropy），即 SNP 与从暴露到疾病的同一病因途径上的多个表型相关，此时只要了解受 SNP 影响的主要表型，就不会使 MR 结果无效；②水平多效性（horizontal pleiotropy），即 SNP 与不同病因途径上且与疾病也有因果关联的表型相关（图 5-3）。当同时纳入多个 SNP 时，水平多效性可以"相互抵消"，对暴露和疾病风险的关联没有净影响，不会使 MR 估计的因果效应产生偏倚；然而，它会增大效应估计值的方差，导致置信区间变宽。相比之下水平多效性会扭曲暴露与结局之间的关联，而且根据多效性方向的不同，传统 MR 方法的效应估计可能会被夸大或减弱。这两种情况并不互斥，对于同一 SNP 来说，两种多效性可能都存在。

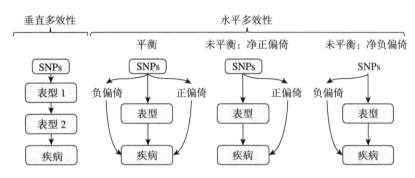

图 5-3　垂直多效性和水平多效性

　　在存在水平多效性的情况下，我们假设存在多个 SNP 对暴露有不同程度的影响。即使没有一个 SNP 只与任何一个特定的暴露相关，这些 SNP 也可以用来估计每个暴露的因果效应。将 MR 类比于随机试验，在一项研究中使用 SNP 来评估多个危险因素的因果效应类似于可以同时评估多个随机干预措施效应的析因随机试验，这种 MR 分析就被称为多变量 MR（multivariable MR，MVMR）。

（一）前提假设

　　为了使多变量 MR 分析有效，必须满足与传统 IV 类似的一组假设，但在这种情况下，SNP 必须与一组暴露相关联，而不是与单个暴露相关联。每个 SNP 不必与集合中的每个暴露相关联，但不能与结局相关联，除非通过特定暴露的途径。具体来说，对于每个 SNP 都需要满足如下假设：

　　（1）SNP 至少和一个暴露相关联。

　　（2）SNP 与任何暴露 - 结局关联的混杂因素无关。

　　（3）在控制了暴露和混杂因素的情况下，SNP 条件独立于结局。

　　为了定义和解释因果效应的估计值，研究者最初假设每个暴露对结局的影响不是由另一个暴露介导的，即可以独立于所有其他暴露来研究每个暴露的效应，并且一个暴露的变化不会影响其他任何暴露，此类暴露通常被称为"因果独立"的（图 5-4a）。后来因果独立性的假设被放松了，即允许暴露之间存在因果关系（图 5-4b）。另外，我们还假设所有关联都是线性的。

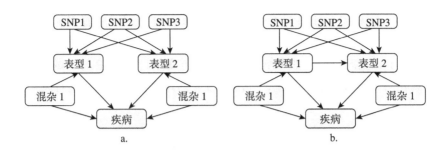

图 5-4 多变量 MR 的假设
a. 暴露之间因果独立；b. 暴露之间存在因果关联。

（二）具体方法

1. **个体水平数据** 两阶段最小二乘法，研究中如果有个体水平的遗传、暴露和结局数据，可以使用两阶段最小二乘法（2SLS）估计暴露对结局的因果效应。第一阶段是在多元线性回归中用暴露对 SNP 位点进行回归（多变量多元回归，多个因变量和多个自变量），然后第二阶段根据每个暴露的拟合值对结局进行线性回归（单变量多元回归，一个因变量和多个自变量）。尽管序贯回归方法可以得到正确的点估计值，但在实际估算中，建议使用 2SLS 方法（如 Stata 中的 ivreg2 命令）来计算正确的标准误。即使 SNP 处于连锁不平衡状态，该方法也是有效的。

2. **汇总数据** 似然法，研究中如果没有个体水平的数据，可以用似然法根据 GWAS 汇总数据来估计暴露对结局的因果效应。例如，如果有两个暴露 $X1$ 和 $X2$，两者之间没有因果关系，那么从单变量多元回归中得到的暴露-结局关联的 β 值就可以假定为是多元正态分布。具体地说，我们假设 SNP_j $(j = 1,\ \cdots,\ j)$ 与 $X1$ 的相关系数为 $X1_j$，其标准误为 σ_{x1j}，$X2$ 同理可得关联估计为 $X2_j$，标准误差 σ_{x2j}；SNP 和 Y 的关联估计为 Y_j，标准误差 σ_{Yj}。似然法的计算公式如下：

$$\begin{pmatrix} X_{1j} \\ X_{2j} \\ Y_j \end{pmatrix} \sim N_3 \left(\begin{pmatrix} \varepsilon_{1j} \\ \varepsilon_{2j} \\ \beta_1\varepsilon_{1j} + \beta_2\varepsilon_{2j} \end{pmatrix} \begin{pmatrix} \sigma^2_{X1j} & \rho_{12}\sigma_{X1j}\sigma_{X2j} & \rho_{1Y}\sigma_{X1j}\sigma_{Yj} \\ \rho_{12}\sigma_{X1j}\sigma_{X2j} & \sigma^2_{X2j} & \rho_{2Y}\sigma_{X2j}\sigma_{Yj} \\ \rho_{1Y}\sigma_{X1j}\sigma_{Yj} & \rho_{2Y}\sigma_{X2j}\sigma_{Yj} & \sigma^2_{Yj} \end{pmatrix} \right)$$

$X1$ 和 $X2$ 对 Y 的因果效应（$\beta1$ 和 $\beta2$）可以通过该似然函数的数值最大化或

通过贝叶斯方法获得。如果有 K 个暴露，则每个 SNP 都对应着 $K + 1$ 个关联系数 β（$X1j$、$\cdots$、XKj、Yj）和相应标准误差；模型中有 $K(J+1)$ 个参数，上述方程为 $K + 1$ 元正态分布。如果结局 Y 是二分类变量，且 SNP 与 Y 的相关系数 β 代表对数相对风险或对数比值比，则因果效应估计值将代表对数相对风险或对数优势比。

参数 ρ_{12}、ρ_{1Y} 和 ρ_{2Y} 表示 β 系数之间的相关性。尽管这些相关性只能从个体水平的数据中获得，但它们约等于变量 $X1$、$X2$ 和 Y 之间的观测相关性。建议进行敏感性分析来评估这些参数值对因果估计的影响。如果 β 系数来自相同的样本，那么这些系数将不为零。如果分别从不同的数据集获得与暴露和结局的关联，这些相关性参数将为零。

由于每个 SNP 对这个似然函数均有贡献，所以要求每个 SNP 提供的因果参数信息必须是独立的。因此，汇总数据分析中使用的 SNP 必须是不相关的（不存在连锁不平衡）；否则，该方法估计的置信区间将过于狭窄。如果 SNP 处于连锁不平衡状态，且 SNP 之间的相关性已知，则这些相关性可用于改进的似然函数，即 SNP 之间的相关性与 SNP 对应的 β 系数之间的相关性相同。如果所有的 SNP 都是相关的，那么我们可以在上述方程式中对所有 SNP 应用 $j(K+1)$ 元正态分布，而不是对每个 SNP_j 应用单独的 $(K+1)$ 元正态分布。

3．汇总数据：回归法　另一种基于汇总数据的 MVMR 方法是回归法。假设研究中存在两个暴露 $X1$ 和 $X2$，而我们想要估计 $X1$ 对 Y 的效应，这将分为两个阶段进行：首先，将 SNP 与 Y 相关的系数 β（Y_1，Y_2，$\cdots$，Y_J）对 SNP-X2 关联的 β 系数（$X2_1$，$X2_2$，$\cdots$，$X2_j$）进行回归，即 $\bar{Y} = Y - \hat{\beta}2X2$；然后将回归的残差对 SNP-X1 关联的 β 系数进行回归。该方法的基本原理是这些回归的残差代表了排除了 $X2$ 的影响之后，由我们感兴趣的暴露 $X1$ 导致的所有因果效应。然而，这种方法没有明确的理论基础，并且忽略了系数 β 的不确定性。

（三）研究实例

血液中的脂质水平和冠心病的风险紧密相关。Richardson 等在英国生物银行进行了脂质相关性状的 GWAS，以确定与低密度脂蛋白胆固醇、甘油三酯高密度脂蛋白胆固醇、载脂蛋白 A_1（apoA$_1$）和载脂蛋白 B（apoB）显著相关的 SNP。并且研究者使用基于 CARDIoGRAMplusC4D（Coronary Artery Disease Genome Wide Replication and Meta Analysis plus the Coronary Artery Disease）的冠心病相关汇总数据（包括 60 801 例病例和 123 504 例对照），分别进行了单变量和多变量 MR 分析，同时评估多种脂质相关性状和冠心病的总效应和直接效应（图 5-5）。在单变量 MR 分析中，低密度脂蛋白胆固醇（OR = 1.66，95%CI

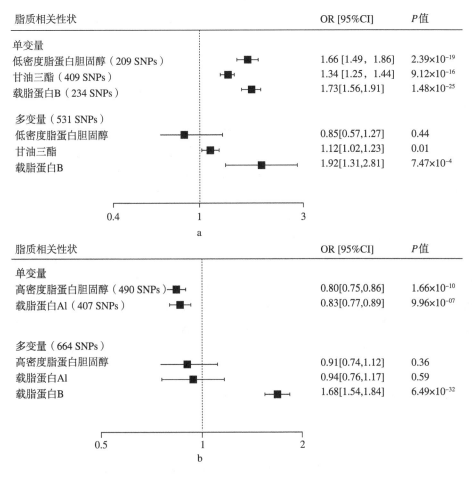

图 5-5　脂质相关性状和冠心病之间的因果关联

为 1.49 ～ 1.86；$P < 0.001$）、甘油三酯（OR = 1.34，95%CI 为 1.25 ～ 1.44；$P > 0.001$）和载脂蛋白 B（OR = 1.73，95%CI 为 1.56 ～ 1.91；$P < 1.001$）与更高的冠心病风险相关。在多变量 MR 分析中，在排除了其他脂质相关性状的影响之后，只有 apoB（OR = 1.92，95%CI 为 1.31 ～ 2.81；$P < 0.001$）保持显著关联，而低密度脂蛋白胆固醇（OR = 0.85，95%CI 为 0.57 ～ 1.27；$P = 0.44$）的效应方向逆转，甘油三酯（OR = 1.12，95%CI 为 1.02 ～ 1.23；$P = 0.01$）的效应值变弱。单变量 MR 分析显示，高密度脂蛋白胆固醇（OR = 0.80，95%CI 为 0.75 ～ 0.86；$P < 0.001$）和 apoA₁（OR = 0.83，95%CI 为 0.77 ～ 0.89；$P < 0.001$）可以降低冠心病的风险，但这些关联在控制 apoB 之后显著性消失。

　　本研究中通过多变量 MR 分析方法同时解释了脂质和载脂蛋白与冠心病的因果关联，为冠心病的潜在驱动因素提供了更可靠的见解。这些发现提示，在所研究的脂质相关性状中，载脂蛋白 B 在冠心病病因中起着关键性作用。

（四）局限性

MVMR 是 MR 的一个重要的扩展，当遗传变异同时和多个暴露相关时，可以分析在控制了其他暴露的条件下，某个特定暴露和结局的因果关联。这种方法有几个局限性，其中许多局限性与传统 MR 分析方法相同：首先，如果 SNP 所在基因区域的功能已经在之前的研究中确定，那么 SNP 与单一暴露的特定关联可能是一个合理的假设。如果研究的多个暴露之间没有很强的生物学关联，那么 SNP 只与这一组暴露之间存在关联的假设可能不成立。然而，如果它们之间存在强烈关联，那么认为这些暴露是因果独立的假设就不一定成立了。其次，当我们在 MVMR 中使用大量 SNP 时可能会出现弱工具偏倚，即因为作为工具变量的 SNP 解释暴露的效力不够强而使结果发生的偏倚。再次，MVMR 也假设暴露对结局的影响是线性的，若暴露和结局之间存在非线性关联可能会影响工具变量分析的结果。最后，MVMR 无法处理未测量或未知的多效性。如果研究中发现的显著因果关联依赖于少量 SNP 与结局的关联，那么这个发现可能是由于多效性的 SNP 导致的，而不是真正的因果效应。然而，如果来自不同基因区域的多个 SNP 都证明与结局存在一致的因果关联，那么就能获得相对可靠的结论，因为这些关联不太可能全部都是由于多效性产生的。

参考文献

[1] Hodgkin J. Seven types of pleiotropy [J]. Int J Dev Biol, 1998, 42 (3)：501-505.

[2] Hingorani A, Humphries S. Nature's randomised trials [J]. Lancet, 2005, 366 (9501)：1906-1908.

[3] Stampfer MJ, Buring JE, Willett W, et al. The 2 x 2 factorial design：its application to a randomized trial of aspirin and carotene in U.S. physicians [J]. Stat Med, 1985, 4 (2)：111-116.

[4] Burgess S, Thompson SG. Multivariable Mendelian randomization：the use of pleiotropic genetic variants to estimate causal effects [J]. Am J Epidemiol, 2015, 181 (4)：251-260.

[5] Thompson JR, Minelli C, Abrams KR, et al. Meta-analysis of genetic studies using Mendelian randomization–a multivariate approach [J]. Stat Med, 2005, 24 (14)：2241-2254.

[6] Burgess S, Butterworth A, Thompson SG. Mendelian randomization analysis with multiple genetic variants using summarized data [J]. Genet Epidemiol, 2013, 37 (7)：658-665.

[7] Burgess S, Thompson SG. Avoiding bias from weak instruments in Mendelian randomization studies [J]. Int J Epidemiol, 2011, 40 (3)：755-764.

[8] Do R, Willer CJ, Schmidt EM, et al. Common variants associated with plasma triglycerides

and risk for coronary artery disease [J]. Nat Genet，2013，45（11）：1345-1352.

[9] Richardson TG，Sanderson E，Palmer TM，et al. Evaluating the relationship between circulating lipoprotein lipids and apolipoproteins with risk of coronary heart disease：a multivariable Mendelian randomisation analysis [J]. PLoS Med，2020，17（3）：e1003062.

（庄振煌 编　李玥颖 审）

五、药物靶向孟德尔随机化分析

（一）药物靶向孟德尔随机化分析的概念

药物靶点（drug target）是指细胞内与药物相互作用，并赋予药物治疗效应的与疾病相关的特定基因式靶向。药物在细胞内的作用结合位点包括基因位点、受体、酶、离子通道、核酸等生物大分子，其中大部分的药物靶点属于蛋白质。蛋白质类药物靶点的表达受到遗传的调控。MR 分析使用基因变量作为 IV 为暴露和结局之间提供因果关系证据。MR 方法可以使用有向无环图表示（图 5-6）。图中不同的结点分别表示工具变量（Z），暴露变量（X），结局变量（Y），对暴露和结局都有影响的混杂变量（U）。有因果关联的结点之间箭头线来连接，没有因果关系的结点之间没有箭头。该图是有向无环图，不存在闭合反馈的回路，即结点或者变量不能直接或者间接的影响自身。由于 Z 是工具变量，所以 Z 必须和 X 关联（孟德尔假设 1，使用 Z 和 X 之间的箭头表示），Z 不能和影响暴露 / 结局的混杂变量相连（孟德尔假设 2，Z 和 U 之间没有箭头线），Z 结点不能和结局结点相连，而只能通过暴露结点间接作用（孟德尔假设 3，Z 和 Y 之间没有箭头线，而只能通过暴露相连）。

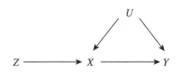

图 5-6　有向无环图表示 MR 方法

药物靶向 MR（简称药靶 MR）在传统 MR 的基础上，选取和药物靶向蛋白质或基因相关的遗传变量，探究药物作用和疾病之间的关联。药靶 MR 和普通 MR 分析稍有不同，前者更关注于药物靶点本身，而不是生物标志物或者生物中介这些靶向的下游。表 5-6 总结了传统孟德尔和药物靶向孟德 MR 的主要差别。

表 5-6　传统 MR 研究和药靶 MR 研究在目的、工具变量选择和位置、统计分析上的差别

	传统孟德尔随机化分析	药物靶向孟德尔随机化分析
分析目的	调查暴露对结果的影响	调查扰动药物靶向基因对结果的影响
工具变量在基因组上的位置	全基因组范围	通常仅限于编码所研究的药物靶点蛋白质的基因位点
基因工具变量的选择	与被研究的暴露相关的基因变异	与被研究的药物靶点扰动相关的基因变异
统计分析	通常使用独立的基因变异；可能存在不通过暴露而影响结局的途径，对结果产生多效性作用的风险更高	更频繁地使用考虑工具变量之间相关性的方法，通过与药物靶点无关的途径影响结局的多效性作用风险更低

药靶 MR 以在编码药物靶向基因蛋白质（药靶蛋白）的基因附近或者基因之中的遗传变异作为工具变量，指示药物作用下药物靶向蛋白质的表达和功能，研究药物靶点和结局（或疾病）之间的因果关联。理论上，药物靶向 MR 分析中的暴露为药靶基因，因此最直接的指示物是药靶蛋白质水平。而实际分析中，很多药物靶向 MR 研究选择用生物标志物指示药物靶向蛋白质的水平（例如降脂药作用于脂代谢通路上的某个蛋白质，在进行药物靶向 MR 分析时，选取脂类作为药靶蛋白质的指示物），这是由于可靶向的蛋白质组数据目前有限，而下游的生物标志物有大量的基于人群的数据。药物靶向 MR 分析方法的有向无环图如图 5-7 所示。在实际分析中，由于蛋白质组（或转录组）数据不一定包含药物靶向蛋白质（或药靶蛋白质 mRNA），药物靶向蛋白质（或 mRNA）水平未知，这种情况下通常用受药物作用影响的生物大分子作为药物靶向蛋白质的指示物。药物靶向 MR 分析中结局和混杂的定义与传统 MR 分析一致。

得益于测序科技的发展和全基因组关联研究的应用，越来越多的与人类健康或疾病相关的基因被标记出来，作为潜在的药物靶点或标志物。既往研究已经通过全基因关联分析证实了约 70 种药物与编码其药物靶点的基因位点有联系。蛋白质组学、代谢物组学等多组学的发展也将为药物靶向 MR 分析提供广泛的用武之地。药物靶向 MR 分析利用药靶基因位点及其附近的位点指代药物作用，可以有效、快速地分析遗传与结局之间的关联，提供药物靶点对结局影响的证据，评估药物的效力和安全性。

（二）药物靶向孟德尔随机化分析的原理

药物靶向 MR 分析利用药物靶向基因中的基因变异，探究药物靶点和结局之间的因果关联。与经典 MR 相比，工具变量的选择从全基因显著的位点变成了研

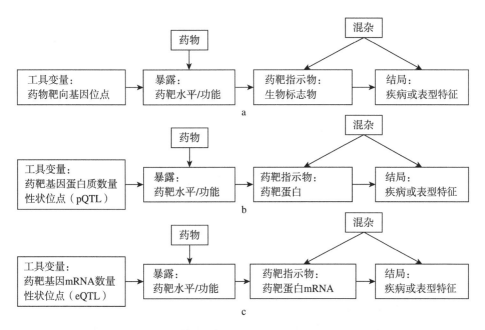

图 5-7 药物靶向孟德尔随机化分析方法的有向无环图
a. 工具变量为和药物靶点相关的基因变异，暴露变量为药物靶点。b. 目前常用的指示物有 3 种，分别为药靶蛋白水平、药靶蛋白 mRNA 水平和下游生物标志物。药靶蛋白做指示物，工具变量为与蛋白质水平相关的蛋白数量性状位点（pQTL）。c. 药靶蛋白质 mRNA 做指示物，工具变量为和 mRNA 水平相关的 mRNA 表达数量性状位点（eQTL）。

究者感兴趣的药物靶点的位点。药物作用可能影响药物靶点 mRNA 水平、药物靶向蛋白质水平或者下游的分子标志物。图 5-8 表示孟德尔分析中遗传变异影响疾病结局的有向无环图，其中加入了 mRNA 和蛋白质的表达。

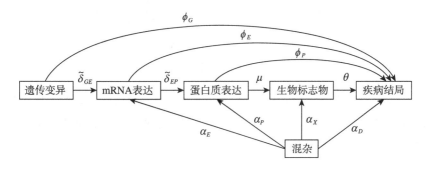

图 5-8 加入转录（mRNA）和翻译（蛋白质）的孟德尔随机化分析有向无环图

图 5-8 中基因对 mRNA 表达的效应为 $\tilde{\delta}_{GE}$，mRNA 对蛋白表达的影响为 $\tilde{\delta}_{EP}$，蛋白质对下游生物标志物的影响为 μ，生物标志物对结局的影响为 θ。基因、转

录、翻译层面均可能存在对结局的直接的影响（图中的 ϕ_G、ϕ_E 和 ϕ_P）。图中 α_D、α_P、α_X 和 α_D 表示混杂因素。

利用图 5-8，构建药物靶向 MR 分析的数学框架，同时和传统孟德尔分析做比较。以用药靶蛋白为指示物的药靶 MR 分析为例，分析基因、蛋白质和结局之间的关系：

（1）基因到蛋白质的效应为 $\tilde{\delta}_{GE}\tilde{\delta}_{EP}$。

（2）蛋白质到结局的效应为 $(\phi_P + \mu\theta)$。

（3）基因到结局的效应为 $(\phi_G + \tilde{\delta}_{GE}(\phi_E + \tilde{\delta}_{EP}(\phi_P + \mu\theta)))$。

利用 Wald 比值法，药靶蛋白质对结局效应估计值为基因到结局效应与基因到蛋白质效应的商，由此可得：

$$估计值 = \frac{\left(\phi_G + \tilde{\delta}_{GE}\left(\phi_E + \tilde{\delta}_{EP}(\phi_P + \mu\theta)\right)\right)}{\tilde{\delta}_{GE}\tilde{\delta}_{EP}} \qquad （公式 5-9）$$

如果想获得蛋白质到结局效应的无偏估计，我们需要满足不存在水平多效性的条件，即 $\phi_G = \phi_E = 0$。此时药靶蛋白质对结局的效应估计值和真实值相等：

$$\frac{\left(\phi_G + \tilde{\delta}_{GE}\left(\phi_E + \tilde{\delta}_{EP}(\phi_P + \mu\theta)\right)\right)}{\tilde{\delta}_{GE}\tilde{\delta}_{EP}} = \frac{\left(\tilde{\delta}_{GE}\tilde{\delta}_{EP}(\phi_P + \mu\theta)\right)}{\tilde{\delta}_{GE}\tilde{\delta}_{EP}} = (\phi_P + \mu\theta) \qquad （公式 5-10）$$

而对于传统 MR 研究探寻下游的生物标志物对结局的影响，我们也可以得到基因、生物标志物和结局之间的效应关系：

（1）基因到生物标志物的效应为 $\tilde{\delta}_{GE}\tilde{\delta}_{EP}$。

（2）生物标志物到结局的效应为 θ。

（3）基因到结局的效应为 $(\phi_G + \tilde{\delta}_{GE}(\phi_E + \tilde{\delta}_{EP}(\phi_P + \mu\theta)))$。

同样利用 Wald 比值法，生物标志物对结局的效应估计值为：

$$估计值 = \frac{\left(\phi_G + \tilde{\delta}_{GE}\left(\phi_E + \tilde{\delta}_{EP}(\phi_P + \mu\theta)\right)\right)}{\tilde{\delta}_{GE}\tilde{\delta}_{EP}\mu} \qquad （公式 5-11）$$

此时如果想获得下游生物标志物到结局效应的无偏估计，我们需要满足更加严格的水平多效性的条件，即 $\phi_G = \phi_E = \phi_P = 0$，才能满足生物标志物对结局的效应估计值和真实值相等：

$$\frac{\left(\phi_G + \tilde{\delta}_{GE}\left(\phi_E + \tilde{\delta}_{EP}(\phi_P + \mu\theta)\right)\right)}{\tilde{\delta}_{GE}\tilde{\delta}_{EP}\mu} = \frac{\left(\tilde{\delta}_{GE}\tilde{\delta}_{EP}\mu\theta\right)}{\tilde{\delta}_{GE}\tilde{\delta}_{EP}\mu} = \theta \qquad （公式 5-12）$$

由以上公式可见，以蛋白质为暴露探究因果关联，只需要假设基因还有

mRNA 与结局的直接关联为 0（没有水平多效性）；而以生物标志物为暴露时，需要假设基因、mRNA、蛋白质都不存在水平多效性。从这个角度说，探究蛋白质和疾病之间的关联更不容易违反工具变量的假设。

接下来在数学框架下证明利用药靶指示物（药靶蛋白质 mRNA 和下游的生物标志物）同样可以估计药靶蛋白质对结局的效应是否显著。在以生物标志物为指示物的情况下，可以得到：

（1）基因到生物标志物的效应为 $\tilde{\delta}_{GE}\tilde{\delta}_{EP}$。

（2）基因到结局的效应为 $\left(\phi_G+\tilde{\delta}_{GE}\left(\phi_E+\tilde{\delta}_{EP}\left(\phi_P+\mu\theta\right)\right)\right)$。

假设 $\phi_G=\phi_E=0$（此处不假设 $\phi_P=0$，因为估计的是蛋白质对结局的效应），则蛋白质对结局效应的估计值为：

$$\frac{\left(\phi_G+\tilde{\delta}_{GE}\left(\phi_E+\tilde{\delta}_{EP}\left(\phi_P+\mu\theta\right)\right)\right)}{\tilde{\delta}_{GE}\tilde{\delta}_{EP}\mu}=\frac{\tilde{\delta}_{GE}\tilde{\delta}_{EP}\left(\phi_P+\mu\theta\right)}{\tilde{\delta}_{GE}\tilde{\delta}_{EP}\mu}=\frac{\left(\phi_P+\mu\theta\right)}{\mu} \qquad (公式 5-13)$$

由公式 5-13 可得，以下游生物标志物为药靶指示物的效应估计值并不等于以蛋白质为指示物时的估计值。但是这两个估计值在假设检验中，都可以验证蛋白质对结局的效应是否为 0。显然，$\dfrac{\left(\phi_P+\mu\theta\right)}{\mu}$ 不等于 0 可以推出 $\left(\phi_P+\mu\theta\right)$ 不等于 0。同时由于 μ 不为 0，要求被分析的下游生物标志物与药靶蛋白相关。同理可得药靶蛋白 mRNA 为指示物时的效应估计值：

$$\frac{\left(\phi_G+\tilde{\delta}_{GE}\left(\phi_E+\tilde{\delta}_{EP}\left(\phi_P+\mu\theta\right)\right)\right)}{\tilde{\delta}_{GE}}=\frac{\tilde{\delta}_{GE}\tilde{\delta}_{EP}\left(\phi_P+\mu\theta\right)}{\tilde{\delta}_{GE}}=\tilde{\delta}_{EP}\left(\phi_P+\mu\theta\right) \qquad (公式 5-14)$$

由公式 5-14 可得，利用药靶蛋白 mRNA 为药靶指示物也可以对药靶效应进行假设检验 [$\tilde{\delta}_{EP}\left(\phi_P+\mu\theta\right)$ 不为 0 推出 $\left(\phi_P+\mu\theta\right)$ 不为 0]。

值得注意的是，药靶可以对疾病有直接效应（$\phi_P\neq0$），而不经过下游的生物标志物起作用。也就是说，药靶有效应不代表下游的生物标志物也和结局有因果关联 [$\left(\phi_P+\mu\theta\right)$ 不为 0 不能推出 $\theta\neq0$]。

（三）药物靶向孟德尔随机化分析流程

药物靶向 MR 分析将药靶附近的基因变异作为工具变量，检验药物作用下药物靶点对结局的因果效应。和传统 MR 分析一样，工具变量的选取是研究的难点之一。除了选择合适的工具变量，选取怎样的 MR 研究设计策略，如单样本或者两样本，也是研究者需要考虑的问题。下面从数据、药靶基因选取、工具变量的选取、主分析、敏感性分析几个方面讨论药物靶向 MR 分析的流程（图 5-9）。

主要是先根据研究问题确定数据，之后通过连锁不平衡（linkage disequilibrium，LD）在药靶基因窗口寻找合适的 SNP。

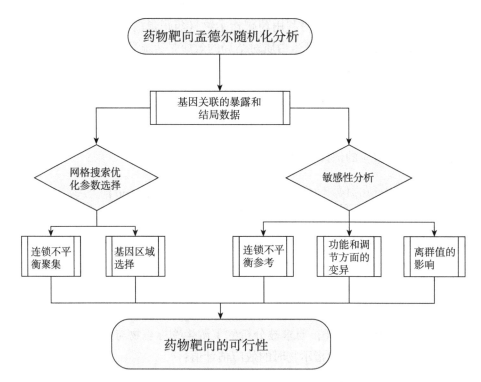

图 5-9　药物靶向孟德尔随机化分析基本流程图

1. 确定数据类型　在确定研究问题之后，需要考虑使用哪些数据和数据的种类（个体数据或者汇总数据）。数据的选择涉及 MR 分析的策略，在单样本 MR 分析中，利用个体水平的基因变异、暴露和结局的数据，得到同一群人的基因变异 - 暴露和基因变异 - 结局的关联；在两样本 MR 分析中，利用汇总数据，从两个或多个数据集中分别得到基因变异 - 暴露和基因变异 - 结局的关联。

2. 确定药靶基因　药靶基因的选择分两种情况：当研究的药物靶标明确时，如降脂药他汀的药物靶标已知，为控制胆固醇合成通路上的 *HMGCR* 基因，则可以在 NCBI-Gene 数据库或者 Ensembl 数据库中查找基因所在的染色体和具体碱基位置，方便之后从靶标基因附近选择基因变异，如果不清楚药物靶标，可以从现有的在线数据库检索目标药物的靶标基因，比如 DrugBank Online 数据库和 chEMBL 数据库。需要注意的是，有些药物可以与多个蛋白质作用，需要根据药物作用的具体内容找出与暴露相关的靶标基因。除了数据库，既往文献中也可以找到药物靶向基因的信息。

在查看靶向基因具体位置时，需要确认基因组的版本，目前常用的有 NCBI 的基因组参照序列联盟（Genome Reference Consortium Human Build，GRCh）的 GRCh37/38 版本，以及 UCSC 的人类基因组（Human Genome Build，hg）的 hg19/38 版本。其中 GRCh37 和 hg19 的标注相同，GRCh38 和 hg38 的标注相同。

3. 选择工具变量　药物靶向 MR 分析最重要的一步是选取合适的药靶工具变量，合理的工具变量的选择是得到无偏效应估计值的基础。理论上，选取已知的有生物学意义的药靶遗传变异，可以更好地模拟药物靶点的效果，提高分析的把握度。然而大多数基因变异的作用是未知的，所以需要按照一定的条件选择工具变量。

在以下游生物标志物为药靶标志物（即暴露）的情况下，工具变量的选择基本包括以下几个步骤：①从下游生物标志物的 GWAS 里，筛选出在药靶基因包括上下游 100 kb 窗口中的，达到全基因组显著的单核苷酸多态性（single nucleotide polymorphism，SNP）位点（P 值小于 5×10^{-8}）；②筛选出最小等位基因频率大于 0.01 的 SNP 位点；③从筛选出的 SNP 位点中，利用连锁不平衡（LD）进一步筛选出与生物标志物密切相关且独立的位点，作为工具变量。

在以药靶蛋白质 mRNA 和药靶蛋白质为暴露的情况下，工具变量的选择步骤基本一致。不同之处在于药靶蛋白质 mRNA 为指示物时，从基因表达数据的 GWAS 中筛选 SNP，筛选出的 SNP 称为表达数量性状基因座（expression quantitative trait loci，eQTL）；以药靶蛋白质为指示物时，从蛋白质组数据的 GWAS 中筛选 SNP，筛选出的 SNP 称为蛋白质数量性状基因座（protein quantitative trait loci，pQTL）。

4. 主分析　药靶 MR 的主分析方法和传统 MR 分析方法相似：对于单样本数据采用 2SLS，对于两样本数据采用 IVW。单样本数据中，可以调整如年龄、性别、遗传主成分等协变量，但应注意避免将中介变量或混杂因素引入模型。在两样本孟德尔分析中，如果工具变量只包含一个基因变异，可以用 Wald 比值法估计因果效应；如果有多个基因变异，则对每个基因变异用方差倒数进行加权，计算因果效应。

5. 敏感性分析　敏感性分析主要检验在偏离假设的情况下，基于不同假设来探索主分析结果稳健性的一系列分析。对于 MR 研究，主要的敏感性分析考虑了多遗传变异情况下的基因多效性（pleiotropy）。如表 5-7 所示，常用的敏感性分析包括 MR-Egger、基于中位数和众数方法，及 MR-PRESSO 等。

表 5-7　孟德尔随机化方法总结

分类	方法	一致性假设	优势与不足
主分析	逆方差加权法（IVW）	所有工具变量有效或者多效性平衡	最高效（统计效能最大），如果平均多效性不为零会导致偏倚
	MR-Egger	多效性对结局的效应独立于遗传变异对暴露因素的效应	对异常值敏感，对违反假设的工具变量敏感，当假设不满足时统计效能不高
	加权中位数估计法（weighted median）	大部分工具变量有效	对异常值稳健，对新增/删减基因变异敏感
敏感性分析	众数法（mode-based）	多数工具变量有效	对异常值稳健，对新增/删减基因变异敏感，估计值偏保守
	MR-PRESSO	对异常值稳健	移除异常值，所选工具变量有效时统计效能最大，当工具变量无效时假阳性率偏高
	MR-Robust	对异常值稳健	降低异常值的权重，所选工具变量有效时统计效能最大，当工具变量无效时假阳性率偏高
	MR-Lasso	对异常值稳健	移除异常值，所选工具变量有效时统计效能最大，当工具变量无效时假阳性率偏高
	MR-RAPS	多效性平衡	降低异常值的权重，对违反多效性平衡假设的情况敏感
	污染混合（contamination mixture）模型	多数工具变量有效	对异常值稳健，对新增/删减基因变异敏感
	MR-Mix	多数工具变量有效	对异常值稳健，需要大量基因变异，不然会造成假阳性率偏高

　　MR-Egger 方法放宽对工具变量的限制，但是要求工具变量的多效性不影响基因 - 暴露的关联。MR-Egger 在逆方差加权的基础上，在模型中增加了截距项作为平均多效性的估计值。基于中位数和众数方法假设约半数的工具变量满足假设，对异质性大的遗传变异不敏感。而 MR-PRESSO 方法会通过移除异质性大的遗传变异来检验结果的稳健性。

　　6. 定性的中介分析　有的研究在进行药物靶向 MR 之后，会额外选取和下游生物标志物相关但是和药靶分子不相关的 SNP，分析生物标志物和结局的因果关联。简单来说，这是利用与暴露相关的 SNP 得到暴露到中介的效应，以及与中介相关的 SNP 得到中介到结局的效应，将这两个效应相乘得到中介效应的一种分析方法（图 5-10）。图中省去了暴露（X）和中介（M）、中介和结局（Y）、暴露和结局之间的混杂变量。其中 $SNPs_X$ 是与暴露相关的遗传变量，$SNPs_M$ 是与中介相关的遗传变量，两者相互独立，且只与暴露（或中介）相关。β_1^* 代表暴露到结局的总效应，α 代表暴露到中介的效应，β_2 代表中介到结局的效应。

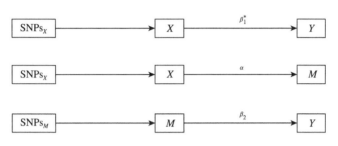

图 5-10　中介孟德尔分析的有向无环图

在药物靶向 MR 分析之后，利用与药靶无关的 SNP 作为分子标志物的工具变量，将下游分子标志物作为中介来分析直接效应（direct effect）和间接效应（indirect effect），分析思路与中介孟德尔相似，但是严格来说这并不满足中介孟德尔分析的条件。中介孟德尔分析要求两组工具变量相互独立且只和暴露（或者中介）相关，同时暴露和中介之间没有交互作用，这是传统和药物靶向 MR 分析中没有的。药物靶向 MR 分析中，如果利用下游生物标志物作为药靶指示物进行药靶和结局的因果关联分析，则与药靶相关的遗传变量需要在生物标志物的 GWAS 中选取，也就是说药靶的工具变量与生物标志物的相关关系是显著的，无法满足中介孟德尔中暴露和中介工具变量相互独立的条件。此外，以下游生物标志物和药靶 mRNA 作为指示物的情况中，药靶对结局的效应估计值与以药靶蛋白为指示物时估计的效应值不同（见公式 5-10、公式 5-13、公式 5-14），定量进行中介分析比较困难。但这一设计的可取之处，在于定性分析了药靶对结局是否存在直接效应或经由中介变量介导的间接效应。从药物靶向 MR 分析中，我们可以得知药靶对结局的总效应；利用与药靶无关 SNP 为工具变量，可以得出生物标志物（暴露到结局的中介）对结局的效应；而由药物临床随机试验可知，药靶对下游生物标志物的效应。药物靶向 MR 分析中药物通常进行过临床试验，生物学机制相对完善，药靶对下游生物标志物的效应可以暂时定为显著。综合考虑剩下的两个效应（药靶对结局和生物标志物/中介对结局）的显著情况，可以总结出图 5-11。

为了验证这 4 种情景下对药物靶向 MR 分析结果解释的一般性，我们选取了

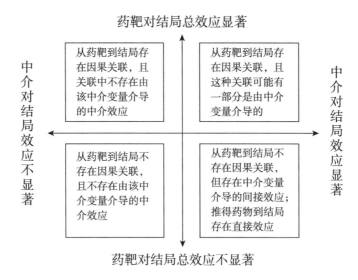

图 5-11 药靶和下游生物标志物对结局效应显著情况的总结

典型药物靶向 MR 分析的文献，观察文章中这两个效应的显著性和文中结论。在降脂药和骨密度关联的文章中，Zheng 等利用两样本 MR 设计，以下游生物标志物（低密度脂蛋白胆固醇，LDL-C）为药靶指示物，发现他汀类药物的药靶基因 *HMGCR* 与骨密度存在显著因果关联。之后利用与药靶无关 SNP 作为 LDL-C 的工具变量，得到 LDL-C 与结局也存在显著的因果关联。在这个研究中，药靶、LDL-C 和结局的关系对应图 5-11 中的右上角的情景，在已知他汀类药物可以降低 LDL-C 的前提下，研究者得出他汀类药物对骨密度的效应至少部分是由受药物影响的 LDL-C 的降低介导的。巧妙的是，这篇文章的研究者同时分析了另外两种降脂药，依泽替米贝和依洛尤单抗，发现这两种降压药的药靶（分别为 *NPC1L1* 和 *PCSK9*）对骨密度并无显著影响。这一结果对应图 5-11 右下角的情景，研究者在讨论中推测，这两种药靶存在由 LDL-C 降低介导的间接效应，同时可能还存在与 LDL-C 效应方向相反的直接效应，两者抵消，从而得出总效应不显著的结果。在另一篇研究他汀类药物和癌症的药靶 MR 分析的文章中，Carter 等分析了他汀类药物的药靶和全癌症之间的因果关联，同样以 LDL-C 为药靶指示物。结果显示，药靶和全癌症之间存在显著关联，而以工具变量指代的 LDL-C 和全癌症不存在显著的因果关联。这种情景对应图 5-11 中左上角，文中研究者的结论为他汀类药物可以降低全癌症的风险，且这一效应独立于 LDL-C，即不存在 LDL-C 介导的间接效应。该文章同样研究了依泽替米贝和依洛尤单抗对全癌症的效应，不同于他汀类药物，这两种药的药靶对全癌症结局并无显著影响。这种情景下，药靶和中介（LDL-C）对结果效应都不显著，对应图 5-11 左下角，文中研究者得出无因果关联且无中介效应的结论。

（四）药物靶向孟德尔随机化分析的局限性

虽然药物靶向 MR 分析可以将遗传因子作为工具变量来研究药物作用，但是将遗传效应和药理作用等同起来是不合适的。药物靶标的遗传效应估计的是小范围药物靶点的改变带来的长期的、累积的影响；而药理干预是在某一时期对人施加的短期的、相对剧烈的影响。所以药物靶向 MR 分析估计的效应一般比实际临床中观察到的效应大。同时，人体构造复杂，同一位点在不同组织中的表达也不相同，因此在试图解释具体疾病的原理时需要谨慎。同理，药理作用也会受到用药途径等的限制。如研究降压药和直肠癌的联系，降压药是否对直肠有药理作用也有待商榷。最后，遗传位点的多效性也可能影响结局，造成结果的偏倚。

参考文献

[1] Gill D，Georgakis MK，Walker VM，et al. Mendelian randomization for studying the effects of perturbing drug targets [version 2；peer review：3 approved，1 approved with reservations]. Wellcome Open Res，2021，6：16.

[2] Schmidt AF，Finan C，Gordillo-Marañón M，et al. Genetic drug target validation using Mendelian randomisation. Nat Commun，2020，11（1）：3255.

[3] Khankari NK，Keaton JM，Walker VM，et al. Using Mendelian randomisation to identify opportunities for type 2 diabetes prevention by repurposing medications used for lipid management. EBioMedicine，2022，80：104038.

[4] Burgess S，Davey SG，Davies NM，et al. Guidelines for performing Mendelian randomization investigations [version 2；peer review：2 approved]. Wellcome Open Res，2020，4：186.

[5] Sanderson E. Multivariable Mendelian randomization and mediation. Cold Spring Harb Perspect Med，2021，11（2）：a038984.

[6] Zheng J，Brion MJ，Kemp JP，et al. The effect of plasma lipids and lipid-lowering interventions on bone mineral density：a mendelian randomization study. J Bone Miner Res，2020，35（7）：1224-1235.

[7] Carter P，Vithayathil M，Kar S，et al. Predicting the effect of statins on cancer risk using genetic variants from a Mendelian randomization study in the UK Biobank. Elife，2020，9：e57191.

（肖文迪 编 黄宁浩 审）

六、双向因果分析方法

（一）定义

双向 MR 研究实际上就是研究暴露和结局之间是否存在反向因果关系，即结局是否能导致暴露的发生。如图 5-12 所示，双向 MR 需要进行两次分析。

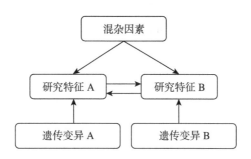

图 5-12　双向孟德尔随机化示意图

举个简单的例子，既往观察性研究发现低水平的 LDL-C 与较低的癌症发病风险相关。可能有 3 个合理假设：低水平的 LDL-C 降低增加了癌症风险；低水平的 LDL-C 仅为癌症的一种病理状态；LDL-C 和癌症发病风险并不存在因果关系，二者相关是由于潜在的混杂因素导致的。双向 MR 可以帮助理清这些问题。首先使用与暴露相关的工具变量，从暴露对结局的作用这一方向进行分析，然后使用与结局相关的工具变量，在相反的方向从结局对暴露的作用进行分析。从上面的描述中，不难看出双向 MR 就是做了两次 MR 分析。

双向 MR 不仅适用于单样本研究，对于两样本研究也同样适用，所涉及的具体统计方法可参见本书的第五章一、二节。下面，以两个双向 MR 研究实例介绍具体分析步骤。

（二）经典案例

例 5-1　在评估 2 型糖尿病与高血压之间的因果关联。

（1）确定研究因素：2 型糖尿病（T2D）和高血压是全球疾病负担的两个主要组成成分。既往研究发现，2 型糖尿病与高血压风险增加有关，反之亦然。然而，因为传统观察性研究存在残余混杂和反向因果等潜在偏倚，上述相关性是否为因果关联尚不明确。

（2）统计学分析：工具变量的质控条件，样本检出率 ≥ 90%，填补 $R^2 \geqslant 0.3$。

研究者从 DIAGRAM 联盟的全基因组关联研究（GWAS）纳入了 134 个 2 型糖尿病相关 SNP 位点，这些位点都通过了质控。Waren 2017 年发表的 GWAS 报告了 262 个血压相关 SNP 位点，其中有 233 个满足质控条件。

　　本研究采用 6 种互补的 MR 分析方法评估因果关联，包括逆方差加权法（IVW）、简单中位数法、加权中位数法、MR-Egger、MR-RAPS（使用稳健的调整后评分的 MR 分析方法）、MR-PRESSO。如果没有多效性证据（MR-Egger 截距的 P 值 > 0.05），逆方差加权法（IVW）的估计值被认为是最可靠的指标。

　　（3）研究结果：见表 5-8，遗传预测的 2 型糖尿病可以升高 0.6 mmHg 的收缩压（$\beta = 0.67$，95%CI 为 0.41 ~ 0.93，$P = 5.75 \times 10^{-7}$），但是与舒张压不存在显著关联，见表 5-9，遗传预测的收缩压（SBP）和舒张压（DBP）均未增加 2 型糖尿病风险。

表 5-8　2 型糖尿病与收缩压和舒张压的孟德尔随机化分析结果

MR 分析方法	遗传工具变量个数	β（95%CI）	P
T2D → SBP			
IVW	134	0.67（0.41 ~ 0.93）	5.75×10^{-7}
简单中位数法	134	0.83（0.47 ~ 1.18）	4.64×10^{-6}
加权中位数法	134	0.57（0.29 ~ 0.85）	5.49×10^{-5}
MR-Egger	134	0.39（−0.02 ~ 0.81）	0.066
MR-RAPS	134	0.75（0.48 ~ 1.01）	2.58×10^{-8}
MR-PRESSO	127	0.65（0.42 ~ 0.88）	1.21×10^{-7}
多效性检验：MR-Egger 截距 = 0.025（−0.004 to 0.054），$P = 0.10$			
T2D → DBP			
IVW	134	0.20（0.05 ~ 0.36）	0.008
简单中位数法	134	0.32（0.11 ~ 0.53）	0.003
加权中位数法	134	−0.07（-0.22 ~ 0.07）	0.333
MR-Egger	134	−0.05（-0.28 ~ 0.19）	0.680
MR-RAPS	134	0.22（0.07 ~ 0.38）	0.005
MR-PRESSO	131	0.17（0.03 ~ 0.31）	0.021
多效性检验：MR-Egger 截距 = 0.02（0.006 to 0.04），$P = 0.01$			

CI，置信区间；T2D，2 型糖尿病；SBP，收缩压；DBP，舒张压。

表 5-9　收缩压和舒张压与 2 型糖尿病的孟德尔随机化分析结果

	遗传工具变量个数	β（95%CI）	P
SBP → T2D			
IVW	233	0.999（0.990 ～ 1.008）	0.748
简单中位数法	233	1.003（0.992 ～ 1.014）	0.633
加权中位数法	233	0.998（0.988 ～ 1.008）	0.704
MR-Egger	233	0.976（0.958 ～ 0.995）	0.012
MR-RAPS	233	0.996（0.988 ～ 1.005）	0.361
MR-PRESSO	229	0.996（0.988 ～ 1.003）	0.268
多效性检验：MR-Egger 截距 = 1.009（1.002 ～ 1.016），$P = 0.008$			
DBP → T2D			
IVW	233	0.995（0.979 ～ 1.011）	0.556
简单中位数法	233	1.013（0.992 ～ 1.034）	0.215
加权中位数法	233	0.994（0.978 ～ 1.011）	0.499
MR-Egger	233	0.961（0.932 ～ 0.989）	0.008
MR-RAPS	233	0.992（0.977 ～ 1.007）	0.284
MR-PRESSO	229	0.992（0.979 ～ 1.006）	0.248
多效性检验：MR-Egger 截距 = 1.008（1.002 ～ 1.014），$P = 0.006$			

CI，置信区间；T2D，2 型糖尿病；SBP，收缩压；DBP，舒张压。

例 5-2　一篇双向 MR 显示没有证据表明血液中的维生素 C 浓度与任何癌症有因果关联。该研究基于英国生物银行（UK Biobank，UKB）、国际肺癌协作组（International Lung Cancer Consortium，ILCCO）、前列腺癌与基因组关联研究组（Prostate Cancer Association Group to Investigate Cancer Associated Alterations in the Genome，PRACTICAL）和乳腺癌关联协作组（Breast Cancer Association Consortium，BCAC）等多个大规模人群研究，旨在评估血液维生素 C 浓度与癌症之间的因果关联强度及方向。

（1）确定研究因素：维生素 C 是水果和蔬菜中丰富的一种必需微量营养素，对人体的许多生理过程至关重要。由于其对氧化还原失衡、富含表观遗传重编程、氧感应调节、胶原合成的有益作用，可以加强免疫功能，可能与肿瘤血管生成、治疗逃避或转移有关，许多研究表明维生素 C 具有抗癌潜力。然而，终生暴露于高生理浓度的维生素 C 是否对癌症有保护作用仍不清楚。

（2）统计学分析：在正向分析中，研究者从当前最新的 GWAS 中（$N = 52\ 018$）纳入了 11 个与血液维生素 C 浓度相关的 SNP 位点，而癌症相关遗传汇总统计信息则从 UKB 中使用 fastGWA-glmm 工具进行 GWAS 分析获得。在反向分析中，研究者从之前发表的最新 GWAS 中分别纳入 7 个与肺癌相关、147 个与前列腺癌相关、210 个与乳腺癌相关和 79 个与结肠癌相关的位点，所选取血液维生素 C 浓度相关的遗传汇总统计数据和正向分析选用的显著位点来源相同。

研究者主要采用 IVW 来评估因果关联。为了评估潜在违反第三个 MR 核心假设的情况（即基因变异仅通过其对暴露的影响与结局相关），研究者在敏感性分析中采用了以下方法：基于众数的方法（加权众数法）、基于中位数的方法（加权中位数法）、MR-Egger、MR-RAPS（使用稳健的调整后评分的 MR 分析方法）、MR-PRESSO。对于双向 MR 分析，研究者使用 Cochran Q 统计值来检查单个位点的效应估计值之间的异质性，如果观察到不同位点的估计值之间存在显著异质性，则强调加权中位数法的结果。如果存在水平多效性（MR-PRESSO 全局检验：$P < 0.01$），则强调 MR-PRESO 和 MR-RAPS 的结果。

（3）研究结果：遗传预测的血浆维生素 C 水平可以增加 34% 乳腺癌的风险（OR = 1.34，95%CI 为 1.14 ~ 1.57，$P < 0.001$），但是这种关联没有得到验证。遗传预测的癌症均未影响血浆维生素 C 水平。

参考文献

[1] Sun D，Zhou T，Heianza Y，et al. Type 2 diabetes and hypertension. Circ Res. 2019；124（6）：930-937.

[2] Fu Y，Xu F，Jiang L，et al. Circulating vitamin C concentration and risk of cancers：a Mendelian randomization study [J]. BMC Med, 2021, 19（1）：171.

（王文秀 庄振煌 编 黄宁浩 审）

七、孟德尔随机化中介分析

（一）概述

中介分析在 19 世纪 80 年代首次提出，用来考察某项数据是否具有中介结构的一种方法。若自变量 X 通过某一变量 M 对因变量 Y 产生一定影响，则称 M 为 X 和 Y 的中介变量。例如，某种治疗癌症的药物（X）需要通过特定的酶（M）才能有效杀死肿瘤细胞（Y），如果体内缺少这种酶，药物的作用将失效。可见中介变量是参与整个因果过程中的重要一环，不可或缺，正因为如此，中介分析的前提是变量间存在明确的因果关系，否则结果将很难解释。研究中介作用的目的是在已知暴露和结局关系的基础上，探索其内部作用机制，在流行病学中可用于加强对病因的理解，同时在干预暴露不可行的情况下对中介进行干预。

传统的中介分析通常包括估计 3 个参数：①总效应（total effect），即暴露通过所有可能的潜在途径对结局产生的影响；②直接效应（direct effect），即暴露通过除指定中介因素之外对结局产生的影响；③间接效应（indirect effect），即暴露通过指定中介因素对结局产生的影响。只有当这三个效应的方向一致时才可以计算中介效应（间接效应占总效应的百分比）的值。该方法的成立依赖于几个强有力的但难以检验的假设，其中包括：①暴露对结局、暴露对中介和中介对结局均存在因果关联；②暴露、中介和结局之间没有未测量的混杂；③没有由暴露引起的中介和结局混杂因素；④没有暴露 - 中介交互作用。此外，暴露或中介因素的测量误差也会导致偏倚。

我们可以采用回归方程描述 X、M 和 Y 这三个变量之间的关系（图 5-13）。

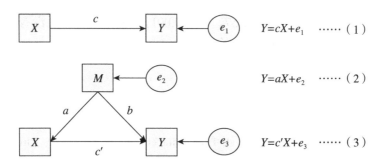

$$Y=cX+e_1 \quad \cdots\cdots（1）$$

$$Y=aX+e_2 \quad \cdots\cdots（2）$$

$$Y=c'X+e_3 \quad \cdots\cdots（3）$$

图 5-13　中介效应中 3 个变量的关系和回归方程

在上述方程（1）、（2）、（3）中，a 是自变量对中介变量的影响大小；b 是中介变量对因变量的影响大小；总效应 c 代表未加入中介变量前，自变量对因变量的影响大小，直接效应 c' 代表排除中介变量后，自变量对因变量的影响大小。估计间接效应的两种常用方法是系数乘积法和系数差分法。当使用系数差分法时，间接效应的值即为 $c - c'$，而使用系数乘积法时，间接效应的值则为 $a \times b$，这两种方法计算得到的中介效应应当是等价的，即 $c = c' + ab$。此时中介效应占总效应的比例分别为 $c - c'/c$ 和 ab/c。当需要探究多中介的中介效应时，可以利用系数差分法在结局对暴露进行回归时同时控制多个中介，此时暴露的系数反映了在排除所有中介变量的影响之后暴露对结局的直接效应。从总效应中减去直接效应即可估计多中介的中介效应。另外我们也可以使用系数乘积法分别估计每个中介的间接效应，然后通过将每个单独的效应加在一起来估计所有中介的总体中介效应。

MR 是以遗传变异作为表型的工具变量来推导暴露和结局的因果关系，论证病因假说的一种方法，可用于进行中介分析的因果推断，如图 5-14 所示。

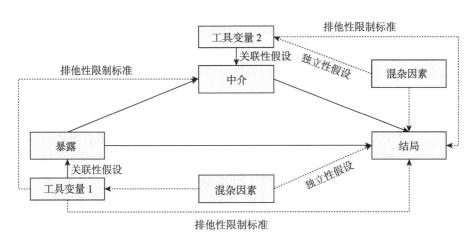

图 5-14　MR 中介分析的过程

当我们将 MR 引入中介分析时，可以满足观察性中介分析中为了实现因果推断所需的一些强假设。例如，MR 不会因暴露、中介或结局之间的未测量混杂因素而产生偏倚。在 MR 中介分析中，首先可用单变量 MR 估计暴露对结局的总效应。而另外两种不同的 MR 方法，如 MVMR 和两阶段 MR，可用于分解直接和间接效应。在 MVMR 中，我们可以将暴露和中介因素的遗传工具作为工具变量同时纳入分析，得到在控制了中介因素之后暴露对结局的直接影响。然后可以通过从总效应中减去直接效应来估计间接效应（类似于系数差异法）。两阶段 MR（也称为网络 MR）类似于系数乘积法。它计算了两个值：①暴露对中介的因果效应；②中介对结果的因果效应。然后可以将这两个估计值相乘来估计间接效应。两阶段 MR 还需要满足暴露和中介之间没有交互作用的前提假设。

使用 MVMR 估计直接效应的方法类似于两阶段最小二乘回归法（2SLS）。在第一阶段回归中，同时使用暴露和中介的工具变量来预测暴露。在第二阶段回归中，用结局对暴露的预测值进行回归。然后从总效应中减去直接效应，即可估计间接效应。在两阶段 MR 中，则需要在第一个模型中先进行单变量 MR 分析以估计暴露对中介的效应，再在第二个模型中使用 MVMR 估计中介对结局的效应。其中中介和暴露的遗传工具变量都包含在 MVMR 的第一和第二阶段回归中。虽然之前的文献在第二阶段中均没有使用 MVMR，认为可用单变量 MR 探究中介对结局的效应。但是，最新的研究表明使用 MVMR 同时调整暴露，可确保中介对结局的任何效应均与暴露无关。此外，该方法还提供了暴露对结局的直接影响的估计。将两个模型得到的两个系数相乘即为间接效应。在多中介的情况下，可使用 MVMR 控制所有中介来评估直接效应，然后从总效应中减去这种直接效应，就可以得到多个中介的间接效应。同时，如前所述，我们也可以使用两步 MR，分别考虑每个中介并将间接效应相加以获得所有中介的总中介效应。中介百分比是通过间接效应除以总效应来计算的。在单样本 MR 中，间接效应或中介百分比的置信区间可以通过有放回的抽样（自主重抽样，Bootstrap）来估计。

上述 MR 中介方法不仅可应用于个体水平 MR，同样也可用于汇总数据 MR。重要的是，在汇总数据 MR 中，所有关于暴露、中介和结局的研究样本应不重叠。由于中介可以看作是暴露 - 中介模型中的结局，样本重叠可能会导致偏倚。由于汇总数据 MR 中没有个体水平的数据，自助重抽样不能用于估计间接效应或中介百分比的置信区间，但如果样本是独立的，则可以使用 delta 方法来估计置信区间。

（二）研究实例

Carter 等利用来自欧洲血统的 GWAS 数据，通过观察性和 MR 中介分析方法分别探讨教育对心血管疾病的影响有多大程度是通过体重指数（BMI）、收缩压和吸烟行为介导的。在观察性分析中，教育年限增加一个标准差（3.6 年）与冠心病风险降低 14% 相关（OR = 0.86，95%CI 为 0.84 ~ 0.89），在 MR 分析中与降低 37% 的风险相关（OR = 0.63，95%CI 为 0.60 ~ 0.67）。作为总风险降低的一部分，在观察性和 MR 分析中，BMI 分别介导了 15%（95%CI 为 13% ~ 17%）和 18%（95%CI 为 14% ~ 23%）的教育 – 冠心病关联，收缩压介导了 11%（95%CI 为 9% ~ 13%）和 21%（95%CI 为 15% ~ 27%），吸烟行为则介导了 19%（95%CI 为 15% ~ 22%）和 34%（95%CI 为 17% ~ 50%）。在观察性和 MR 分析中，这三个危险因素的联合作用分别解释了 42%（95%CI 为 36% ~ 48%）和 36%（95%CI 为 5% ~ 68%）的教育 - 冠心病关联。当卒中、心肌梗死和心血管疾病作为结局时也得到了类似的结果（图 5-15）。

由此可知，BMI、收缩压和吸烟行为在很大程度上介导了教育对心血管结局风险的保护作用，对其进行干预将减少因教育水平较低而导致的心血管疾病事件。然而，一半以上的教育保护作用仍然无法解释，需要进一步研究。

（三）局限性

1. 工具变量的选择　在 MR 中介分析中，暴露和中介的工具变量中包含的 SNP 应该是相互独立的。虽然当 MVMR 用于检测潜在的多效性途径时，可以同时纳入与多种因素相关的 SNP，但是当 MVMR 用于计算中介效应时，情况并非如此。如果将非独立的 SNP 作为工具变量纳入，则无法区分直接效应相比于总效应的减弱是由于中介还是多效性导致的。

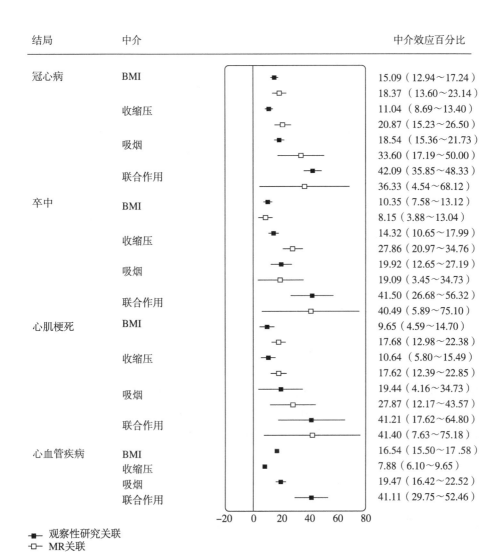

图 5-15 BMI、收缩压和吸烟在教育 - 冠心病、卒中、心肌梗死、心血管疾病关联中的因果中介效应

在两阶段 MR 中介分析中，中介同时被视为（结局的）暴露和（暴露的）结局。因此，若暴露的某一个工具变量同时也是中介的工具变量，那么它在暴露对中介的效应值估计中存在多效性，应该被排除。如果没有相互独立的可用作工具变量的 SNPs，或者 SNPs 对暴露和中介都有成比例的影响，那么就不能使用 MR 方法来估计中介效应。不存在多效性的排他性限制假设是单变量 MR 的一个重要假设，当 MR 用于中介分析时也同样适用。目前有一部分方法，包括 MVMR，都可用于评估多效性。

2. 二分类的暴露和（或）中介变量　很少有暴露是真正的二分类变量，更有可能是对连续变量的一种二分法，这会改变 MR 分析的结果。例如，吸烟通常被定义为曾经吸烟和从不吸烟，而真正的暴露则是反映吸烟严重程度和持续时间的一个潜在连续变量。因此，这种情况违反了 MR 的排他性限制假设，也就是说即使二分类的暴露没有改变，SNP 也可能通过改变潜在的连续暴露变量来影响结果。在中介分析中，二分类中介变量也是如此。此时两阶段 MR 可用于检验是否有证据表明二分类暴露和（或）中介变量之间存在因果关联。然而，对中介效应的估计可能会产生偏倚。

3. 暴露和中介之间的交互作用　在基于反事实（counterfactual）假设的非工具变量方法中，在估计中介效应相关参数时可以允许暴露与中介之间存在交互作用。但这些交互作用在非工具变量的中介分析方法（系数差分法和系数乘积法）或 MR 方法，如 MVMR 或两阶段 MR 中是不被允许的。

在具有个体水平数据的 MR 分析中，有一些方法可用于估计交互作用，但这些方法目前还不能扩展到在暴露 - 中介交互作用存在时估计中介作用。MR 中介方法需要满足暴露对中介和结局，以及中介对结局的影响具有同质性这一前提假设，即遗传工具对暴露 / 中介和结局之间的关联不存在效应修饰作用。为了对两阶段 MR 的直接和间接效应进行无偏估计，暴露 - 中介关联和中介 - 结局关联之间必须满足同质性假设，且暴露和中介之间不存在交互作用。同样，当应用 MVMR 方法时，暴露、中介和结局之间的效应也需要满足同质性假设。未来将重点开发能够解释这些交互作用的 MR 方法。

4. 暴露或中介的非线性关联　目前已有研究探索了非线性 MR 方法，但这些方法尚未推广到 MR 中介分析中。目前用于中介分析的 MR 方法假设暴露和结局之间存在线性关联。在中介模型中，当我们想要研究非线性效应时，应该考虑非工具变量方法。

5. 时变暴露和中介　使用 MR 的一个关键优势是，可以检测暴露、中介和结局之间是否存在反向因果或双向因果关联。和非工具变量方法一样，MR 模型的有效性依赖于如下假设：正确指定暴露和中介之间的时变关系，并且这些关系在整个生命周期中不会改变。由于 MR 中用作暴露和中介工具变量的 SNP 代表了暴露和中介的终生影响。在不考虑时变效应的情况下，MR 中介分析的直接效应可以被认为是排除了中介因素的影响后，暴露每变化一个单位产生的终生效应。在某些特殊情况下，对某些因素而言可能在不同时间点有不同的工具变量（如儿童和成人 BMI），这可以进行纵向 MR 中介分析。然而，使用这些工具变量会带来额外的方法学挑战。

随着 GWAS 方法的发展和样本量的不断增加，越来越多的研究可能会考虑将时变效应纳入 MR 分析。未来的方法开发应侧重于纳入反映整个生命过程中暴露和中介变化的工具变量的方法。此外，未来研究应进一步探究终生或实际时变效应在计算直接和间接效应过程中的意义。

6．统计效能　MR 研究需要非常大的样本量才能获得足够的统计效能。MVMR 中的条件 F 统计量通常比标准 F 统计量小，而且每增加一个中介变量，可能会变得更小，从而进一步降低复杂分析的能力。因此，为了获得足够的统计效能或精度，中介分析可能比单变量 MR 分析所需的样本量更大。在缺乏针对复杂 MR 场景的统计效能计算方法的情况下，可以通过参考总效应、直接效应和间接效应的置信区间的精度，以及评估工具变量的强度来获得分析的统计效能。

7．遗传混杂　虽然与传统的非工具变量分析相比，MR 中关于残余混杂的假设可以放宽，但人口分层、分类交配和代际效应也可能产生混杂。此时混杂不是存在于暴露、中介和结局之间，而是在暴露（或中介）的遗传工具和结局之间。调整遗传主成分和其他人群结构相关的解释变量或家系分析可以最大限度地减少偏倚。

（四）应用场景

虽然中介方法难以验证因果关联，但中介 MR 分析也需要满足其核心假设。此外，需要先明确当前可用的数据或感兴趣的研究问题，例如当研究具有时变效应的暴露和中介因素，或者暴露和中介之间存在交互作用时，则可能不适合应用 MR 方法进行分析。

与需要验证因果假设的非工具变量中介方法相比，MR 具有其特定的优势。暴露 - 结局、暴露 - 中介及中介 - 结局的因果效应都可以计算。此外，双向 MR 可用于确定哪个变量是因果链上的暴露因素和中介因素。

研究表明，MVMR（类似于系数差分法）和两阶段 MR（类似于系数乘积法）都可以无偏地估计连续和二分类结局的中介效应。然而，在总效应较弱的情况下需要谨慎。在所有暴露、中介和结局都是连续变量的情况下，MVMR 在统计效能方面比两阶段 MR 更有优势。

在对多中介的效应进行分析时，需要综合考虑应该使用哪种方法。如果所要探究的因果关联与多个中介的综合影响有关，MVMR 可能是最合适的方法。而如果需要单独评估每个中介的影响，以及中介是否会受到干预因素的潜在影响，那么两阶段 MR 可能最合适。但值得注意的是，随着 MVMR 模型中包含的中介变量数量的增加，分析的统计效能可能会降低。此外，未来应该进行进一步研究，以确定在 MVMR 模型中增加自变量个数是否违反了 MR 假设。

图 5-16 是根据 MR 的实际局限性进行决策过程的流程图。然而，最佳实践

始终是同时进行非工具变量和 MR 方法的分析，并尽可能在多个数据源中进行验证。

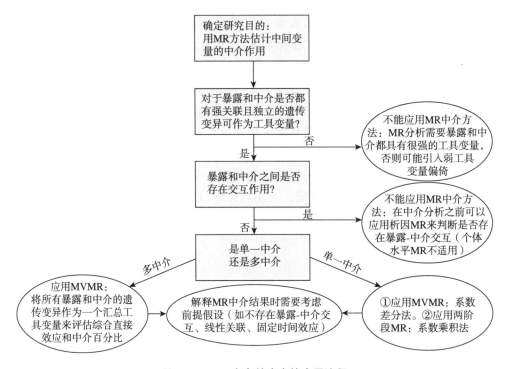

图 5-16　MR 中介效应中的应用流程

（五）结论

MR 可以应用于中介分析中来估计直接效应、间接效应和中介百分比，而且 MR 估计值不会因违反非工具变量中介分析的常见假设而产生偏差，包括未测量的混杂和测量误差等。但 MR 分析本身需要满足一定的假设条件，尤其是与工具变量有效性相关的假设。因此，要在中介分析中使用 MR，我们需要足够大的样本量以及有效并和表型强相关的工具变量。在实际应用中，我们可以根据数据特点和方法局限性来选择合适的中介分析方法。

参考文献

［1］ Richiardi L，Bellocco R，Zugna D. Mediation analysis in epidemiology：methods，interpretation and bias ［J］. Int J Epidemiol，2013，42（5）：1511-1519.

［2］ Mackinnon DP，Fairchild AJ，Fritz MS. Mediation analysis ［J］. Annu Rev Psychol，2007，

58：593-614.

[3] Wright S. The method of path coefficients. [J]. Ann Math Stat，1934，5：161-215.

[4] Baron RM，Kenny DA. The moderator-mediator variable distinction in social psychological research：conceptual，strategic，and statistical considerations [J]. J Pers Soc Psychol，1986，51（6）：1173-1182.

[5] Blakely T，Mckenzie S，Carter K. Misclassification of the mediator matters when estimating indirect effects [J]. J Epidemiol Community Health，2013，67（5）：458-466.

[6] Mackinnon DP，Lockwood CM，Hoffman JM，et al. A comparison of methods to test mediation and other intervening variable effects [J]. Psychol Methods，2002，7（1）：83-104.

[7] Burgess S，Thompson DJ，Rees JMB，et al. Dissecting causal pathways using Mendelian randomization with summarized genetic data：application to age at menarche and risk of breast cancer [J]. Genetics，2017，207（2）：481-487.

[8] Sanderson E. multivariable Mendelian randomization and mediation [J]. Cold Spring Harb Perspect Med，2021，11（2）：30-40.

[9] Relton CL，Davey SG. Two-step epigenetic Mendelian randomization：a strategy for establishing the causal role of epigenetic processes in pathways to disease [J]. Int J Epidemiol，2012，41（1）：161-176.

[10] Richmond RC，Hemani G，Tilling K，et al. Challenges and novel approaches for investigating molecular mediation [J]. Hum Mol Genet，2016，25（R2）：R149-R156.

[11] Burgess S，Daniel RM，Butterworth AS，et al. Network Mendelian randomization：using genetic variants as instrumental variables to investigate mediation in causal pathways [J]. Int J Epidemiol，2015，44（2）：484-495.

[12] ［作者不详］. A Summary of Error Propagation [Z]. Boston：Harvard University. 2013.

[13] Burgess S，Thompson SG. Multivariable Mendelian randomization：the use of pleiotropic genetic variants to estimate causal effects [J]. Am J Epidemiol，2015，181（4）：251-260.

[14] Sanderson E，Davey SG，Windmeijer F，et al. An examination of multivariable Mendelian randomization in the single-sample and two-sample summary data settings [J]. Int J Epidemiol，2019，48（3）：713-727.

[15] Bowden J，Davey SG，Burgess S. Mendelian randomization with invalid instruments：effect estimation and bias detection through Egger regression [J]. Int J Epidemiol，2015，44（2）：512-525.

[16] Bowden J，Davey SG，Haycock PC，et al. Consistent estimation in Mendelian randomization with some invalid instruments using a weighted median estimator [J]. Genet Epidemiol，2016，40（4）：304-314.

[17] Rees JMB，Wood AM，Burgess S. Extending the MR-Egger method for multivariable Mendelian randomization to correct for both measured and unmeasured pleiotropy [J]. Stat Med，2017，36（29）：4705-4718.

[18] Burgess S，Labrecque JA. Mendelian randomization with a binary exposure variable：interpretation and presentation of causal estimates [J]. Eur J Epidemiol，2018，33（10）：947-952.

[19] Vanderweele TJ. A unification of mediation and interaction：a 4-way decomposition [J].

Epidemiology，2014，25（5）：749-761.

[20] North TL，Davies NM，Harrison S，et al. Using genetic instruments to estimate interactions in Mendelian randomization studies [J]．Epidemiology，2019，30（6）：e33-e35.

[21] Rees JMB，Foley CN，Burgess S. Factorial Mendelian randomization：using genetic variants to assess interactions [J]．Int J Epidemiol，2020，49（4）：1147-1158.

[22] Labrecque J，Swanson SA. Understanding the assumptions underlying instrumental variable analyses：a brief review of falsification strategies and related tools [J]．Curr Epidemiol Rep，2018，5（3）：214-220.

[23] Zheng J，Baird D，Borges MC，et al. Recent developments in Mendelian randomization studies [J]．Curr Epidemiol Rep，2017，4（4）：330-345.

[24] Staley JR，Burgess S. Semiparametric methods for estimation of a nonlinear exposure-outcome relationship using instrumental variables with application to Mendelian randomization [J]．Genet Epidemiol，2017，41（4）：341-352.

[25] Burgess S，Davies NM，Thompson SG. Instrumental variable analysis with a nonlinear exposure-outcome relationship [J]．Epidemiology，2014，25（6）：877-885.

[26] Maxwell SE，Cole DA，Mitchell MA. Bias in cross-sectional analyses of longitudinal mediation：partial and complete mediation under an autoregressive model [J]．Multivariate Behav Res，2011，46（5）：816-841.

[27] Jose PE. The merits of using longitudinal mediation [J]．Edu Psychol-US，2016，51（3-4）：331-341.

[28] Cole DA，Maxwell SE. Testing mediational models with longitudinal data：questions and tips in the use of structural equation modeling [J]．J Abnorm Psychol，2003，112（4）：558-577.

[29] Labrecque JA，Swanson SA. Commentary：Mendelian randomization with multiple exposures：the importance of thinking about time [J]．Int J Epidemiol，2020，49（4）：1158-1162.

[30] Richardson TG，Sanderson E，Elsworth B，et al. Use of genetic variation to separate the effects of early and later life adiposity on disease risk：mendelian randomisation study [J]．BMJ，2020，369：m1203.

[31] Davies NM，Howe LJ，Brumpton B，et al. Within family Mendelian randomization studies [J]．Hum Mol Genet，2019，28（R2）：R170-R179.

[32] Brumpton B，Sanderson E，Heilbron K，et al. Avoiding dynastic，assortative mating，and population stratification biases in Mendelian randomization through within-family analyses [J]．Nat Commun，2020，11（1）：3519.

[33] Carter AR，Sanderson E，Hammerton G，et al. Mendelian randomisation for mediation analysis：current methods and challenges for implementation [J]．Eur J Epidemiol，2021，36（5）：465-478.

[34] Carter AR，Gill D，Davies NM，et al. Understanding the consequences of education inequality on cardiovascular disease：mendelian randomisation study [J]．BMJ，2019，365：11855.

（庄振煌 编　王文秀 审）

八、非线性孟德尔随机化分析

（一）研究非线性孟德尔随机化分析的必要性

在常见的 MR 分析中，不论是两样本中常用的 Wald 比值法（$\widehat{\beta_{IV}^{Ratio}} = \dfrac{\widehat{\beta_Y}}{\widehat{\beta_X}}$）还是单样本中常用的两阶段最小二乘法 $\widehat{\beta_{IV}^{2SLS}} = \dfrac{\text{cov}\left(Y, \widehat{X}\right)}{D\left(\widehat{X}\right)}$ 都依赖于暴露对结局的因果作用是线性的这一前提假设，即 $Y = f(X)$。$f(X)$ 是关于 X 的线性函数［在本部分中我们使用 X 表示暴露变量，使用 Y 表示结局变量，使用 $f(X)$ 表示暴露对结局的因果作用函数］。对于二分类暴露，这种假设容易理解。对于多分类暴露以及连续暴露，这种线性假设要求对于任何初始状态下的 X，给予其相同量的改变之后，其对 Y 的影响是相同的。为了更方便地说明，我们假设暴露 X 一共有 S 种间隔相同的状态 X^1，X^2，$\cdots$，X^S（$X^1 < X^2 < \cdots < X^S$），暴露由 X^{q-1} 变为 X^q（$2 \leqslant q \leqslant S$）对结局 Y 的因果作用 β_q 的估计值可以表示为 $\widehat{\beta_q} = \overline{y_q} - \overline{y_{q-1}}$。线性假设即要求对于所有的 q（$2 \leqslant q \leqslant S$），$\beta_q$ 都相等。

虽然线性假设能够在很大程度上简化计算，但是在实际情况中，暴露对结局的因果作用很有可能不是线性的。当暴露对结局的作用是非线性时，使用基于线性假设的 MR 方法得到的因果作用估计不再是真实的因果作用，而是不同暴露值对结局的因果作用的加权平均值。在这种情况下，如果不同暴露值对结局的因果作用方向相同［即对于所有的 q（$2 \leqslant q \leqslant S$），有 $\beta_q > 0$ 或 $\beta_q < 0$］，该加权平均值虽然不能反映真实的因果效应大小，但是仍能准确指示因果效应的方向。但是如果不同暴露值对结局的因果作用方向相反，则该加权平均值的方向和强度都失去了指示意义，甚至可能得出暴露对结局不存在显著因果作用的错误结论。

为了更加具体地说明该情况，我们进行了一些模拟试验。如图 5-17a，Y 与 X 之间的因果关系 $f(X)$ 是关于 X 的二次函数。当 $X < 40$ 时，X 对 Y 存在负向的因果作用，且随着 X 的增大该负向因果作用的强度逐渐减小；当 $X > 40$ 时，X 对 Y 存在正向的因果作用，随着 X 的增大该正向因果作用的强度也逐渐增大。我们考虑了工具变量对暴露的解释程度从 3% 到 90% 的一共 11 种情况，在每种情况下做了 500 次模拟，并且使用基于线性假设的 Wald 比值法进行了 MR 因果效应的估计（图 5-17）。结果显示 Wald 比值法最多只能识别出 38.0% 的显著因果作用（工具变量对暴露的解释度为 90% 时）。当工具变量较弱时，只能识别出不到 10% 的显著因果作用（工具变量对暴露的解释度 ≤ 10% 时）。这个模拟结果说明，当暴露对结局的因果作用是非线性时，基于线性假设的 MR 方法可能具有较高的假阴性率。

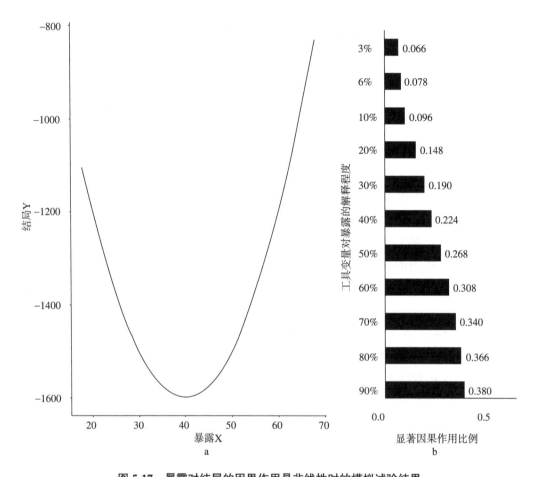

图 5-17　暴露对结局的因果作用是非线性时的模拟试验结果
a. 暴露对结局的真实因果作用曲线；b. 在不同的工具变量对暴露的解释程度下，Wald 比值
方法识别出的显著因果作用比例。

在流行病学研究中，暴露与结局之间的非线性因果关系很可能也是广泛存在的。比如一项对美国国家队列的横断面研究就发现体重指数、腰围、体脂率等身体测量指标与肺功能之间存在显著的非线性关联；在调整了可能的混杂因素之后，体重过轻或者肥胖都与第一秒用力呼气量和用力肺活量的减小相关。一项关于收缩压与老年人痴呆患病风险的前瞻性队列研究也发现收缩压对 75 岁以上老年人痴呆患病风险存在明显的"U"型作用。在一项关于睡眠时间和心肌梗死发生风险的大规模队列研究中，研究者发现睡眠时长对心肌梗死发生风险存在明显的"U"型作用。相较于正常睡眠时间，过短或过长的睡眠时间都与较高的心肌

梗死发生风险相关。但对同一人群的以连续睡眠时长为暴露变量的 MR 分析却没有得到显著结果。而当研究者用短睡眠时长作为暴露重新进行 MR 分析时却得到了和观察性研究一致的结果。这一研究的结果和我们的模拟试验类似，体现了基于线性假设的 MR 研究在面对暴露与结局之间的非线性关联时的局限性。由此可见，放宽 MR 分析中的线性假设是非常必要、且有可能是更符合实际的。

（二）非线性孟德尔随机化分析方法

1. 局部平均因果作用　当暴露对结局存在非线性因果作用时，一个自然的想法是将暴露分层，在每一层内将暴露对结局的因果作用近似看作是线性的，使用基于线性假设的 MR 方法获得每一层内的局部平均因果作用估计。通过比较不同层的局部平均因果作用的估计值来获得总体的暴露对结局的因果作用信息。如果各层的局部平均因果作用估计值都相等或不存在显著差异，则暴露对结局的因果作用很有可能是线性的，且该局部平均因果作用近似于暴露对结局的因果作用；如果各层的局部平均因果作用估计值不相等且呈现出了某种变化趋势，则该趋势就反映了暴露对结局因果作用的总体趋势。

在对暴露进行分层时，如果直接根据暴露的观察值进行分层，由于工具变量和暴露之间关联的存在，会引入工具变量与混杂因素之间的虚假关联，此时的工具变量将不再是有效工具变量，使用它估计的因果作用也不再是真实的因果作用。因此考虑使用另外一种分层方式：首先计算出去除工具变量影响之后的，然后根据暴露残差值将研究个体分为不同层。我们使用模拟试验来说明此种分层方式的必要性。我们将暴露对结局的因果作用设定为线性的、且效应值恒为 1，则理论上每一层内的局部平均因果作用应该差别不大、且都接近于真实值 1。我们一共生成了 100 000 个个体，分别采用两种不同的分层方式将这 100 000 个个体分为 4 层，每一层内有 25 000 个个体。我们在每一层内使用 Wald 比值法估计局部平均因果作用（每一层内 25 000 个个体中结局与工具变量的关联值/全部100 000 个研究对象中暴露与工具变量的关联值），结果如表 5-10 所示。当按照暴露初始值进行分层时，4 层的局部平均因果作用的估计值差别很大且全都明显偏离真值；当按照去除工具变量影响之后的暴露残差值进行分层时，4 层的局部平均因果作用的估计值差别不大、且全都接近于真实值。我们进一步对每一层内工具变量和混杂因素之间的相关性进行检验，结果显示按照暴露初始值分层时在每一层内工具变量和混杂因素之间存在显著相关性，而按照去除工具变量效应之后的暴露残差值进行分层时则不存在该情况（表 5-11）。

表 5-10　按照不同分层依据分层后每一层内的局部平均因果作用估计

分层依据	第一层	第二层	第三层	第四层
暴露初始值	0.208	−0.064	−0.033	0.123
去除工具变量影响之后的暴露残差值	1.023	1.024	1.013	0.974

表 5-11　按照不同分层依据分层后每一层内的工具变量和混杂因素相关系数的 95% 置信区间

分层依据	第一层	第二层	第三层	第四层
暴露初始值	(−0.034, −0.009)	(−0.047, −0.022)	(−0.036, −0.011)	(−0.053, −0.028)
去除工具变量影响之后的暴露残差值	(−0.010, 0.015)	(−0.004, 0.021)	(−0.007, 0.018)	(−0.018, 0.007)

2. 基于局部平均因果作用的非线性孟德尔随机化方法　局部平均因果作用反映了一层的小范围内暴露对结局的因果作用，通过比较不同层的局部平均因果作用则可以获得对全局因果效应的了解。如果暴露对结局的因果作用是线性的，则每一层内局部平均因果作用估计值应该不存在显著差异，且接近于总体的因果效应。如果暴露对结局的因果作用是非线性的，则各层的局部平均因果作用估计值之间将会存在显著差异。

较为简单的基于局部平均因果作用的判断暴露对结局因果作用类型的方法是异质性检验和趋势检验，如果异质性检验和趋势检验的结果表明各层的局部平均因果效应之间存在异质性或者存在某种变化趋势，则说明暴露对结局的作用很可能不是线性的。除此之外还可以采用一些更加复杂的方法进一步研究暴露对结局的因果作用类型。这里主要介绍两种半参数方法——分数多项式法（fractional polynomial method）和分段线性法（piecewise linear method）。

分数多项式法将 X 对 Y 的因果作用 $f(X)$ 看作是关于 X 的多项式函数，这个多项式可以有一个或多个包含暴露 X 的项（一般最多考虑两个）。该方法预设了一个 X 的次幂集合 P: $\{-2, -1, -0.5, 0, 0.5, 1, 2, 3\}$（其中 0 代表自然对数），从该集合中抽取数值作为多项式 $f(X)$ 中 X 的次幂。该方法还需提前设定 $f(X)$ 中包含 X 的项的次数，如果 $f(X)$ 中只有一个包含 X 的项的话则有 $f(X) = \beta_0 + \beta_1 X^p$, $(p \in P)$；如果 $f(X)$ 中有两个包含 X 的项的话则有 $f(X) = \beta_0 + \beta_1 X^{p1} + \beta_2 X^{p2}$, $(p_1 \neq p_2, p_2 \in P)$ 或者 $f(X) = \beta_0 + \beta_1 X^p + \beta_2 X^p$, $\ln(X)$ $(p_1 = p_2 = p, p \in P)$。如此，通过从集合 P 中选取不同的次幂以及变化 $f(X)$ 中包含 X 的项的个数，分数多项式法产生了一系列候选模型。该方法分别用这些模型去拟合数据，获得相应的 β_1 和 β_2 的估计值，然后根据似然值选择对数据拟合效果最好的模型作为最终的模型。在拟合数据时，分数多项式法将每一层的局部平均因果作用估计值作为因变量，将每一层内暴露的平均值作为自变量，拟合出的多项式函数即为暴露对结局的因果作用函数 $f(X)$ 的导数，由此导数可以进一步得到 $f(X)$。可以使用 R 包"nlmr"中的 frac_poly_mr（）函数调用分段多项式法。需要注意的是，由于该方法预设的 X 的次幂集合中包含 0 值以及负值，所以在使用该方法时暴露值需要大于 1。

分段线性法把暴露对结局的因果作用函数分成不同的区段，在每一区段内用以该区段的局部平均因果作用估计值作为斜率的线性函数近似替代，每一区段的线性函数的终点作为下一区段的线性函数的起点，从而画出全局的因果效应图。可以使用 R 包"nlmr"中的 piecewise_mr（）函数调用该方法。

我们用具体的例子进一步说明这两种方法的使用。如图 5-18 所示，X 对 Y 的真实因果作用是关于 X 的二次函数（图 5-18a），我们分别使用分段线性法（图 5-18b）和分数多项式法（图 5-18c、d）对该因果作用进行估计。其中图 5-18c 是分数多项式法只包含一个含 X 的项的估计结果，图 5-18d 是分数多项式法包含两个含 X 的项的估计结果。可以看出，两种方法都能较为准确地估计出 X 对 Y 的因果作用曲线。在该实例中，与只包含一个含 X 的项相比，分数多项式法在包含两个含 X 的项的设定下估计出来的因果作用曲线更接近于真实曲线。但这两种设定的相对表现情况并非总是如此，在 fracpoly_mr（）函数中可以通过将参数 d 设置为"both"来使该函数同时考虑这两种设定，直接输出对数据拟合效果最好的估计曲线。

（三）非线性孟德尔随机化分析实例

相较于线性 MR 分析，使用非线性 MR 分析的研究数量仍然不多，但是近年来也有一些高质量的研究发表。特别是线性 MR 分析与非线性 MR 分析的联合使用成为了近来很多大规 MR 研究的新选择。比如 Kiran 等对酒精摄入和心血管疾病风险之间的关联研究。他们通过使用分数多项式法以及分段线性法发现了饮酒与高血压以及冠状动脉疾病发病风险之间存在非线性关联，并且通过一系列独立的统计测试表明非线性模型比线性模型更接近酒精摄入与高血压和冠状动脉疾病发病风险之间的真实因果关联。Ai 等通过对局部平均因果作用的估计与分析发现了连续睡眠时长与动脉高血压、冠状动脉疾病、慢性缺血性心脏病、心肌梗死等疾病的发病风险之间存在显著的"L"型关联。遗传预测的睡眠时长越短，对上述疾病的发病风险的因果作用越强。Rainer 等同样使用分数多项式法研究了血压和心血管疾病发病风险之间的关联，他们的非线性 MR 分析没有发现遗传预测的血压和心血管疾病发病风险之间的显著非线性关联证据。

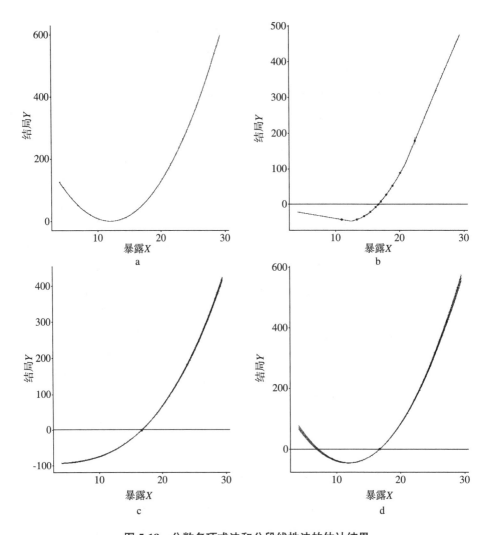

图 5-18　分数多项式法和分段线性法的估计结果

a. 真实的 X 对 Y 的因果作用曲线；B. 分段线性法估计的 X 对 Y 的因果作用曲线；c. 分数多项式法估计的 X 对 Y 的因果作用曲线（因果作用模型中只有一个含有 X 的项）；d. 分数多项式法估计的 X 对 Y 的因果作用曲线（因果作用模型有两个含有 X 的项）。

（四）总结

　　MR 分析通过引入工具变量实现了对暴露和结局之间因果效应的良好估计。线性因果是研究者对因果关系的一种简化，虽然大大方便了因果效应的计算，但是有时候可能并不符合实际情况。在这种情况下，非线性因果方法提供了另一种选择，同时使用线性 MR 以及非线性 MR 有助于研究者更加全面了解暴露对结局的因果作用。

参考文献

[1] Joshua D，Angrist J-S EP. Mostly Harmless Econometrics：An Empiricist's Companion ［M］. 2008.

[2] Burgess S. Mendelian Randomization：Methods for Using Genetic Variants in Causal Estimation ［M］. London：Chapman&Hall/CRC Press，2015.

[3] Zhang RH，Zhou JB，Cai YH，et al. Non-linear association of anthropometric measurements and pulmonary function ［J］. Sci Rep，2021，11（1）：14596.

[4] Van Dalen JW，Brayne C，Crane PK，et al. Association of systolic blood pressure with dementia risk and the role of age，U-shaped associations，and mortality ［J］. JAMA Intern Med，2022，182（2）：142-152.

[5] Daghlas I，Dashti HS，Lane J，et al. Sleep duration and myocardial infarction ［J］. J Am Coll Cardiol，2019，74（10）：1304-1314.

[6] Burgess S，Davies NM，Thompson SG. Instrumental variable analysis with a nonlinear exposure-outcome relationship ［J］. Epidemiology，2014，25（6）：877-885.

[7] Staley JR，Burgess S. Semiparametric methods for estimation of a nonlinear exposure-outcome relationship using instrumental variables with application to Mendelian randomization ［J］. Genet Epidemiol，2017，41（4）：341-352.

[8] Biddinger KJ，Emdin CA，Haas ME，et al. Association of habitual alcohol intake with risk of cardiovascular disease ［J］. JAMA Netw Open，2022，5（3）：e223849.

[9] Ai S，Zhang J，Zhao G，et al. Causal associations of short and long sleep durations with 12 cardiovascular diseases：linear and nonlinear Mendelian randomization analyses in UK Biobank ［J］. Eur Heart J，2021，42（34）：3349-3357.

[10] Malik R，Georgakis MK，Vujkovic M，et al. Relationship between blood pressure and incident cardiovascular disease：linear and nonlinear Mendelian randomization analyses ［J］. Hypertension，2021，77（6）：2004-2013.

（贾金柱 编　庄振煌 审）

九、其他相关统计方法

为了解决可能违反 MR 核心假设和潜在风险的情况，许多研究提出了不同的解决方法。MR-Egger 回归方法引入了一截距项，在工具变量强度与直接效应无关（InSIDE，instrument strength independent of direct effect）的假设下来捕捉不平衡的水平多效性的存在。然而，当存在特异多效性时，MR-Egger 的估计则会存在偏差。Zhu 等提出了基于广义汇总数据的孟德尔随机化（generalised summary-data-based MR，GSMR）方法，利用广义最小二乘法去除具有相对较大直接效应的遗传变异，并同时考虑了连锁不平衡（linkage diseqnilibrium，LD）结构。但是，去除大量的具有特异多效性的基因变量可能会导致效率损失。Zhao 等提出了 MR-RAPS 方法，在遗传变异是独立的情况下，通过使用调整的轮廓似然函数和稳健损失函数来提高因果推断的统计能力以及限制相对较大的直接效应的影响。然而，这种独立假设条件在实际情况中可能不成立，因为邻近的 SNP 往往是相关的。MR-LDP 方法建立了系统的贝叶斯概率模型来解释水平多效性和基因变量中的 LD 结构。MR-LDP 方法的一个缺点就是它不能更好地处理相对较大的直接影响。为了克服上述方法的局限性，我们提出了一种更稳健的方法——稳健贝叶斯孟德尔随机化（robust Bayesian MR，RBMR），该方法在一个统一的框架内同时考虑了 LD、水平多效性和特异多效性。

（一）线性结构模型

假设我们有 J 个相关的遗传变异（例如，单核苷酸多态性，或 SNPs）G_j，$j = 1$，2，$\cdots$，J，暴露变量为 X'，感兴趣的结局变量为 Y'，未知混杂因素为 U。令 δ_X 和 δ_Y 分别表示混杂因素 U 对暴露变量 X 和结局变量 Y 的影响。系数 γ_j（$j = 1$，2，$\cdots$，J）表示 SNP 与暴露因素间的真实效应。假设所有的工具变量都是有效的，那么暴露因素可以表示为 SNP、混杂因素和独立随机误差项 e_X 的线性结构函数。结局变量可以表示为暴露因素、混杂因素和独立随机误差项 e_Y 的线性结构函数。暴露变量对结局的真实效应记作 β_0。那么，我们有下面的结构方程模型：

$$X = \sum_{j=1}^{J} G_j \gamma_j + U\delta_X + e_X$$
$$Y = \beta_0 X + U\delta_Y + e_Y$$

（公式组 5-1）

Γ_j（$j = 1$，2，$\cdots$，J）表示 SNP 与结局之间的真实效应。在工具变量（instrumenfal variable）为有效的情况下，我们有：

$$\Gamma_j = \beta_0 \gamma_j$$

（公式 5-15）

为了调整可能违反的排除限制假设，我们现在考虑以下修改的线性结构函数：

$$X = \sum_{j=1}^{J} G_j \gamma_j + U\delta_X + e_X,$$
$$Y = \sum_{j=1}^{J} G_j \alpha_j + \beta_0 X + U\delta_Y + e_Y$$

（公式组 5-2）

其中，系数 α_j（$j = 1$，2，$\cdots$，J）表示 SNP 对结局变量的直接影响。那么我们可得到：

$$\Gamma_j = \beta_0 \gamma_j + \alpha_j$$

（公式 5-16）

直到目前为止，许多现有的 MR 方法中的直接效应 α_j 都服从高斯分布，即 $\alpha \sim N\,(0,\ \sigma_0^2 I_J)$，其中 $\alpha = [\alpha_1,\ \cdots,\ \alpha_J]^{\mathrm{T}}$ 是一个直接效应的 J 维向量。然而，实际的基因数据可能包含一些具有厚尾分布的相对较大的直接效应，因此高斯分布不能更好地拟合直接效应。所以我们提出使用更加稳健的多维广义 t 分布替代高斯分布来拟合 α。

（二）稳健贝叶斯孟德尔随机化模型

令 $\{(\hat\gamma_j),\ \hat\sigma_{X_j}^2)\}_{j=1,\cdots,J}$ 和 $\{(\hat\Gamma_j),\ \hat\sigma_{Y_j}^2)\}_{j=1,\cdots,J}$ 记作暴露因素和结局变量的 GWAS 汇总统计量，其中 $\{\hat\sigma_{X_j}^2,\ \hat\sigma_{Y_j}^2\}$ 是相对应的标准误差的估计量。许多已有的 MR 方法假设工具变量是相互独立的，这可能会移除许多变量从而导致效率损失。为了包含更多可能含有 LD 结构的基因变量，我们需要更加清晰地解释 LD 结构。为了实现这个目标，我们使用参考面板样本来协助重建 LD 矩阵，例如千人基因组计划项目第一阶段（$N=379$）。我们首先将整个基因组分成 Q 块，并利用每一块的估计值 $(\hat\Theta)^{(k)}$（$k=1,\ 2,\ \cdots,\ Q$）来估计 LD 矩阵 Θ。那么 $\hat\gamma$ 和 $\hat\Gamma$ 的分布有如下形式：

$$\hat\gamma\,|\,\gamma,\ \hat\Theta,\ \hat\sigma_X \sim N\,(\hat\sigma_X\hat\Theta\hat\sigma_X^{-1}\gamma,\ \hat\sigma_X\hat\Theta\hat\sigma_X)$$

$$\hat\Gamma\,|\,\Gamma,\ \hat\Theta,\ \hat\sigma_X \sim N\,(\hat\sigma_X\hat\Theta\hat\sigma_Y^{-1}\Gamma,\ \hat\sigma_Y\hat\Theta\hat\sigma_Y)$$

其中 $\hat\sigma_X = \mathrm{diag}\,([\hat\sigma_{X_1},\ \cdots,\ \hat\sigma_{X_J}])$ 和 $\hat\sigma_Y = \mathrm{diag}\,([\hat\sigma_{Y_1},\ \cdots,\ \hat\sigma_{Y_J}])$ 均为对角矩阵。

为了解释特异多效性，我们提出使用更加稳健的多元广义 t 分布来拟合直接效应 α，该分布的密度函数表达式为：

$$t_J\,(\alpha\,|\,\Sigma,\ \alpha_w,\ \beta_w) = \frac{f(\alpha_w+J/2)}{|\Sigma|^{1/2} f(\alpha_w)(2\pi\beta_w)^{J/2}}\left[1+\frac{1}{2\beta_w}\left(\alpha^{\mathrm{T}}\Sigma^{-1}\alpha\right)\right]^{-(\alpha_w+J/2)}$$
$$= \int N(\alpha\,|\,0,\ \Sigma/w)\,\mathcal{G}(w\,|\,\alpha_w,\ \beta_w)\mathrm{d} \qquad \text{（公式 5-17）}$$

其中 $\mathcal{N}(\alpha\,|\,0,\ \Sigma/w)$ 是均值为 0、协方差为 Σ/w 的 J 维的高斯分布，$\Sigma = \sigma_0^2 I_J$ 是 $J\times J$ 的对角矩阵，$\mathcal{G}(w\,|\,\alpha_w,\ \beta_w)$ 是关于权重变量 w 的伽马分布：

$$\mathcal{G}(w\,|\,\alpha_w,\ \beta_w) = \frac{\beta_w^{\alpha_w}}{f(\alpha_w)}w^{\alpha_w-1}e^{-\beta_w w} \qquad \text{（公式 5-18）}$$

其中 f 为伽马函数。当公式 5.16 中的 $\alpha_w=\beta_w=\nu/2$，那么公式 5.15 中的分布将简化成多元 t 分布，其中 ν 为自由度。高斯比例混合表达使得我们可以在统计推断中使用 EM 类型的算法，例如 PX-VBEM 算法。

我们定义潜在变量 γ 的分布为

$$\gamma \,|\, \sigma_2 \sim N\,(0,\ \sigma^2)$$

其中 $\sigma_2 = \sigma^2 I_J$ 为 $J \times J$ 的对角矩阵。假设 γ、α 和 w 均为潜在变量，那么完全数据似然函数则可以写作：

$$Pr\left(\widehat{\Gamma},\ \widehat{\gamma},\ \alpha,\ \gamma,\ w \,|\, \widehat{\sigma_X},\ \widehat{\sigma_Y},\ \widehat{\Theta};\ \theta,\ h\right) = N\left(\widehat{\Gamma} \,|\, \widehat{\sigma_Y}\,\widehat{\Theta}\,\widehat{\sigma_Y}^{-1}\,(\beta_0\,\gamma + \alpha),\ \widehat{\sigma_Y}\,\widehat{\Theta}\,\widehat{\sigma_Y}\right)$$

$$N\left(0,\ \sigma^2 I_J\right) \times N\left(\widehat{\gamma} \,|\, \widehat{\sigma_X}\,\widehat{\Theta}\,\widehat{\sigma_X}^{-1}\,\gamma,\ \widehat{\sigma_X}\,\widehat{\Theta}\,\widehat{\sigma_X}\right) N\left(\alpha \,|\, 0,\ \sigma_0^2 I_J \,/\, w\right) \mathcal{G}\left(w \,|\, \alpha_w,\ \beta_w\right)$$

（公式 5-19）

（三）估计和推断

标准期望最大化（expectation-maximum，EM）算法是在存在缺失（潜在）变量时寻找最大似然估计的常用方法。然而，EM 算法实现的困难就是计算边际似然函数，这可能也涉及关于潜在变量的积分。另外，原本的 EM 算法可能会比较慢。为了解决这些数值问题，我们使用了一种参数扩展的变分贝叶斯期望最大化算法，即 PX-VBEM 算法，用 PX-EM 算法替代了 VB-EM 算法中的 EM 算法部分来加快收敛速度。首先，为了应用 PX-EM 算法，可以将公式 5-13 中 $\widehat{\gamma}$ 的分布改写为：

$$\widehat{\gamma} \,|\, \gamma,\ \widehat{\Theta},\ \widehat{\sigma}_X \sim N\left(\zeta\,\widehat{\sigma}_X\,\widehat{\Theta}\,\widehat{\sigma}_X^{-1}\gamma,\ \widehat{\sigma}_X\,\widehat{\Theta}\,\widehat{\sigma}_X\right)$$

同时，我们将完全数据似然函数改写成：

$$Pr\left(\widehat{\Gamma},\ \widehat{\gamma},\ \alpha,\ \gamma,\ w \,|\, \widehat{\sigma}_X,\ \widehat{\sigma}_Y,\ \widehat{\Theta};\ \theta,\ h\right) = N\left(\widehat{\Gamma} \,|\, \widehat{\sigma}_Y\,\widehat{\Theta}\,\widehat{\sigma}_Y^{-1}\,(\beta_0\gamma + \alpha),\ \widehat{\sigma}_Y\,\widehat{\Theta}\,\widehat{\sigma}_Y\right)$$

$$N\left(0,\ \sigma^2 I_J\right) \times N\left(\zeta\,\widehat{\sigma}_X\,\widehat{\Theta}\,\widehat{\sigma}_X^{-1}\,\gamma,\ \widehat{\sigma}_X\,\widehat{\Theta}\,\widehat{\sigma}_X\right) N\left(\alpha \,|\, 0,\ \sigma_0^2 I_J \,/\, w\right) \mathcal{G}\left(w \,|\, \alpha_w,\ \beta_w\right)$$

其中 RBMR 中的扩展参数为 $\theta \stackrel{\text{def}}{=} \{\beta_0,\ \sigma_0^2,\ \sigma^2,\ \zeta\}$。$q\,(\gamma,\ \alpha,\ w)$ 记作变分后验分布。那么对数边际似然函数则可以被分解成两个部分

$$\log Pr\left(\widehat{\gamma},\ \widehat{\Gamma} \,|\, \widehat{\sigma}_X,\ \widehat{\sigma}_Y,\ \widehat{\Theta};\ \theta, h\right)$$

$$= \mathbb{E}_{q(\gamma,\alpha,w)}\left[\log Pr\left(\widehat{\gamma},\ \widehat{\Gamma} \,|\, \widehat{\sigma}_X,\ \widehat{\sigma}_Y,\ \widehat{\Theta};\ \theta,\ h\right)\right]$$

（公式 5-20）

$$= \mathcal{L}(q) + \mathbb{KL}\,(q \,|\, p)$$

其中

$$\mathcal{L}(q) = \mathbb{E}_{q(\gamma,\alpha,w)} \left[\log \frac{Pr\left(\hat{\gamma}, \hat{\Gamma}, \gamma, \alpha, w \mid \hat{\sigma}_X, \hat{\sigma}_Y, \hat{\Theta}; \theta, \boldsymbol{h}\right)}{q(\gamma, \alpha, w)} \right],$$

$$\mathbb{KL}(q \mid p) = \mathbb{E}_{q(\gamma,\alpha,w)} \left[\log \frac{q(\gamma, \alpha, w)}{p\left(\gamma, \alpha, w \mid \hat{\gamma}, \hat{\Gamma}, \hat{\sigma}_X, \hat{\sigma}_Y, \hat{\Theta}; \theta, \boldsymbol{h}\right)} \right]$$

（公式组 5-3）

假设 $\mathcal{L}$（q）为边际似然函数的证据下界（ELBO），当且仅当变分后验分布等于真实后验分布时，非负 Kullback-Leibler（KL）散度 $\mathbb{KL}(q \mid p)$ 等于零。那么最小化 KL 散度等价于最大化的证据下界。由于潜变量相互独立，利用平均场假设得到后验分布 q（γ，α，w）的分解形式为：

$$q(\gamma, \alpha, w) = \prod_{j=1}^{J} q(\gamma_j) \prod_{j=1}^{J} q(\alpha_j) q(w)$$

（公式 5-21）

在 PX-VB-E 一步中，γ、α 和 w 的最优后验分布为：

$$q\left(\gamma \mid \mu_{\gamma_j}, \sigma_{\gamma_j}^2\right) = \prod_{j=1}^{J} N\left(\mu_{\gamma_j}, \sigma_{\gamma_j}^2\right), \quad q\left(\alpha \mid \mu_{\alpha_j}, \sigma_{\alpha_j}^2\right) = \prod_{j=1}^{J} N\left(\mu_{\alpha_j}, \sigma_{\alpha_j}^2\right),$$

$$q\left(w \mid \tilde{\alpha}_w, \tilde{\beta}_w\right) = \mathcal{G}\left(\tilde{\alpha}_w, \tilde{\beta}_w\right)$$

（公式 5-22）

公式 5-22 中的参数通过如下等式进行更新：

$$-\frac{1}{2\sigma_{\gamma_j}^2} = -\frac{\beta_0^2}{2} \frac{\hat{\Theta}_{jj}}{\sigma_{Y_j}^2} - \frac{\zeta^2 \hat{\Theta}_{jj}}{2\sigma_{X_j}^2} - \frac{1}{2\sigma^2},$$

$$\frac{\mu_{\gamma_j}}{\sigma_{\gamma_j}^2} = \beta_0 \frac{\hat{\Gamma}_j}{\sigma_{Y_j}^2} - \frac{\beta_0^2}{\sigma_{Y_j}} \left(\sum_{j' \neq j} \frac{[\gamma_{j'}] \hat{\Theta}_{jj'}}{\sigma_{Y_j}} \right) - \frac{\beta_0}{\sigma_{Y_j}} \left(\sum_{j'=1}^{J} \frac{[\alpha_{j'}] \hat{\Theta}_{jj'}}{\sigma_{Y_j'}} \right) + \frac{\zeta \hat{\gamma}_j}{\sigma_{X_j}^2} - \zeta \frac{\zeta^2}{\sigma_{X_j}} \left(\sum_{j' \neq j} \frac{[\gamma_{j'}] \hat{\Theta}_{jj'}}{\sigma_{X_j'}} \right),$$

$$-\frac{1}{2\sigma_{\alpha_j}^2} = -\frac{1}{2} \frac{\hat{\Theta}_{jj}}{\sigma_{Y_j}^2} - \frac{[w]}{2\sigma_0^2},$$

$$\frac{\mu_{\alpha_j}}{\sigma_{\alpha_j}^2} = \frac{\hat{\Gamma}_j}{\sigma_{Y_j}^2} - \frac{\beta_0}{\sigma_{Y_j}} \sum_{j'=1}^{J} \frac{\hat{\Theta}_{jj'}[\gamma_{j'}]}{\sigma_{Y_j'}} - \frac{1}{\sigma_{Y_j}} \sum_{j' \neq j} \frac{[\alpha_{j'}] \hat{\Theta}_{jj'}}{\sigma_{Y_j'}},$$

$$\tilde{\alpha}_w = \alpha_w + \frac{J}{2}, \quad \tilde{\beta}_w = \beta_w + \sum_{j=1}^{J} \frac{[\alpha_j^2]}{\sigma_0^2}$$

（公式组 5-4）

其中 $[\gamma_{j'}] \stackrel{\text{def}}{=} E_q(\gamma_{j'})$，$[\alpha_{j'(j)}] \stackrel{\text{def}}{=} E_q(\alpha_{j'(j)})$ 以及 $[w] \stackrel{\text{def}}{=} E_q(w)$。

在 PX-VB-M 一步中，通过设定 ELBO 的导数为零，模型参数 θ 可以通过如下等式获得：

$$\beta_0 = \left\{ \mu_\gamma^{\mathrm{T}} \widehat{\sigma}_Y^{-1} \widehat{\Theta} \widehat{\sigma}_Y^{-1} \mu_\gamma + Tr\left(\widehat{\sigma}_Y^{-1} \widehat{\Theta} \widehat{\sigma}_Y^{-1} S_\gamma\right) \right\}^{-1} \left(\widehat{\Gamma}^{\mathrm{T}} \widehat{\sigma}_Y^{-2} \mu_\gamma - \mu_\alpha \widehat{\sigma}_Y^{-1} \widehat{\Theta} \widehat{\sigma}_Y^{-1} \mu_\gamma\right)$$

$$\sigma^2 = \left\{ \mu_\gamma^{\mathrm{T}} \mu_\gamma + Tr(S_\gamma) \right\} / J$$

$$\sigma_0^2 = \left\{ \widetilde{\alpha}_w \left(\mu_\alpha^{\mathrm{T}} \mu_\alpha + Tr(S_\alpha)\right) \right\} / J \widetilde{\beta}_w,$$

$$\zeta = \left\{ \mu_\gamma^{\mathrm{T}} \widehat{\sigma}_X \widehat{\Theta} \widehat{\sigma}_X^{-1} \mu_\gamma + Tr\left(\widehat{\sigma}_X \widehat{\Theta} \widehat{\sigma}_X^{-1} S_\gamma\right) \right\}^{-1} \left(\widehat{\gamma}^T \widehat{\sigma}_X^{-2} \mu_\gamma\right)$$

（公式组 5-5）

其中 $\mu_\gamma = (\mu_{\gamma 1}, \cdots, \mu_{\gamma J})^{\mathrm{T}}$，$\mu_\alpha = (\mu_{\alpha 1}, \cdots, \mu_{\alpha J})^{\mathrm{T}}$，$S_\gamma = \text{diag}\left([\sigma_{\gamma 1}^2, \cdots, \sigma_{\gamma J}^2]\right)$ 和 $S_\alpha = \text{diag}\left([\sigma_{\alpha 1}^2, \cdots, \sigma_{\alpha J}^2]\right)$。最后，我们利用更新后的模型参数 Θ 构造证据下界来检验其收敛性。由于我们采用的是 PX-EM 算法，所以最后对参数进行简化来获得最后的估计值。

在得到因果效应的估计后，根据似然比检验（likelihood ratio test，LRT）统计量在原假设条件下渐近服从 χ_1^2 分布的性质，进一步计算了标准误差。我们首先构造了统计检验来分析风险因素和结局之间的联系。

$$H_0: \beta_0 = 0 \qquad H_a: \beta_0 \neq 0,$$

那么因果效应的 LRT 统计量 Λ 为：

$$\Lambda = 2\left(\log Pr\left(\widehat{\gamma}, \widehat{\Gamma} \mid \widehat{\sigma}_X, \widehat{\sigma}_Y, \widehat{\Theta}; \boldsymbol{h}, \widehat{\theta^{ML}}\right) - \log Pr\left(\widehat{\gamma}, \widehat{\Gamma} \mid \widehat{\sigma}_X, \widehat{\sigma}_Y, \widehat{\Theta}; \boldsymbol{h}, \widehat{\theta_0^{ML}}\right)\right)$$

（公式 5-25）

其中 $\widehat{\theta}_0^{\mathrm{ML}}$ 和 $\widehat{\theta}^{\mathrm{ML}}$ 是在原假设 H_0 和备择假设 H_a 下最大化边际似然所得到的参数估计的集合。我们利用 PX-VBEM 算法最大化 ELBO，得到 $\widehat{\theta}$ 和 $\widehat{\theta}_0$。尽管 PX-VBEM 产生了准确的后验估计，但由于我们使用 ELBO 估计得到的后验分布来近似公式 5-23 中的边际似然函数，因此会低估边际方差。所以我们通过将估计值（$\widehat{\theta}$ 和 $\widehat{\theta}_0$）插入公式 5-23 来构造检验统计量，从而校准 ELBO：

$$\Lambda' = 2\left(\log Pr\left(\widehat{\gamma}, \widehat{\Gamma} \mid \widehat{\sigma}_X, \widehat{\sigma}_Y, \widehat{\Theta}; \boldsymbol{h}, \widehat{\theta}\right) - \log Pr\left(\widehat{\gamma}, \widehat{\Gamma} \mid \widehat{\sigma}_X, \widehat{\sigma}_Y, \widehat{\Theta}; \boldsymbol{h}, \widehat{\theta}_0\right)\right)$$

由此，我们得到了校准的标准误差为 $\widehat{se}\left(\widehat{\beta}_0\right) = \widehat{\beta}_0 / \sqrt{\Lambda'}$。

参考文献

[1] Bowden J，Smith GD，Burgess S. Mendelian randomization with invalid instruments：Effect estimation and bias detection through Egger regression [J]. International Journal of Epidemiology，2015，44（2）：512-525.

[2] Zhu Z，Zheng Z，Zhang F，et al. Causal associations between risk factors and common diseases inferred from GWAS summary data [J]. Nature Communications，2018，9（1）：224.

[3] Zhao Q，Wang J，Hemani G，et al. Statistical inference in two-sample summary-data Mendelian randomization using robust adjusted profile score [J]. Annals of Statistics，2020，48（3）：1742-1769.

[4] Cheng Q，Yang Y，Shi X，et al. MR-LDP：a two-sample Mendelian randomization for GWAS summary statistics accounting for linkage disequilibrium and horizontal pleiotropy [J]. NAR Genomics and Bioinformatics，2020，2（2）：1-13.

[5] Arellano-Valle RB，Bolfarine H. On some characterizations of the t-distribution [J]. Statistics and Probability Letters，1995，25（1）：79-85.

[6] Kotz S，Nadarajah S. Multivariate t Distributions and Their Applications [M]. Cambridge：Cambridge University Press，2004.

[7] Altshuler D.M.，Durbin R.M.，Abecasis G R.，et al. An integrated map of genetic variation from 1,092 human genomes [J]. Nature，2012，491（7422）：56-65.

[8] Berisa T，Pickrell JK. Approximately independent linkage disequilibrium blocks in human populations [J]. Bioinformatics，2016，32（2）：283-285.

[9] Xiang Z，Stephens M. Bayesian large-scale multiple regression with summary statistics from genome-wide association studies. [J]. The Annals of Applied Statistic，2017，11（3）：1561-1592.

[10] Yang Y，Shi X，Jiao Y，et al. CoMM-S2：A collaborative mixed model using summary statistics in transcriptome-wide association studies [J]. Bioinformatics，2020，36（7）：2009-2016.

[11] Dempster AP，Laird NM，Rubin D.B. Maximum likelihood from incomplete data via the EM algorithm [M/OL] //Journal of the Royal Statistical Society：Series B（Methodological），1997（39）. DOI：10.1111/j.2517-6161.1977.tb01600.x.

[12] Liu C，Rubin DB，Wu YN. Parameter expansion to accelerate EM：the PX-EM algorithm [J]. Biometrika，1998，85（4）：755-770.

[13] Beal MJ. Variational algorithms for approximate bayesian inference [J]. PhD Thesis，2003（S）：1-281.

[14] Blei DM，Kucukelbir A，McAuliffe JD. Variational inference：a review for statisticians [J]. Journal of the American Statistical Association，2017，112（518）：859-877.

[15] Van Der Vaart AW，Asymptotic Statistics [M]. Cambridge：Cambridge University Press，2000.

[16] Yang Y，Dai M，Huang J，et al. LPG：A four-group probabilistic approach to leveraging pleiotropy in genome-wide association studies [J]. BMC Genomics，2018，19（1）：1-11.

[17] Wang B，Titterington DM. Inadequacy of interval estimates corresponding to variational Bayesian approximations ［J］. AISTATS 2005-Proceedings of the 10th International Workshop on Artificial Intelligence and Statistics，2005：373-380.

（王安琪 编　肖文迪 审）

■ 总结

● 核心概念

1. 单样本孟德尔随机化研究（one-sample Mendelian randomization）　利用个体水平数据作为研究样本，在同一样本中计算遗传变异 - 暴露、遗传变异 - 结局的关联。

2. 两样本孟德尔随机化研究（two-sample Mendelian randomization）　利用全基因组关联研究的汇总数据来评估暴露对结局的因果效应，要求遗传变异 - 暴露和遗传变异 - 结局的关联结果来自不同（或仅部分重叠）的研究样本。

3. 两阶段孟德尔随机化研究（two-stage Mendelian randomization）　由两步分析组成，包括计算暴露因素与中间变量的关联、中间变量与结局的关联。两阶段孟德尔随机化研究被用来评估某变量是否在暴露和结局间起中介作用。

4. 多变量孟德尔随机化研究（multivariable Mendelian randomization）　当遗传变异同时和多个暴露相关时，通过使用与多种暴露因素相关的遗传变异来估计每个危险因素对结局的独立因果效应。

5. 药物靶向孟德尔随机化研究　在传统孟德尔随机化研究的基础上，选取和药物靶向蛋白或基因相关的遗传变量，探究药物作用和疾病之间的关联。

● 讨论问题

1. 单样本孟德尔随机化研究和多样本孟德尔随机化研究的区别是什么？

2. 多变量孟德尔随机化研究和单变量孟德尔随机化研究相比，其优势是什么？

3. 中介孟德尔随机化分析包括哪些方法，有何局限性？

4. 非线性孟德尔随机化的基本原理是什么？

5. 如何根据研究实际情况选择不同的孟德尔随机化分析方法？

● 延伸阅读

1. Gill D，Burgess S. The evolution of mendelian randomization for investigating drug effects. PLoS Med. 2022，3，19（2）：e1003898.

2. Bowden J，Holmes MV. Meta-analysis and Mendelian randomization：a review. Res Synth Methods. 2019，10（4）：486-496.

3. Geng T，Smith CE，Li C，et al. Childhood BMI and adult type 2 diabetes，coronary artery

diseases，chronic kidney disease，and cardiometabolic traits：a mendelian randomization analysis. Diabetes Care，2018，41（5）：1089-1096.

（黄　涛　贾金柱　刘中华 统稿）

第六章

孟德尔随机化研究的应用

一、饮食、营养素与疾病

（一）膳食模式和营养素

1. 膳食模式　健康的膳食模式是预防疾病、保持健康的重要基石。《美国居民膳食指南（2015—2020）》（*Dietary Guidelines for Americans 2015—2020*）推荐了3种膳食模式：健康美式饮食、健康地中海饮食和健康素食饮食。健康的膳食模式强调适度增加水果蔬菜、全谷物、豆类和坚果的摄入量，限量摄入瘦肉、鱼、低脂/脱脂乳制品和植物油。这些膳食模式的饱和脂肪、反式脂肪和固体脂肪、盐（钠）、添加糖和精制谷物的含量较低。健康的膳食模式还应保证适当的能量摄入和体力活动，以保持正常体重和实现营养充足。地中海饮食主要包括植物性食物，以及适量的肉类、鱼类和橄榄油。西班牙 PREDIMED 随机对照试验发现地中海饮食模式使得包括卒中在内的主要心血管事件发生率下降30%。健康素食饮食可以有效改善肥胖、高脂血症、心血管疾病（如高血压和冠心病）和代谢性疾病（如糖尿病）。其他膳食模式如 DASH 饮食模式强调低盐摄入，重点是降低血压。

这些膳食模式的研究来自对大量人群的观察性研究或随机对照试验。需要指出的是，膳食模式受到基因、环境，以及基因-环境交互作用三部分因素的影响，各部分作用占比又根据食物种类的不同而不同。如有的人喜欢吃苦瓜是因为苦味受体基因不敏感而不觉得苦，但有的人喜欢吃苦瓜恰恰是因为苦味受体基因敏感且享受这种舌尖苦味，这一行为不能简单用"基因决定论"解释。因此，目前饮食相关 GWAS 多为单一食物或营养素，膳食模式的 GWAS 是个复杂和仍待探索的过程。

2020年美国研究人员从英国生物银行的食物频率问卷中对85种单一食物和85种主成分分析衍生的膳食模式进行了全基因组关联研究，在449 210名欧洲血统个体中发现了814个相关位点。遗传度最高的膳食成分是牛奶、酒和黄油，以及主要由所摄入的面包类型（全谷物/全麦与白面包）来定义的饮食模式。这种饮食模式受到与教育水平相关因素的因果影响，但与冠状动脉疾病或2型糖尿病发病的因果关系不强。另一项在西班牙和美国的人群中开展的研究，确定了几个与代谢特征相关的基因位点，研究结果有力地证明了保持地中海饮食模式与未来心血管疾病发病风险的降低独立于传统风险因素。

2．宏量营养素 研究已发现数个基因位点，如成纤维细胞生长因子21（*FGF21*）和肥胖相关（*FTO*）基因区域内或附近的变异，可以影响宏量营养素的摄入。FGF21是一种主要由肝分泌的激素，可以抑制糖和乙醇的摄入，并刺激脂肪细胞摄取葡萄糖，也是一种胰岛素增敏剂。在FGF21水平低的个体中，糖类的摄入量较高，蛋白质摄入量较低。最近在约235 000名欧洲血统个体中进行的GWAS发现，有21个独立的SNPs与一种或多种宏量营养素有关。在对宏量营养素成分和各种健康结局之间的遗传相关性进行分析时发现，蛋白质摄入量与较差的健康状况之间存在强烈的遗传和表型关联，包括与肥胖、2型糖尿病和冠状动脉疾病的正向遗传相关性，而碳水化合物和糖摄入量与体型相关指标（如腰围、腰臀比）呈负向的遗传相关性。脂肪摄入量与健康结局之间未发现一致的遗传相关性，仅发现其与教育程度呈负相关。

3．微量营养素和代谢物 利用基因数据，研究人员可以发现与血液中高水平的微量营养素相关的基因变异。受遗传因素决定的血液中微量营养素的含量是固定的，研究人员能够更直接地关注各种微量营养素并避开生活方式因素的影响，例如饮食，这些因素可能会混杂微量营养素的水平和疾病风险。基于MR研究设计，研究最多的微量营养素是维生素D，它在维持机体钙-磷代谢、调节细胞增殖、分化等方面起重要作用。维生素D受体广泛分布于体内各组织细胞中，图6-1表示维生素D的组织靶点和相关作用。

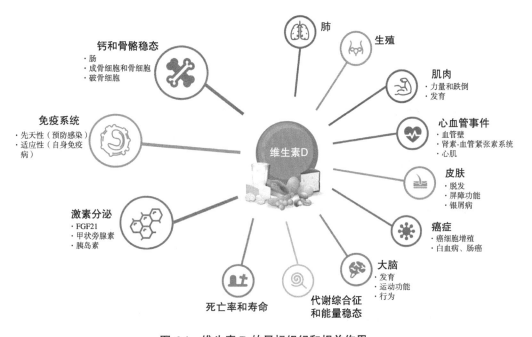

图6-1 维生素D的目标组织和相关作用

MR 方法使用 GWAS 中与维生素 D 水平相关的 SNP 作为工具来推断维生素 D 水平。在迄今为止的大多数 MR 研究中，涉及维生素 D 合成、运输或新陈代谢的基因中有 4 ～ 7 个 SNPs。根据数量的不同，这些 SNPs 可以解释维生素 D 水平中 2% ～ 10% 的变异。由于基因预测血清维生素 D 浓度的能力较低，相关 MR 研究结果也受到了一定限制。大量关于维生素 D 的 MR 研究产生了阴性结果。图 6-2 表示了血清钙的 MR 研究与随机对照试验的比较。

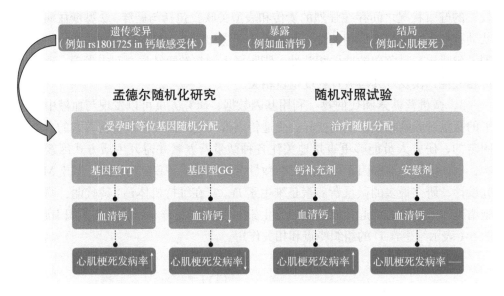

图 6-2　血清钙的 MR 研究与随机对照试验的比较

（二）孟德尔随机化研究在营养流行病学中的应用

阐明营养和新陈代谢在健康和疾病中的作用是营养流行病学的主要研究内容之一。在过去的几十年中，营养流行病学确定了许多能够增加或降低疾病风险的可改变的饮食因素。这些研究大多基于自我报告的饮食摄入量、直接测量的生物标志物水平或身体成分。现有的循证医学证据显示高摄入非精制的植物性食物（如新鲜水果、蔬菜、坚果和全谷物）和相关营养素（如维生素 C 和维生素 E、叶酸、类胡萝卜素、镁、钾和不饱和脂肪酸）可降低重大慢性病，特别是心血管疾病和 2 型糖尿病的风险，而高摄入加工肉类、钠、饱和脂肪和含糖饮料等则可增加疾病风险。然而，这些研究有不足之处。绝大多数营养流行病学研究都是基于观察性设计，危险因素和疾病之间的关联可能是由于混杂或反向因果关系造成的。虽然有统计分析策略可以控制混杂，传统的观察性研究中仍存在着不可测量的因素和残余混杂。对于饮食相关因素，如酒精、咖啡或牛奶摄入量，由于使用的膳食评估工具不同，其摄入量信息可能不可靠或难以标准化。临床前或疾病状态也会影响饮食暴露，在回顾性获取暴露信息的研究中，这也可能产生偏倚。同时，观察性研究中统计学意义显著的关联的解释并不简单，对于成簇发生或高度相关的饮食和生活方式因素尤其如此，例如，健康饮食的人通常有其他健康习惯。为了克服这些缺点，并能够推断饮食或营养素与疾病之间的因果关系，随机临床干预试验一般被认为是"金标准"，但临床试验成本高昂，为了增加干预效果的可能性，研究对象往往是事先就有较高的结局风险，再加上干预试验的持续时间有限，可能无法获得关于长期潜在的副作用的信息。

在 MR 设计中，利用与膳食因素密切相关的遗传变异作为工具变量，评估饮食与疾病的因果关系。因为基因变异在受孕时是随机分配的，不会因疾病的发展而改变（致癌突变除外）。因此，与传统的观察性研究相比，MR 研究不易受到混杂如自我选择的生活方式行为、环境因素和反向因果偏倚的影响。MR 作为营养基因组学的一种分析方法，通过研究个体饮食结构与习惯的遗传因素和生物学基础，可以提出更有效的饮食建议，对人类健康具有巨大的影响。研究方法示例见图 6-3。

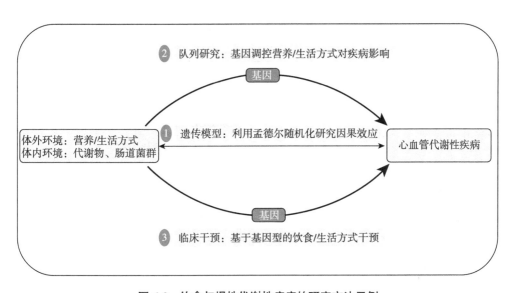

图 6-3 饮食与慢性代谢性疾病的研究方法示例

大多数已发表的 MR 研究都使用了两样本 MR 设计，其中与暴露和结局相关的基因分别来自不同的 GWAS，这些研究评估了营养素及其代谢物与主要慢性病之间的关联。表 6-1 给出了营养素相关 MR 研究中使用的遗传工具的例子。

表 6-1　MR 研究中使用的营养素相关的遗传工具示例

营养因子	遗传变异	相关基因示例
食物和宏量营养素		
牛奶	1	*LCT*
乙醇	1 ~ 99	*ADH1B、ALDH2、KLB*
宏量营养素	≥ 1	*FGF21、KLB、MLXIPL*
维生素		
维生素 A	2	*RBP4*
维生素 B6	1 ~ 2	*ALPL*
维生素 B9（叶酸）	3	*MTHFR、FOL3*
维生素 B12	8 ~ 14	*TCN2、CUBN*
维生素 C	1	*SLC23A1*
维生素 D	2、4、6、7	*DHCR7、CYP2R1、CYP24A1、GC*
维生素 E	3	*CYP4F2*
维生素 K	2	*CYP4F2*
矿物质		
钙	7 ~ 8	*CASR*
铜	2	—
铁	3	*HFE*
镁	6	*TRPM6*
硒	1 ~ 2	*DMGDH、BHMT*
锌	2	*CA1、CA2、CA3、CA13*
代谢物		
支链氨基酸	1 ~ 5	*PPM1K*
脂肪酸	1 ~ 5	*FADS1*

（三）研究实例

Børge G Nordestgaard 等对维生素 D 和全因死亡风险的 MR 研究较为经典。观察性研究表明，维生素 D 浓度低与全因死亡率、心血管和癌症的死亡率增加有关。然而当时随机对照试验并没有明确证实补充维生素 D 后可以降低死亡率。因此，维生素 D 浓度降低是否是死亡率上升的原因，还是仅仅是健康状况不佳的结果尚不清楚。全世界有数以百万计的人定期服用维生素 D 补充剂来预防疾病并希望能延长寿命，因此这是一个重要的公共卫生问题。

在这样的背景下，Børge G Nordestgaard 等首先使用影响血浆 25- 羟基维生素 D 的遗传基因作为工具变量，囊括维生素 D 供应的所有 3 个来源，即阳光照射、饮食和补充剂，而不是像随机试验中仅使用补充剂。其次，MR 方法可以对 25- 羟基维生素 D 浓度的终身暴露进行检验，而不是有时间限制的干预措施。最后，随机干预试验不能研究在干预前已经发生不可逆损害的情况，这在癌症等自然历史较长的疾病中往往会出现。

该研究共选取了哥本哈根城市心脏研究、哥本哈根自然人群研究、哥本哈根缺血性心脏病研究 3 个大型队列研究的人群中约 95 766 名丹麦裔白人作为研究对象，以基因 DHCR7（*rs7944926* 和 *rs11234027*）和 *CYP2R1*（*rs10741657* 和 *rs12794714*）上的 4 个 SNP 位点作为工具变量开展 MR 研究。这些位点可以影响皮肤中 7- 脱氢环醇合成前维生素 D 或肝中维生素 D 转化为 25- 羟基维生素 D 等相关过程，从而改变 25- 羟基维生素 D 的浓度。研究流程可简述为以下 4 个步骤（其主要研究结果详见图 6-4）：

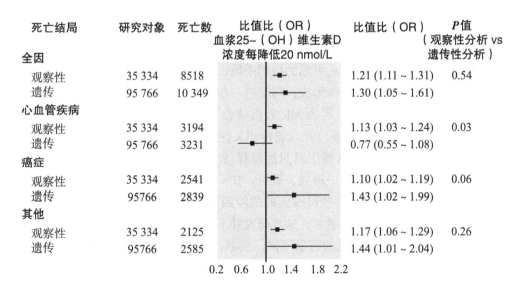

图 6-4 25- 羟基维生素 D 浓度每降低 20 nmol/L 的全因死亡率和特定原因死亡率的关联和遗传性风险估计

1．使用以年龄为时间尺度的 Cox 回归模型来估计血浆 25- 羟基维生素 D 浓度每降低 20 nmol/L 与全因死亡率和特定原因死亡率的观察性关联。

2．使用 Cuzick 非参数趋势检验来评估 25- 羟基维生素 D 浓度的不同基因型和未加权的遗传风险评分（genetic risk score，GRS）的趋势。使用 F 统计量来评估基因型和 GRS 作为工具变量的强度，F 大于 10 表示有足够的强度来进行可靠的工具变量分析。

3．使用 Cox 回归模型研究 *DHCR7/CYP2R1* 的 GRS 与全因和特定原因死亡率的遗传性关联，只对年龄、性别、研究和出生年份进行了调整。

4．利用 SNP- 结局关联和 SNP- 关联的比值（Wald 比值）来估计因果效应。

5．在敏感性分析中，考虑死亡的竞争风险，采用了 Fine&Gray 的竞争风险模型。

如图 6-4 所示，25- 羟基维生素 D 浓度降低与全因死亡、癌症死亡和其他原因死亡的增加存在因果关联，但与心血管死亡的增加无关。这些发现表明血浆 25- 羟基维生素 D 浓度降低与心血管死亡率的观察性关联可能是混杂的结果。需要注意的是，只有在随机对照试验中证实补充维生素 D 有意义之后，才适合推荐广泛的维生素 D 补充，因此这一研究结果的临床意义仍然是有限的。

（四）未来挑战与展望

营养相关的 MR 分析中存在着一些挑战。首先，MR 研究设计的应用仅限于与暴露相关的具有可靠遗传变异的营养素。虽然在过去几年中，由于 GWAS 数量的增加，具有适当遗传工具的营养素数量有所增加，但许多营养素，特别是复杂食物和膳食模式，仍然缺乏可靠的检测手段。许多营养素和中间代谢的变化在健康和疾病中的因果作用仍未解决，需要进一步研究。其次，多效性或基因混杂也是要考虑的问题。再次，因为 MR 分析结合了多个参数（基因型、暴露和结局），在测量中可能存在误差，并且遗传相关性通常不大，尤其是对于缺乏可靠遗传工具的营养素而言，这些工具只能解释较少的暴露变异，统计效力可能很低。大规模合作有望克服这一挑战。最后，在疾病预防方面，目前基于特定疾病 GWAS 的 MR 研究发现了一些可改变的危险因素来降低疾病风险。然而，在大多数情况下，当考虑疾病进展时，这些研究并不理想，因为在许多情况下，引发疾病的因素与影响疾病发展的因素不同。例如，肺癌病例对照 GWAS 确定与吸烟强度相关的基因变异是统计上最可靠的关联，证实吸烟是肺癌的诱因之一。然而，一旦肺癌发展，戒烟并不是有效的治疗方法。为了确定治疗目标，并能够对这种治疗目标进行 MR 研究，需要进行更多关于疾病进展和预后的遗传学研究。

个体的遗传学和表观遗传学特征、肠道微生物组和代谢组、昼夜节律与复杂的食物环境、生活空间、活动水平以及经济、社会和其他行为特征相互作用，共同确定疾病的风险。后基因组时代的营养流行病学的重要发展方向之一是如何使用遗传关联来检验关于因果途径的假设，以及模拟基因和环境的交互效应。MR

分析提供了一个潜在的研究框架来推断因果关系，并可能提供对病因机制和预防策略的独特见解，以开发对个体有利的"量身定制"的干预措施，提高治疗效果。

部分 MR 研究已经发现了饮食、各种微量营养素和代谢物等与肥胖和主要慢性病风险之间的因果关系。还存在的问题是，我们能够在多大程度上将这些新的研究成果应用于临床实践和疾病预防，如何改进我们的精准营养方法，如何有效地转化实践并适当地传播这些新的研究成果。将营养基因组学纳入营养学和其他医疗保健专业培训课程，并为医疗保健专业人员提供各种继续教育的机会，使训练有素的专业人员接触到可以用来改进饮食评估工具的最新技术，有利于将基于证据的个性化营养方法转化为实践。

参考文献

[1] DeSalvo KB，Olson R，Casavale KO. Dietary guidelines for Americans. JAMA，2016，315（5）：457-458.

[2] Estruch R，Ros E，Salas-Salvado J，et al. Primary prevention of cardiovascular disease with a Mediterranean diet. N Engl J Med，2013，368（14）：1279-1290.

[3] Remde A，DeTurk SN，Almardini A，et al. Plant-predominant eating patterns - how effective are they for treating obesity and related cardiometabolic health outcomes? A systematic review. Nutr Rev，2022，80（5）：1094-1104.

[4] Filippou CD，Tsioufis CP，Thomopoulos CG，et al. Dietary approaches to stop hypertension（DASH）diet and blood pressure reduction in adults with and without hypertension：a systematic review and meta-analysis of randomized controlled trials. Adv Nutr，2020，11（5）：1150-1160.

[5] Cole JB，Florez JC，Hirschhorn JN. Comprehensive genomic analysis of dietary habits in UK Biobank identifies hundreds of genetic associations. Nat Commun，2020，11（1）：1467.

[6] Li J，Guasch-Ferre M，Chung W，et al. The Mediterranean diet，plasma metabolome，and cardiovascular disease risk. Eur Heart J，2020，41（28）：2645-2656.

[7] Meddens SFW，de Vlaming R，Bowers P，et al. Genomic analysis of diet composition finds novel loci and associations with health and lifestyle. Mol Psychiatry，2021，26（6）：2056-2069.

[8] Mozaffarian D. Dietary and policy priorities for cardiovascular disease，diabetes，and obesity：a comprehensive review. Circulation，2016，133（2）：187-225.

[9] Larsson SC. Dietary approaches for stroke prevention. Stroke. 2017，48（10）：2905-2911.

[10] Afzal S，Brondum-Jacobsen P，Bojesen SE，et al. Genetically low Vitamin D concentrations and increased mortality：Mendelian randomisation analysis in three large cohorts. BMJ，2014，349：g6330.

（宋子皿　编　赵逸民　审）

二、生活方式与疾病

MR 分析方法可以用于探究生活方式与疾病的因果关系。例如，下面一项研究利用了 MR 方法探究了看电视等不良生活习惯与 2 型糖尿病之间的因果关系。

（一）背景介绍

2 型糖尿病的全球患病人数已经超过 4.63 亿，发病率和卒死率高居前列。家族遗传学研究表明，2 型糖尿病具有高度遗传性，遗传力高达 20%～80%。遗传力指的是种群中某一特定疾病表型的变异中有多少比例可以归因于遗传因素。不健康的生活方式被认为是 2 型糖尿病发病的关键因素。然而，这种不健康的生活方式是否与 2 型糖尿病有因果关系或与 2 型糖尿病有共同的遗传基础，目前仍不清楚。

以往的观察性研究数据表明，2 型糖尿病患病风险与长时间看电视、不吃早餐等行为有正相关关系。具体而言，看电视可能与能量摄入高于消耗有关，进而升高 BMI、增加 2 型糖尿病发病风险。然而，尽管能得到显著的关联性，观察性研究在因果推断方面的能力有限，因为这种关联可能是由于混杂因素和（或）反向因果关系造成的。

迄今为止，GWAS 已分别检测到 145 个 2 型糖尿病相关、128 个看电视相关的全基因组重要的独立 SNP。许多与看电视相关的易感基因座同时也是 2 型糖尿病的易感基因座，这表明它们之间可能存在共同的遗传基础。总之，看电视等行为与 2 型糖尿病的潜在因果关系是个值得深入研究的问题，是孟德尔随机化方法的典型应用。

（二）数据获取

数据全部选自公共数据库中的 GWAS 汇总级别数据。迄今为止规模最大的自我报告电视观看情况的 GWAS 基于英国生物库的自然人群队列。2 型糖尿病则使用 DIAGRAM 协作组 2017 年报告的 GWAS 汇总统计数据，包括 26 676 例 2 型糖尿病病例和 132 532 例对照。所有参与者都是欧洲血统。SNP 的定位基于参考基因组 GRCh37 版本。在最后的中介分析中，体重指数、血脂性状和血糖性状的 GWAS 汇总统计数据分别来自人体测量性状遗传学协作组（GIANT consortium）、葡萄糖和胰岛素相关性状 meta 分析协作组（MAGIC）和全球血脂遗传学协作组（GLGC）。

（三）研究方法与结果

1. 遗传相关性分析　遗传相关性（r_g）是两个性状的相关性中共享遗传因素所占的比例，与遗传力不同。遗传相关性与两个性状之间的连锁不平衡息息相关，也是遗传学角度研究性状关联的最基本概念之一，是 MR 前筛选性状的关键步骤。常用的两种方法是连锁不平衡评分回归（linkage disequilibrium score regression）和高分辨似然（high-definition likelihood），二者都可以提供遗传相关性的无偏估计，后者是较新的方法，被认为拥有更高的精度。使用的数据是基于 335 265 名英国人基因组计算出的连锁不平衡参考值。两种表型与 2 型糖尿病的遗传相关性计算结果如表 6-2。

表 6-2　用高分辨似然法和连锁不平衡评分回归法估计 2 型糖尿病与看电视和不吃早餐的遗传相关性

方法	性状	r_g	标准误	95% 置信区间	P 值	h^2（标准误）
高分辨似然	看电视	0.26	0.023	$0.21 \sim 0.31$	1.6×10^{-29}	0.13（0.004）
	不吃早餐	0.15	0.032	$0.09 \sim 0.21$	2.02×10^{-6}	0.05（0.002）
连锁不平衡评分回归	看电视	0.28	0.030	$0.22 \sim 0.34$	1.28×10^{-21}	0.13（0.004）
	不吃早餐	0.14	0.043	$0.06 \sim 0.22$	1.30×10^{-3}	0.05（0.003）

注：r_g 为遗传相关性值，h^2 为相应表型的遗传力。

从表 6-2 可以看出，2 型糖尿病与看电视和不吃早餐两种生活行为都有显著的正遗传相关性，具有后续 MR 和其他遗传学分析的研究潜力。

2. 孟德尔随机化分析　由于反向因果关系的潜在可能性，本实验中我们考虑双向两样本 MR。其中两样本指的是我们所研究的因果关联建立在来自相同人群的两组独立样本之间。这一方法由于样本量大而可以获得更高的统计效力。随着 GWAS 数据量与日俱增，两样本 MR 得到越来越广泛的使用。由于不同的 MR 算法具有不同的解释角度和应用背景，统计效力也会有相应的差异，我们采用了多种 MR 算法来估计因果效应。其中最主要的参考结果来自 IVW 模型。同时，我们还进行了一系列敏感性分析来检验 MR 的结果。其中 IVW 异质性检验在半数以上 SNP 位点无效的情况下仍可以提供一致且稳健的估计，MR-Egger 回归的截距可用于评估 IVs 的定向多效性，MR-PRESSO 和留一法（leave-one-out）交叉验证主要用于检测异常 IVs，加权中位数法（weighted median，WM）、MR-Steiger、MR-RAPS 等其余方法不做赘述。

我们使用的 R 语言软件包是"TwoSampleMR"，它可以调用 MR-Base 数据库中已有的 GWAS 结果，也支持固定格式的自定义输入数据，上述方法在包中都有函数可以直接调用，方便快捷。其分析流程如图 6-5：

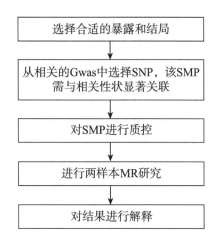

图 6-5 用 R 语言包 "TwoSampleMR" 的分析流程

在 GWAS 数据中，我们筛选 P 值小于 5×10^{-8} 和 LD r^2 小于 0.001 时的 SNP 位点作为工具变量。注意 MR 分析之前要根据汇总水平的 GWAS 数据中的效应等位基因频率（effect allele frequency，EAF）进行链对齐并调整效应值。另外，由于使用了多重比较和检验，我们还需要将得到的 P 值进行 Bonferroni 校正。

整理后的数据运行程序得到的最终结果如表 6-3。

表 6-3 显示出看电视与 2 型糖尿病有显著的正向因果关系，不吃早餐则没有显著的关系。

针对显著的看电视 -2 型糖尿病性状对，如果想要得到更稳健的估计值，需要更细致地排除混杂因素的影响。为此我们挑选了多种可能的混杂性状，包含以往研究中与 2 型糖尿病有显著关联的因素，如受教育程度、认知能力、吸烟饮酒行为、高血压、BMI、腰臀比、体脂率、心血管疾病等。在数据网站 GWAS catalog（https：//www.ebi.ac.uk/gwas/）对 GWAS 数据中的工具变量（SNP）进行检索，排除了与混杂因素有 GWAS 显著性的 16 个遗传位点，并重新进行 MR 分析。结果如表 6-4 所示。

表 6-4 可以看出，去除 16 个与混杂因素相关联的 SNPs 后因果关系更加显著（以 IVW 的结果为首）。同时，MR-Steiger 的结果表明，所有的因果估计都是在预期的方向上；留一法交叉验证表明，所有单个 SNP 都不会过度影响总体估计。

3. 中介分析 为了进一步评估看电视对 2 型糖尿病的影响途径，可以运用两步 MR 方法（two-step MR）进行中介分析。两步 MR 基于系数乘积法来计算

表 6-3　看电视、不吃早餐和 T2D 之间的因果关系（经多重比较调整的结果）

暴露	结局	SNP 个数	方法	效应值 β	OR	95% 置信区间	标准误	P 值	异质性 P 值
看电视	T2D	127	IVW	0.629	1.86	(1.54, 2.26)	0.098	$\mathbf{1.80 \times 10^{-10}}$	1.66×10^{-5}
			WM	0.599	1.82	(1.44, 2.3)	0.12	$\mathbf{6.36 \times 10^{-7}}$	NA
			MR-Egger	0.253	1.29	(0.52, 3.17)	0.46	5.83×10^{-1}	1.60×10^{-5}
			MR-RAPS	0.577	1.78	(1.5, 2.11)	0.087	$\mathbf{3.13 \times 10^{-11}}$	NA
			MR-PRESSO：原始结果	0.569	1.77	(1.49, 2.09)	0.086	$\mathbf{6.07 \times 10^{-10}}$	NA
			MR-PRESSO：经离群群校正后的结果	0.609	1.84	(1.56, 2.16)	0.083	$\mathbf{1.22 \times 10^{-11}}$	NA
不吃早餐	T2D	5	IVW	0.232	1.26	(0.51, 3.14)	0.465	6.18×10^{-1}	0.11
			WM	0.752	2.12	(0.89, 5.07)	0.444	8.99×10^{-2}	NA
			MR-Egger	2.111	8.25	(0.31, 219.57)	1.674	2.97×10^{-1}	0.16
			MR-RAPS	0.255	1.29	(0.63, 2.67)	0.37	4.90×10^{-1}	NA
			MR-PRESSO：原始结果	0.239	1.27	(0.6, 2.69)	0.383	5.61×10^{-1}	NA
			MR-PRESSO：经离群群校正后的结果	NA	NA	NA	NA	NA	NA

注：由于没有显著性，此处省略了反向因果效应的结果数据。T2D，2 型糖尿病；NA，缺省值；OR，比值比（odds ratio）；加粗的为显著结果（BF 校正后 P 的阈值为 0.05）。

表 6-4 去除 16 个与混杂特征相关的 SNPs 后看电视与 2 型糖尿病风险之间的关系

暴露	结局	SNP 个数	方法	效应值 β	OR	95% 置信区间	标准误	P 值	异质性 P 值
看电视	T2D	111	IVW	0.66	1.94	(1.6, 2.36)	0.1	$\mathbf{3.74 \times 10^{-11}}$	1.66×10^{-5}
		111	WM	0.59	1.82	(1.41, 2.35)	0.129	3.27×10^{-6}	NA
		111	MR-Egger	0.60	1.83	(0.71, 4.69)	0.481	0.21	1.60×10^{-5}
		111	MR-RAPS	0.58	1.78	(1.5, 2.11)	0.087	$\mathbf{3.13 \times 10^{-11}}$	NA
		111	MR-PRESSO: 原始数据	0.57	1.77	(1.49, 2.09)	0.086	$\mathbf{6.07 \times 10^{-10}}$	NA
		111	MR-PRESSO: 经离群校正后的结果	0.61	1.84	(1.56, 2.16)	0.083	$\mathbf{1.22 \times 10^{-11}}$	NA

注: 加粗的为显著结果。

间接（或中介）效应。这个过程涉及计算两个 MR 估计值，一个是暴露对中介变量的因果影响，另一个是中介变量对结局的因果影响。然后将这两个估计值相乘，以估计中介效应（图 6-6）。

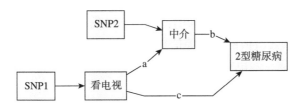

图 6-6 两步 MR 分析示意图

a 表示暴露到中介的效应，b 表示中介到结局的效应，c 表示暴露到结局的总因果效应。当 a、b、c 都显著时，a×b 可视为从暴露到结局的中介效应，而 c′ = c − a×b 就是剩余的直接因果作用部分。

结合过去的流行病学研究，我们选择了与糖尿病密切相关的变量，包括 BMI、4 种脂质指标（包含高密度脂蛋白胆固醇等）和 6 种血糖指标（包含空腹血糖等）作为看电视导致 2 型糖尿病的潜在中介因素。数据来源在前文有过介绍，在此不再赘述。在选定的 GWAS 数据中，暴露和中介以及中介和结果之间的样本量重叠很小，可以忽略。使用 Bonferroni 校正后的 P 值用来判断 11 项中介分析的统计显著性，且阈值为 0.05。最终结果如表 6-5。

表 6-5 看电视（暴露）与 2 型糖尿病（结果）的两步孟德尔随机化中介分析

中介变量	暴露→中介		中介→结局		间接因果作用	直接因果作用	OR	中介比例
	β_1	P 值	β_2	P 值				
BMI	0.315	2.76×10^{-6}	0.581	5.14×10^{-4}	0.183	0.439	1.55	29.10%
HDL	−0.289	1.22×10^{-5}	−0.213	7.15×10^{-4}	0.062	0.561	1.75	9.86%
FG	0.053	9.45×10^{-4}	1.602	4.03×10^{-8}	0.085	0.537	1.71	13.51%
HbA1c	0.038	5.92×10^{-4}	1.223	3.08×10^{-3}	0.046	0.576	1.78	7.31%

注：只展示了 4 种有显著中介效应的变量。β 表示因果效应值，间接因果作用为 $\beta_1 \times \beta_2$，直接因果作用为前文得到的总因果作用减去 $\beta_1 \times \beta_2$，中介比例是 $\beta_1 \times \beta_2$ 与总因果作用的比值。HbA$_{1c}$，糖化血红蛋白（hemoglobin）测量值。

结果显示，对糖化血红蛋白、空腹葡萄糖和高密度脂蛋白胆固醇进行调整后，因果效应估计值大小都产生了一定程度的衰减，但方向不变。相比之下，调整 BMI 后，看电视与 2 型糖尿病之间的关联要减弱得多，说明 BMI 在这一因果关系起到了更多的介导作用，揭示了因果关系背后的潜在生物学路径。其余中介变量则没有得到显著的结果。

4. 统计效能计算　统计效能指的是在原假设为假的情况下，接受备择假设的概率。换句话说，是在 P 值小于阈值时，我们有多大的把握坚信这一结果的显著性。效能越大，犯第二类错误的概率越小，我们就更有把握认为结果是显著的。利用样本量、效应值的方差等信息，可以计算出在显著性水平 $\alpha = 0.05$ 时，有 99% 的效能相信，看电视每增加一个标准单位都会使 2 型糖尿病的患病风险增加 86%（即 $OR_{IVW} = 1.86$，见表 6-3）。

（贾金柱 编　赵逸民 审）

三、孟德尔随机化研究在转录组学中的应用

（一）表达数量性状基因座

遵循豌豆实验中简单孟德尔遗传模式的表型属于质量性状（qualitative trait），在自然界中并不多见。这类性状受少数基因控制，表型和基因型的变异均不连续，一般在家系水平采用经典遗传学方法进行分析。绝大多数人类的表型属于复杂性状（complex trait），这类性状同时受多遗传和非遗传因素的共同作用，包括复杂疾病性状、数量性状（quantitative trait）和行为、心理等难以准确度量的性状。

数量性状在每个基因上的变异只能解释表型差异的一小部分，等位基因的随机遗传使该类性状在人群中呈现正态分布，如出生体重，因此一般采用统计学方法在群体水平对其进行研究。虽然 GWAS 能够从人类 DNA 序列中识别出与复杂性状相关的变异位点，然而由于连锁不平衡现象和基因调控的复杂机制，识别出的位点常常不具有可靠的因果关系，其最邻近的基因往往也不是真正的致病基因。在 GWAS 发现的常见遗传变异位点中，93% 都位于不直接编码蛋白质的非编码区，使得研究人员难以将性状与基因功能直接联系在一起，同时也表明一个基因调控区可能在多种疾病中均发挥着重要作用。

为了增进对相关生物学机制的理解，科研人员注意到了位于遗传变异和疾病结局中间的数量性状——基因表达、DNA 甲基化和蛋白质水平等分子特征。一般认为这些分子特征很可能介导了基因变异对疾病的影响，并且相比于二分类的疾病终点，连续型变量往往能够提供更大的检验功效。与分子特征有关的遗传变异被称为数量性状基因座（QTL，quantitative trait loci），也可写作分子数量性状基因座（molQTL，molecular QTL），包括：

- 表达数量性状基因座（expression QTL，eQTL）
- DNA 甲基化数量性状基因座（DNA methylation QTL，meQTL）
- 组蛋白修饰数量性状基因座（histone modification QTL，hQTL）
- 染色体可及性数量性状基因座（chromatin accessibility QTL，caQTL）
- 可变剪切 / 选择性剪切数量性状基因座（alternative splicing QTL，sQTL）
- 蛋白质水平数量性状基因座（protein levels QTL，pQTL）
- microRNA 表达数量性状基因座（microRNA expression QTL，mirQTL）
- 核糖体占用数量性状基因座（ribosome occupancy QTL，rQTL）等

此外，还有研究揭示了与更高水平的中间性状关联的遗传位点，如碳水化合物、氨基酸和脂肪酸等代谢物的数量性状基因座（QTL）。

表达数量性状基因座（eQTL），是研究最早也是最多的一种 QTL，指基因组中那些控制特定基因 mRNA 表达水平 / 蛋白质水平的基因座，一般采用 SNP 作为分子标记（图 6-7）。eQTL 分析需要同一样本人群在全基因组尺度上的基因分型数据和转录组数据。分析的大致思路是，将基因表达量作为因变量，依次建立单个位点的基因型对所有 mRNA 水平的线性回归模型，若回归系数显著，说明该位点是该基因的一个 eQTL。需要注意的是，某个 SNP 与基因的相关性可能来自于另一个和基因以及该 SNP 都相关的位点，最后的因果性确认还需要严谨的生物实验来证明。

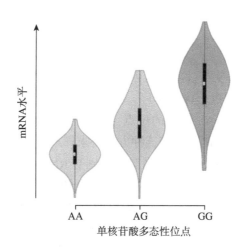

图 6-7　影响 mRNA 水平的数量性状基因座

eQTL 分为顺式作用基因座（cis-eQTL）和反式作用基因座（trans-eQTL）。通常将位于所调控基因上下游 100 万个碱基对（1 Mb）范围内的 eQTL 定义为顺式 eQTL，并认为在生物学上它们能更直接地影响表达水平，而位于更远端或其

他染色体上的 eQTL 定义为反式 eQTL，它们可能经转录因子等其他分子特征介导，间接影响基因表达。反式 eQTL 的效应量一般小于顺式 eQTL，因此需要更大的样本量才能检测到。据估计 88% 的基因有至少一个 eQTL。此外，研究发现 eQTL 具有人群、组织和细胞特异性，不同组织细胞中 eQTL 不尽相同，如顺式 eQTL 要么在所有组织中共有，要么只存在于几个特定组织。

随着 eQTL 分析技术的发展成熟，各种基因表达数据库相继出现。其中样本量最大的是整合了 37 个数据集的 eQTLGen，在 3 万多人的血液样本中进行了分析（https：//eqtlgen.org/）。而美国国立卫生研究院发起的 GTEx（Genotype-Tissue Expression）项目则是系统研究不同人体组织中遗传变异对基因表达调控影响的重要公开资源，其第 8 版数据集公布了来自近 1000 名捐献者、54 种非病变组织样本的 eQTL（https：//www.gtexportal.org/home/）。其他基因表达数据库还有 GSE19480（淋巴母细胞系）、Braineac（10 种脑组织）、METSIM（脂肪）、seeQTL（肝）、eQTL browser（产前大脑）、STARNET（血液和代谢组织）等。EBI eQTL catalogue 集合了 GTEx 在内的 16 个转录组测序数据集，覆盖 95 种组织（https：//www.ebi.ac.uk/eqtl/）。FIVEx 提供了多个 eQTL 数据集的交互可视化工具（https：//fivex.sph.umich.edu/）。

值得注意的是，eQTL 与复杂性状的关联不太容易受到反向因果的影响，因为目前的 eQTL 分析样本量都较小，只有反向位点的影响非常大时才有可能达到检测阈值。

（二）全转录组关联研究

如上文所述，在寻找与性状具有因果关联的基因方面，GWAS 的能力有限。为了对可能的因果基因进行优先排序，有研究者开发出 GWAS 和 eQTL 共定位方法，如果 eQTL 和 GWAS 识别的位点重叠，证明 eQTL 的靶基因很可能参与了表型差异背后的分子机制。但是这种方法要求样本人群同时具备能够进行两种分析的 DNA 和 RNA 数据，条件较苛刻。特别受 RNA 测序技术限制，共定位难以大规模开展。另一种筛选候选基因的方法是全转录组关联研究（transcriptome-wide association study，TWAS），将小规模的 eQTL 研究与基于一组共同变异的 GWAS 数据整合，在更大样本中建立基因与性状的关系（图 6-8）。

关联分析指利用统计学方法从海量数据中挖掘出与因变量显著相关的自变量。GWAS 和 TWAS 的因变量都是性状表型，差别在于 GWAS 的自变量是基因组突变位点，而 TWAS 的自变量是基因表达水平。eQTL、GWAS、TWAS 的关系见图 6-8。如果某基因的表达水平受到遗传变异的影响，即存在 eQTL，那么携带不同基因型（如 AA、AT、TT）的个体之间，该基因的表达水平将存在差异。

AA 对应于自然界中的基因过表达，AT 对应于野生型，TT 对应于基因抑制。如果基因的表达水平对一个性状有影响，那么不同 eQTL 基因型组之间应存在表型差异。

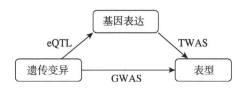

图 6-8　GWAS、eQTL 和 TWAS 的关系

进行 TWAS 分析主要有 3 步（图 6-9）：

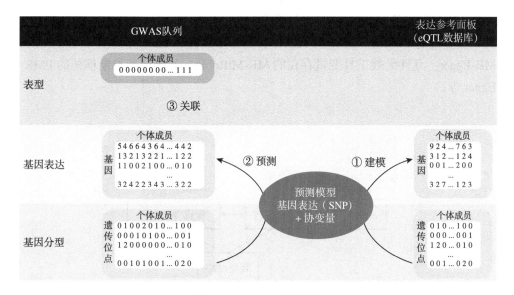

图 6-9　TWAS 分析策略

1．基于表达参考数据，构建 SNP 对基因表达量的预测模型。参考面板一般来自同时具备基因表达和基因分型数据的 eQTL 数据库，如 GTEx。

2．用第一步的预测模型在 GWAS 队列里估计基因表达量，相当于对 GWAS 队列的基因表达量进行填补。

3．用预测的基因表达量来分析基因和性状之间的关联。

对候选因果基因进行优先级排序可依据 TWAS 的 P 值、与 GWAS 中最显著变异的距离和表达量大小。而对于候选因果组织的排序来说，P 值会受不同组织参考面板样本量的影响，故还需考虑 TWAS 的效应量大小。

由于 eQTL 的组织及细胞特异性，第 1 步参考面板数据理论上应来自与研究性状在机制上相关的组织，否则可能会遗漏很多本应被识别的基因。但使用全血或淋巴母细胞等规模较大的表达参考面板可以提高统计效能。因此需根据实际情况在组织偏倚和样本量之间进行权衡。

如果把基因表达看作一种性状，那么第 2、3 步本质上说就是利用基因位点做工具变量进行因果推断（SNP →分子特征性状→结局表型），所以完全可以将 TWAS 视为 MR 思想的一种应用（图 6-10）。在相关研究者的共同努力下，目前已有多种用于 TWAS 的分析方法，每一种方法都有不同的建模假设、适用条件，可以解决不同的问题，如基于机器学习弹性网络和个体 GWAS 数据的 PrediXcan、基于汇总 GWAS 数据的 Fusion 和 S-prediXcan、集成多个组织参考面板的 MultiXcan 和 S-MulTiXcan、跨组织进行基因表达填补的 UTMOST、使用一个 eQTL 做工具变量的 SMR、使用多个独立工具变量的 TWMR、使用多个相关工具变量的 CoMM、DPR 和 TIGAR、允许多效性和 LD 混杂效应存在的 LDA MR-Egger、允许无效工具变量存在的 MR-MtRobin、基于似然推断框架的 PMR-Egger 等。

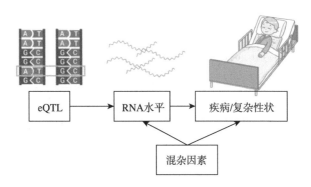

图 6-10　全转录组 - 孟德尔随机化研究

TWAS 指向的不一定是因果基因。由于连锁不平衡现象，GWAS 会识别出一系列位点，而不是单个基因座。与之相似，TWAS 可能识别出受一个基因座影响的多个基因，包括那些与因果基因处于连锁不平衡或共同调节的非因果基因。基因的总表达水平受遗传、环境和技术影响，其中遗传决定的部分由常见顺式作用基因座、罕见顺式作用基因座和反式作用基因座（trans-eQTL）共同决定，常见顺式作用基因座虽然仅占这些遗传变异的 10%，但却是 TWAS 预测基因表达的主要依据。因此，即使两个基因的总表达水平不相关，但如果它们均受相同的或处于连锁不平衡的几个常见顺式作用基因座的调节，它们的预测表达水平可能会达到显著相关的阈值，使得非因果基因被 TWAS 错误地识别出来。此外，TWAS 还可能识别出对因果基因的表达有调节作用或可以产生某种编码效应的非因果基因。换句话说，当因果关联不是由基因表达驱动时，TWAS 不能正确地识别致病基因。

TWAS 有很多优势。分析结果以特定基因而非 SNP 的形式呈现，多重比较的压力小；生物学意义更为直接，便于后续的功能研究和结果转化；TWAS 可以丰富 GWAS 的发现，揭示连接遗传变异和复杂性状的分子途径，更好地解释变异调控机制。目前 TWAS 正被越来越多地应用于疾病易感基因、风险评估和药物选择等研究中。

（三）研究实例

下面使用两个研究实例来帮助读者了解 MR 方法在转录组领域的应用。

1. SMR　SMR 可被认为是一种基于单基因、单工具变量的 TWAS 分析方法，可应用于人类复杂性状或疾病，探究隐藏在 GWAS 背后，与性状在功能上相关的基因图谱。因使用的是 GWAS 汇总数据，该方法得名基于汇总数据的 MR（summary data-based MR，SMR）。SMR 观察到的关联有 3 种解释：①因果变异经转录影响表型；②因果变异具有多效性，被转录和表型所共享；③转录的因果变异与表型的因果变异处于连锁不平衡。在这三种情况中，第 3 种情况的生物学意义最小，因此研究团队设计了一种异质性检验——异质性独立工具（heterogeneity independent instruments，HEIDI）测试进行鉴别。若使用与目标位点连锁的其他 SNP 能得到相似的结果（$P_{\text{HEIDI}} \geq 0.05$），说明关联的产生可能是由于①或②；若不同 SNP 结果的异质性较大（$P_{\text{HEIDI}} < 0.05$），说明基因表达和表型更可能受两个遗传位点的影响，即第 3 种情况，这样的目标位点应予以剔除。

研究的工作流程如下：

（1）对非遗传性混杂因素存在的情况进行模拟，测试 SMR 的表现。

（2）从最新的 GWAS meta 分析中获得 SNP 对 5 种性状的关联估计。从 Westra eQTL 数据库（外周血组织）中获得 SNP 对基因表达的估计，从所有基因表达探针中筛选至少有一个 cis-eQTL 达到 $p_{\text{eQTL}} < 5 \times 10^{-8}$ 的探针，并排除那些位于主要组织相容性复合体（major histocompatibility complex，MHC）区域上的探针，最终有 5 967 个探针进入分析。

（3）使用每个探针最显著的 cis-eQTL 计算与 5 种表型的关联，如图 6-11。

（4）对达到全基因组显著阈值（$P_{\text{SMR}} < 8.4 \times 10^{-6}$）的基因进行 HEIDI 测试。

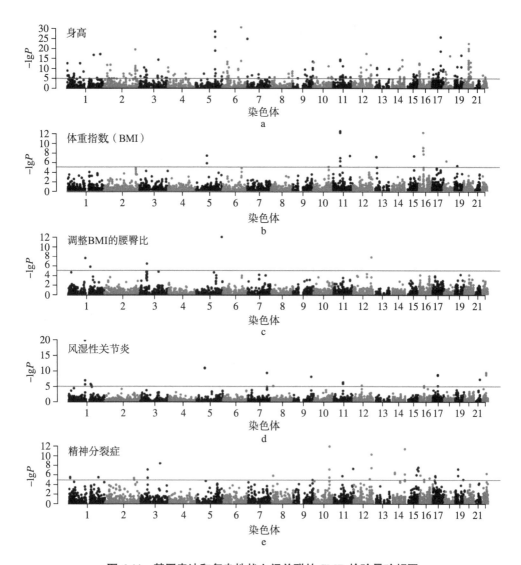

图 6-11 基因表达和复杂性状之间关联的 SMR 检验曼哈顿图

a. 染色体与身高之间关联的 SMR 检验曼哈顿图；b. 染色体与体重指数之间关联的 SMR 检验曼哈顿图；c. 染色体与调整 BMI 的腰臀比之间关联的 SMR 检验曼哈顿图；d. 染色体与风湿性关节炎之间关联的 SMR 检验曼哈顿图；e. 染色体与精神分裂症之间关联的 SMR 检验曼哈顿图。

模拟测试证明 SMR 这种分析方法不会受到非遗传性混杂因素的影响，相比于基因型、基因表达和表型数据来自同一样本的情况，当数据来自样本量非常大的两个独立样本时，SMR 可以大大提高检验效能。289 个基因（由 327 个探针标记）达到了 SMR 全基因组显著阈值，只有 104 个基因（由 112 个探针标记）通过了 HEIDI 测试，这些基因可以在以后的功能研究中优先关注。其中身高 68

个，BMI 9 个，BMI 调整腰臀比 2 个，风湿性关节炎 9 个，精神分裂症 16 个。大约 2/3 鉴定出的基因不是 GWAS 顶端 SNP 最邻近的那个基因。

该研究表明 SMR 可以为性状相关基因座周围的基因优先排序提供信息，然而基于单个遗传变异的分析无法很好地区分因果关系和多效性这两种情况。HEIDI 测试的目的是区分连锁与前述两种情况，但当影响转录和表型的位点处于高度连锁不平衡时，HEIDI 亦不能实现完美的判别。研究使用了来自基因表达阵列的 eQTL 数据，但是该方法也可以应用来自 RNA 测序的 eQTL 数据，还可以扩展到多组学研究的数据，例如来自 DNA 甲基化、蛋白质、代谢组的全基因组关联数据。

2. TWMR　使用单个工具变量会降低分析功效，有一定劣势。当 eQTL 研究的样本量较小时，异常的位点难以被异质性检验发现，继续使用该 eQTL 做工具变量会导致结果出现较大偏差。因此 Porcu 等提出了一种多基因、多工具的多变量 MR 方法，全转录组 - 孟德尔随机化研究（TWMR，transcriptome-wide Mendelian randomization），以减少多效性效应引起的偏倚。选择用于分析的 SNP 和基因的步骤是：①选择一个感兴趣的基因；②寻找其达到 $P < 1.83 \times 10^{-5}$, FDR < 0.05 的独立 eQTL；③纳入其他表达水平与这些位点显著关联的（eQTL 有所重叠）基因；④寻找新加入基因的其他 eQTL；⑤根据千人基因组计划或 UK10K 项目参考面板对所有纳入的 eQTL 进行修剪（$r^2 < 0.1$）。

研究的工作流程如下（区域关联图举例同图 6-12）：

（1）通过模拟研究证明相比于标准方法，本模型设置能够更好地控制 I 型错误，更精准地估计基因表达对表型的因果效应。

（2）将这种分析方法应用于目前最大的公开 GWAS 汇总数据和 eQTLGen 联盟血液样本的 cis-eQTL 数据，以获得与 43 个复杂人类性状在功能上可能相关的基因图谱。

（3）依据先前已建立的基因 - 疾病证据检验 TWMR 结果。

（4）开展后续的多效性基因分析、性状间关联分析和组织特异性效应分析，进行生物学推论。

文章揭示了 2369 个基因与 43 个性状之间可能存在的 3913 对基因 - 性状因果关联（$P_{\mathrm{TWMR}} < 3 \times 10^{-6}$），佐证了风险变异通过基因调控影响复杂性状的观点。其中 36% 的基因在 ±500 kb 的范围内没有全基因组显著的 SNP，这些区域的位点可能由于功效问题而被现有的 GWAS 所遗漏。文章还阐明了一些复杂性状之间的共同遗传结构。虽然发现的关联一半是从全血的基因表达数据中挖掘出的，但血液不一定是致病组织，血液中的基因表达更可能是相关组织中表达水平的一个良好替代指标。

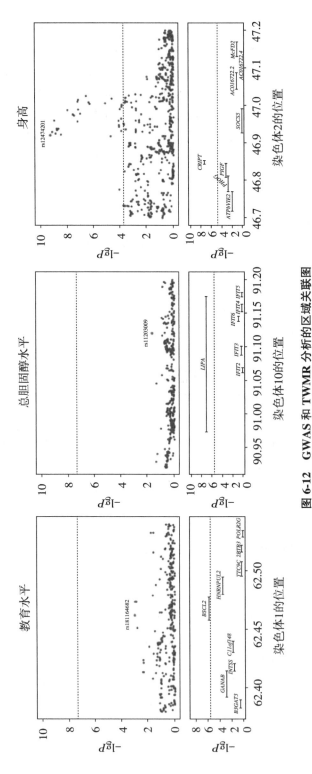

图 6-12 GWAS 和 TWMR 分析的区域关联图

上方为 GWAS 结果，y 轴显示关联强度（$-\lg P$）。下方为 TWMR 结果，y 轴显示基因因果关联强度（$-\lg P$），x 轴同样是基因组位置，灰色标识的基因因没有被测试（没有通过异质性测试或没有 eQTL）。虚线表示 GWAS 和 TWMR 的显著性阈值。值得注意的是，在教育水平和总胆固醇水平中，GWAS 没有识别出显著的 SNP，但 TWMR 精确地指向假定的致病基因。

研究发现将 eQTL 信息整合到 GWAS 分析中，能够识别常规 GWAS 遗漏的位点，这些位点有望在未来更大规模的 GWAS 中发现。相比于增加 GWAS 样本量，更大型和更多组织的 eQTL 分析可能对精确定位致病基因更有意义。此外，这种 MR 方法只需要来自 GWAS 的汇总数据以及任何能与连续不平衡（LD）估计结合的暴露，因此可以应用于其他组学数据，例如甲基化、代谢组学、蛋白质组学。

（四）小结

疾病发生发展的生物机制是一幅巨大的拼图，需要精心整合携带不同层级生物信息的多种数据，在以往研究发现的基础上不断验证、补充。TWAS 综合分析可以帮助梳理更有可能是因果关系的基因和组织，但不能保证因果关系，还需要其他因果证据的加入。利用 QTL 数据的 MR 尚有许多挑战存在，例如 eQTL 数据库规模有限、量化表达的基因（eGene）数量有限、共同调节导致的多效性、人群差异、组织特异性和细胞特异性等，但解决这些问题的方法也在飞速发展中。

参考文献

[1] Neumeyer S，Hemani G，Zeggini E. Strengthening causal inference for complex disease Using Molecular Quantitative Trait Loci [J]．Trends Mol Med，2020，26（2）：232-241.

[2] Kwong A，Boughton AP，Wang M，et al. FIVEx：an interactive eQTL browser across public datasets [J]．Bioinformatics，2021，38（2）：559-561.

[3] Walker RL，Ramaswami G，Hartl C，et al. Genetic control of expression and splicing in developing human brain informs disease mechanisms [J]．Cell，2019，179（3）：750-771，e22.

[4] Wainberg M，Sinnott-Armstrong N，Mancuso N，et al. Opportunities and challenges for transcriptome-wide association studies [J]．Nat Genet，2019，51（4）：592-599.

[5] Yuan Z，Zhu H，Zeng P，et al. Testing and controlling for horizontal pleiotropy with probabilistic Mendelian randomization in transcriptome-wide association studies [J]．Nat Commun，2020，11（1）：3861.

[6] Zhu Z，Zhang F，Hu H，et al. Integration of summary data from GWAS and eQTL studies predicts complex trait gene targets [J]．Nat Genet，2016，48（5）：481-487.

[7] Porcu E，Rueger S，Lepik K，et al. Mendelian randomization integrating GWAS and eQTL data reveals genetic determinants of complex and clinical traits [J]．Nat Commun，2019，10（1）：3300.

（李玥颖 编　肖文迪 审）

四、孟德尔随机化研究在生物标志物领域的应用

（一）生物标志物及其应用

生物标志物主要指从暴露到疾病的过程中可以测量到的、能反映功能或者结构变化的细胞、亚细胞、分子水平的物质，其涵盖的范围广泛，包括细胞学、生物化学与分子生物学、免疫学以及遗传学等多个方面，是生物医学最重要的研究标志，能从微观分子水平展示疾病的发生、发展过程，以及揭示可能的疾病影响因素。

生物标志物包括暴露生物标志物、效应生物标志物以及易感性生物标志物3种类型。暴露生物标志物是与疾病或者自身的健康状况密切相关的暴露的生物标志物，如日常接触的环境污染物或食入的病原体等。效应生物标志物是指在接触暴露因素后机体产生的一系列功能或结构的改变，可成为疾病的一种表现或促使疾病进一步发展，如接触暴露因素后细胞蛋白质的表达以及一些功能改变等。易感性生物标志物是指与疾病的发生、发展易感性相关的生物标志物，常见的包括与个体易感性高度相关的遗传基因以及表观遗传修饰等。需要注意的是，对一种物质的生物标志物分类是相对的：一种分泌蛋白既可作为细胞受暴露后产生的效应标志物，也可作为内暴露标志物引起机体其他部分的反应，对其分类取决于研究假设。

生物标志物广泛运用于分子生物基础研究、临床工作、流行病学研究等多个领域，为疾病提供更早期、更简便、更快速的检测，或作为辅助诊断手段提供更精准的信息，同时也为疾病治疗提供了新的突破口。以吸烟与健康效应为例，既往的研究仅揭示了吸烟与健康效应之间的关联，而生物标志物的出现则为其中间通路和生物学机制的解释提供了可能。例如，研究发现吸烟暴露可调控体内小分子RNA（miRNAs）如mi R-26a、mi R-30b等的表达水平，参与呼吸道上皮基因表达，进一步影响细胞组织凋亡、炎症等病理过程，即miRNAs可作为效应标志物提示由吸烟造成的健康影响。以新型冠状病毒感染相关研究为例，血液蛋白质GCNT4、CD207、RAB14、C1GALT1C1和ABO作为暴露生物标志物，它的出现被证实可能增加由新型冠状病毒感染导致的严重呼吸系统症状发生率及由它导致的死亡率，为新型冠状病毒感染的临床诊疗提供一定的参考价值。

（二）应用发展

生物标志物和临床疾病之间的关联研究存在一些常见问题。第一，研究结果之间不一致的情况较常见，需要新样本或新方法进行验证。第二，既往观察性

研究难以完全探明内源性的生物标志物和临床疾病之间存在的因果关系或发生顺序，如尿酸盐与帕金森病之间的关联，已有许多研究提出尿酸盐对于帕金森病的保护作用，但其结果通常受到观察性方法或小样本量的制约，也缺乏相应的临床试验，因此对其保护作用仍无法做出一致结论。第三，由于体内生物标志物的生成受到多机制、多通路的调控，也受到如生活方式、生活环境等外部环境的影响，混杂与残余混杂的情况并不少见。第四，设计良好的 RCT 能够很大程度上解决以上提到的因果、混杂等争议问题；但 RCT 耗时耗资大，能够选取的人群范围相对小，对于一些内源性的生物标志物缺乏合适的干预手段，且某些暴露因素因伦理问题不能实施有害干预，如研究酒精是否能通过调节血脂水平来改变 CHD 的发病风险就并不适宜采用 RCT 的方法，在这些情况下 RCT 不能成为解决问题的很好选择。

20 世纪 80 年代，由 Katan 等提出 MR 研究方法，可一定程度上解决上述研究的局限性。Katan 认为不同的基因型会决定个体不同的表型，也即决定了基因和表型之间的时序关系，等位基因在形成配子时遵循孟德尔定律进行随机分配，研究基因型和疾病之间的关联不仅能模拟由基因型决定的暴露因素与疾病之间的关联，也较少受到出生后的环境、社会、行为等常见的混杂因素的影响。Katan 及其团队利用 MR 研究方法，以遗传位点作为工具变量，成功证实在血浆胆固醇和癌症发展之间并不存在因果关联。

此外，随着"人类基因组计划"的完成，高通量遗传检测技术和相关算法的发展，以及基于大规模人群的 GWAS、全外显子测序研究（whole-exome sequencing studies，WES）以及全基因组测序研究（whole-genome sequencing studies，WGS）的开展，极大地促进了生物标志物遗传学研究的发展，越来越多的生物标志物的遗传学工具变量被发现。因此，相对于 RCT 来说，MR 研究能够利用已有公开发表的综合队列等大型数据库，在更大、更广泛的样本中进行生物标志物与疾病之间的因果推断。

（三）研究实例

下面将通过两个研究实例来帮助理解 MR 方法是如何在生物标志物领域应用的。

1. C 反应蛋白与缺血性心脏病　Jeppe 等对于 C 反应蛋白（CRP）和缺血性心脏病（ischemic heart disease，IHD）的因果推断是 MR 在生物标志物领域较为经典的应用研究。缺血性心脏病由于高发病率、致残率和致死率，一直以来都是科研工作者高度关注的慢性病，但其病因复杂，从吸烟、饮酒等生活方式到 HDL、LDL 等代谢指标的改变等都能引起 IHD 的发生，这就导致很难从单一的角度来预防或者治疗它。CRP 是一种炎症反应标志物，体内 CRP 水平的升高就曾被提出能够降低缺血性心脏病的发病风险，相关研究发表后便有公司着手针对CRP升高的缺血性心脏病进行治疗药物的研发，但该病因假设的因果关系并未得到验证，研发出的药物是否真实有效很难确定。

在这样的背景下，Jeppe等开展了这项MR研究。该研究共选取了哥本哈根城市心脏研究、哥本哈根一般人群研究、哥本哈根缺血性心脏病研究及哥本哈根颈动脉卒中研究4个大型研究的人群，以CRP基因上的4个SNP位点（*rs3091244*、*rs1130864*、*rs1205*和*rs3093077*）作为工具变量开展MR研究。流程可简述为以下4个步骤（其主要研究结果详见图6-13）：

（1）在哥本哈根城市心脏研究中运用Cox比例风险模型分析血浆CRP水平和缺血性心脏病发病风险之间的关联（图6-13a）。

（2）在总体运用Kruskal-Wallis方差分析法探究4个SNP位点及其不同基因型组合与血浆CRP水平之间的关联，并根据不同多态性组合使血浆CRP水平升高的程度选取了9种最常见的多态性组合（图6-13b、c）。

（3）在哥本哈根城市心脏研究中运用Cox比例回归模型探究不同CRP SNP位点组合和缺血性心脏病发病风险之间的关联。

（4）结合缺血性心脏病研究对于多态性组合和缺血性心脏病的关联结果进行重新验证。

如图6-13a和图6-13b所示，在哥本哈根一般人群研究中9类CRP多态性位点组合相对应的CRP水平，以及得到的CRP水平对IHD的理论预测风险，即CRP基因型→CRP升高→IHD理论预测风险升高。由不同多态性组合导致的血浆CRP水平升高理论上与IHD发病风险升高相关，发病风险最高（即图6-13b中CRP基因型第9组）可升高32%（aHR = 1.32，95% CI为1.26 ~ 1.39）。然而，如图6-13c所示，我们实际观察到在由哥本哈根城市心脏研究、哥本哈根一般人群研究、哥本哈根缺血性心脏病研究及哥本哈根颈动脉卒中研究组合的最大样本量人群中，由不同CRP多态性组合导致的血浆CRP水平升高并不会导致IHD发病风险升高，即9组人群IHD实际观测风险均不显著。因此，Jeppe等的结论为CRP基因的多态性与CRP水平的显著增加有关，因此理论上可预测IHD的风险增加，但实际上CRP基因的多态性与IHD风险增加无关。这一发现表明，流行病学研究中观察到的与血浆CRP水平较高相关的缺血性心脏病风险增加可能不是因果关系，CRP水平升高只是动脉粥样硬化和缺血性心脏病的一个标志，此时再以CRP为靶点研发药物以治疗IHD风险较大。

2. 高密度脂蛋白与慢性肾脏病 慢性肾脏病（chronic kidney disease，CKD）是生物标志物领域重点关注的疾病，运用MR研究在CKD的诊断及治疗上得到了很多成果。例如，Pedrum等在血糖代谢异常人群中发现了三叶因子3（trefoil

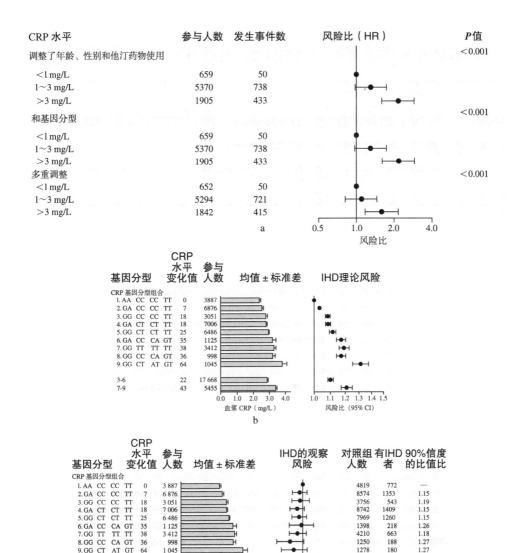

图 6-13　Jeppe 的研究中不同多态性组合与血浆 CRP 水平及 IHD 的关联

a. 血浆 CRP 水平和 IHD 观察风险的关联（哥本哈根城市心脏研究）；b. CRP 基因型分组与 CRP 水平及 IHD 理论风险的关联（哥本哈根一般人群研究）；c. CRP 基因型分组与 IHD 观察风险的关联（由哥本哈根城市心脏研究、哥本哈根一般人群研究、哥本哈根缺血性心脏病研究及哥本哈根颈动脉卒中研究组合得到）。

factor family 3，TFF3）与 CKD 的因果关联，即可将其作为血糖代谢异常人群慢性肾脏病的早期诊断指标，弥补蛋白尿或肾小球滤过率（GFR）对于早期 CKD 不够敏感的缺陷。另外，对于既往发现与 CKD 关联但未明确因果关联的代谢指标，如尿酸、血脂等，研究者也通过 MR 研究进行验证。Matthew 等开展了高密度脂蛋白（high-density lipoprotein，HDL）、低密度脂蛋白（low-density lipoprotein，LDL）以及甘油三酯（triglyceride，TG）与 CKD 关联的两样本 MR 研究，步骤如下（其主要研究结果详见图 6-14）：

（1）研究首先利用全球血脂遗传学研究协作组（Global Lipids Genetic Consortium，GLGC）和 CKD 遗传学研究协作组（CKD Genetics Consortium，CKDGen）中纳入的 GWAS 汇总数据中（GLGC 共选取 60 项研究，CKDGen 共选取 67 项研究）挑选出与高密度脂蛋白、低密度脂蛋白及甘油三酯相关的 SNP

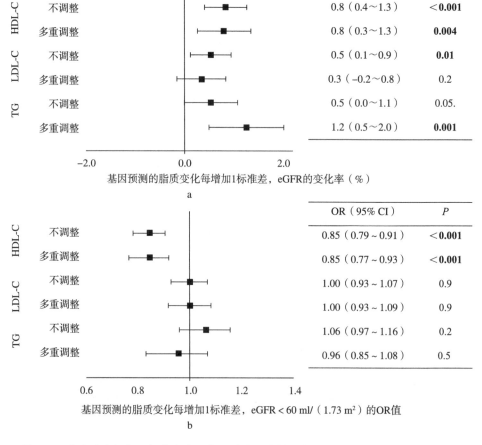

图 6-14　高密度脂蛋白、低密度脂蛋白及甘油三酯的遗传工具与 eGFR 的孟德尔随机化

位点，并利用连锁不平衡挑选 $r^2 < 0.01$ 的位点作为最终研究的工具变量（HDL，122 个；LDL，97 个；甘油三酯，68 个）。

（2）分别将 eGFR 作为连续变量和二分类变量 [截点值为 60 ml/(min · 1.73 m²)] 与选取的工具变量位点进行关联分析。

（3）利用工具变量对 3 种脂蛋白分子之间的关联结果与 CKD 诊断指标（eGFR）的结果合并分析。

（4）为了减少基因多效性的影响，研究将血糖、血压等代谢指标纳入模型进行多变量重复验证研究。

由遗传决定的 HDL 水平的升高和 eGFR 的升高相关联，分类变量的结果也显示其与 eGFR 低于 60 ml/(min · 1.73 m²) 的风险降低相关联，纳入多变量模型后结果依然稳健。然而，LDL、甘油三酯与 CKD 的关联并未得出显著或一致结果。由此可得出如下结论，体内高密度脂蛋白水平的升高可能与更好的肾功能相关联，并且二者间可能存在因果关联。

（四）小结

MR 研究可用于开展生物标志物与疾病风险的因果推断研究，与其他的暴露因素并无本质上的区别，但需要注意的是，生物标志物的遗传位点工具变量的选择与质控、研究人群样本的选择和代表性、影响生物标志物水平的复杂内源性生物学机制等均会影响最终结果。因此，MR 研究也仅是提供了因果推断的一种方法，仅靠单一的研究我们仍不能对生物标志物与临床疾病之间的因果关联做肯定结论，仍需多方验证。另外，生物标志物领域的 MR 研究也会受到基因多效性、多基因遗传、基因型不完全外显以及环境修饰的影响，在选取方向、设计以及实施阶段也需仔细考虑这些问题。

参考文献

[1] 胡贵平，贾光. MicroRNAs 作为环境暴露或效应标志物的研究进展. 卫生研究，2016，45（01）：150-154.

[2] Palmos AB，Millischer V，Menon DK，et al. Proteome-wide Mendelian randomization identifies causal links between blood proteins and severe COVID-19. PLoS Genet，2022，18（3）：e1010042.

[3] Kia DA，Noyce AJ，White J，et al. Mendelian randomization study shows no causal relationship between circulating urate levels and Parkinson's disease. Ann Neurol，2018，84（2）：191-199.

[4] Au Yeung SL，Schooling CM. Adiponectin and coronary artery disease risk：a bi-directional Mendelian randomization study. Int J Cardiol，2018，268：222-226.

[5] Zacho J，Tybjærg-Hansen A，Jensen JS，et al. Genetically elevated C-reactive protein and ischemic vascular disease. NEJM，2008，359（18）：1897-1908.

[6] Mohammadi-Shemirani P，Sjaarda J，Gerstein HC，et al. A Mendelian randomization-based approach to identify early and sensitive diagnostic biomarkers of disease. Clin Chem，2019，65（3）：427-436.

[7] Lanktree MB，Thériault S，Walsh M，et al. HDL Cholesterol，LDL cholesterol，and triglycerides as risk factors for CKD：a Mendelian randomization study. Am J Kidney Dis，2018，71（2）：166-172.

（孙点剑一 赵禹碹 编 董 雪 审）

五、孟德尔随机化研究在蛋白质组学研究中的应用

（一）研究蛋白质组与疾病之间因果关系的重要意义

20 世纪 90 年代，蛋白质组的概念被首次提出，它是指在特定时间、特定条件下，在特定类型的细胞或生物体中表达的一组蛋白质。以 DNA 为模板，生物体以核糖核苷酸为原料合成 RNA，将遗传信息通过转录流向 RNA。之后又以 mRNA 为模板，以氨基酸为原料合成肽链，经过正确折叠形成蛋白质（图 6-15）。蛋白质组是基因组和转录组之后生物系统研究的下一步，是生物体基因组的表达。但是相较于基因组，蛋白质组更为复杂，它除了受到基因组的调控外，还受到 mRNA 稳定性、翻译后修饰等因素的影响。因此，对于同一生物体

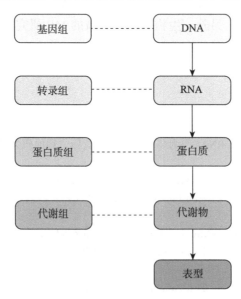

图 6-15 基因组、转录组、蛋白质组、代谢组以及疾病表型之间的关系示意图

来说，即使其所有细胞都含有同样的基因组信息，但是受到发育和分化过程以及外部刺激的影响，其最终表达的蛋白质并不完全相同。所以对于蛋白质组的研究往往是针对某一特定组织、细胞或细胞器的蛋白质组。

蛋白质是生命的物质基础，是执行代谢、信号传导等生理功能的分子主力。相较于基因组，蛋白质组与疾病的相关性更强。许多人类疾病的主要特征可能就是源于蛋白质组结构的变化。特别是对于一些复杂晚发性疾病，这些疾病受环境因素影响比较大，仅仅依靠基因组信息往往不能很好预测疾病状态，而对蛋白质组的分析则能够提供关于疾病病理生理过程的新的见解。正是因为蛋白质在疾病发生发展中有着重要作用，许多药物将蛋白质作为药物靶点，通过改变机体内某种或某类蛋白质的含量或者活性调控生理过程从而达到治愈或者缓解疾病的目的。然而迄今为止，研究者对于很多疾病的病理过程并不完全清楚，蛋白质在疾病进程中所发挥的作用仍有待于进一步探索。在这种情况下，在全蛋白质组水平下研究各种蛋白质与疾病之间的因果关系就显得尤为重要，它可以帮助研究者发现既往研究中被忽视的蛋白质与疾病之间的关联，可以帮助研究者更好地认识疾病、设计药物，从而达到治愈疾病的最终目的。

（二）孟德尔随机化研究在蛋白质组和疾病因果关系研究中的独特优势

虽然实验室研究和随机对照试验都可以帮助研究者探索蛋白质和疾病之间的因果关系且有较高的证据等级，但是这两类研究只适用于一个或几个蛋白质的研究，在蛋白质组的规模下难以实现。而 MR 的简便性为在组学规模下研究蛋白质与疾病之间的因果关系提供了新的思路。我们可以将蛋白质水平作为暴露，将疾病作为结局，寻找和蛋白质水平存在显著关联的遗传变异作为 IV 进行 MR 分析，研究蛋白质对特定结局的因果作用（图 6-16）。相较于实验室研究和 RCT，MR 研究可以在短时间内快速分析数千种蛋白质和疾病之间的潜在因果关系，可以快速高通量地筛选出和疾病存在潜在因果关系的蛋白质。并且相较于一般的暴露，使用蛋白质作为暴露存在诸多优势：首先，蛋白质的编码基因明确，即对蛋白质水平存在影响的遗传变异相对明确，研究者可以在蛋白质的全基因组关联研

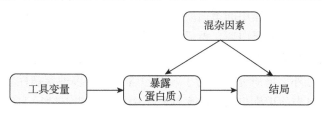

图 6-16　蛋白质组孟德尔随机化研究示意图

究结果基础上挑选出与蛋白质水平显著相关且位于蛋白质编码基因内部或者附近的位点作为 IV，以尽可能保证 MR 核心假设中相关性假设的满足。其次，根据分子生物学的核心准则，在蛋白质 - 疾病的 MR 研究中我们假设蛋白质处于疾病结果的上游是合理的，MR 的研究结果不太可能受反向因果作用的干扰。

（三）研究实例

虽然将 MR 应用于蛋白质组学的研究兴起较晚，但已有不少研究者使用该方法获得了非常有意义的研究结果，为进一步了解疾病的病理生理机制以及识别潜在的药物靶点提供了非常有价值的证据支持。比如 Lars 等使用 MR 研究了 92 种心血管相关蛋白质与颈动脉粥样硬化、心肌梗死、缺血性脑卒中等疾病的关联。该研究使用与蛋白质存在显著关联的顺式遗传变异作为 IV 进行两样本孟德尔随机化分析，并且额外使用了反式遗传变异作为 IV 进行了探索性分析，最终发现增加基质金属蛋白质 -12（matrix metalloproteinase-12，MMP-12）水平可降低缺血性脑卒中的风险。Sylwia 等同样使用 MR 分析研究了 92 种心血管相关蛋白质和 4 种血脂组分之间的关联。该研究同样使用蛋白质的顺式遗传变异作为 IV，识别出了与多个与 1 种或多种脂质组分存在显著关联的血浆蛋白质，为进一步了解血浆脂质水平影响因素以及心血管疾病发病机制提供了非常有价值的线索。

将蛋白质组 - 疾病 MR 的研究结果与药物靶点数据库相结合可以为新药研发提供线索。比如 Albert 等在对观察性研究进行 meta 分析的基础上筛选出了与心力衰竭存在观察性关联的蛋白质，并进一步使用这些筛选出来的蛋白质进行了 MR 分析。他们同样使用了蛋白质的顺式遗传变异作为 IV，最终得到了 8 个与心力衰竭存在显著潜在因果关系的蛋白质。通过与多个药物数据库的比对发现了这 8 个蛋白质中有 7 个蛋白质是可以被当作药用靶点的，并且有 2 个蛋白质已有以其为靶点的药物正在进行临床试验。该研究的研究结果为这些靶点进行药物靶向研究提供了进一步的支持。该研究还使用 MR 进一步分析了这些显著蛋白质与心力衰竭的危险因素以及共病之间的潜在因果关联，以求更加全面、深入地了解所识别出的显著蛋白质影响心力衰竭的可能机制，以及以这些蛋白质作为药物靶点可能出现的副作用。类似地，Michael 等使用蛋白质组 MR 分析探究了对缺血性脑卒中存在潜在因果作用的蛋白质。该研究首先使用 MR 分析确定了和缺血性脑卒中存在显著关联的蛋白质，然后考虑到缺血性脑卒中和出血性脑卒中通常具有共同的临床和遗传危险因素，又进一步分析了这些蛋白质对出血性脑卒中的潜在作用。除此之外，该研究还进行了一个包含了 600 多种疾病性状的全表型 MR 分析，以阐明对当前识别出来的缺血性脑卒中的潜在靶点进行干预时可能出现的副作用，从而实现对潜在药物靶点的优先排序，以更好地指导新药研发。

上述几个研究主要分析了心血管相关蛋白质组，Zheng 等则通过对 5 个蛋白质全基因组关联研究的汇总，使用 MR 同时分析了 1699 种蛋白质和 225 种疾病 / 危险因素之间的潜在因果关联，实现了疾病 / 危险因素相关蛋白质的快速大规模筛选（图 6-17）。该研究从 5 个蛋白质的全基因组关联研究中获得了 3606

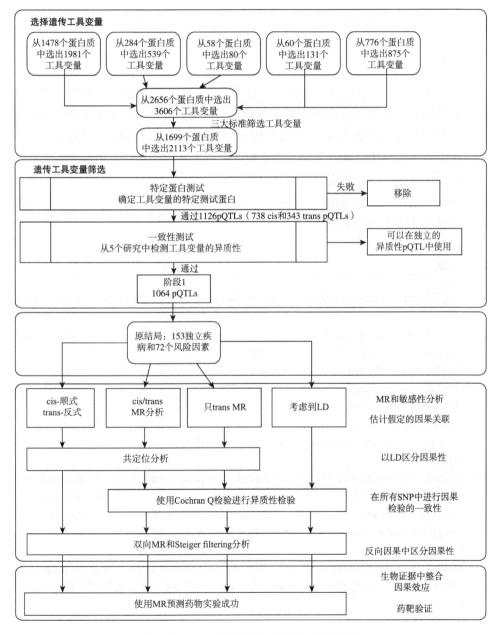

图 6-17　蛋白质组孟德尔随机化研究流程图

个 IV 和 2656 种蛋白质的关联信息，然后经过严格的 IV 筛选流程挑选出满足条件的 2113 个 IV 和 1699 个蛋白质进行 MR 分析。在 MR 分析之后还进行了共定位分析、异质性分析、双向 MR 分析等一系列敏感性分析以获得稳健的蛋白质 - 疾病 / 危险因素关联。最后将得到的显著蛋白质与药物靶点数据库进行匹配以评估 MR 的结果对已成功获得验证的药物靶点的支持程度以及是否发现了新的药物靶标。

（四）总结

蛋白质是承担人体生理功能的主要分子，对蛋白质和疾病之间的因果关系进行研究有助于更好地了解疾病的病理生理机制以及获得潜在的药物靶点。MR 为快速高通量地筛选出疾病相关蛋白质提供了机会。通过将 MR 应用到蛋白质组学，研究者可以快速分析数千种蛋白质对疾病的潜在因果作用，更好理解疾病的病理生理机制。通过将研究结果与已有药物数据库进行匹配，研究者可以对获得的疾病相关蛋白质作为药物靶点的可行性进行评估，提示治疗疾病的潜在药物靶点，这具有非常重要的临床意义。

参考文献

[1] Anderson NL，Anderson NG，Proteome and proteomics：new technologies，new concepts，and new words. Electrophoresis，1998，19（11）：1853-1861.

[2] Lam MP，Ping P，Murphy E，Proteomics research in cardiovascular medicine and biomarker discovery. J Am Coll Cardiol，2016，68（25）：2819-2830.

[3] Lind L，Gigante B，Borné Y，et al. Plasma protein profile of carotid artery atherosclerosis and atherosclerotic outcomes：meta-analyses and Mendelian randomization analyses. Arterioscler Thromb Vasc Biol，2021，41（5）：1777-1788.

[4] Figarska SM，Gustafssons，Sundst J，et al. Associations of circulating protein levels with lipid fractions in the general population. Arterioscler Thromb Vasc Biol，2018，38（10）：2505-2518.

[5] Henry A，Gordilo-Maraón M，Finan C，et al. Therapeutic targets for heart failure identified using proteomics and Mendelian randomization. Circulation，2022，145（16）：1205-1217.

[6] Chong M，Sqaarda J，Pigeyre M，et al. Novel drug targets for ischemic stroke identified through Mendelian randomization analysis of the blood proteome. Circulation，2019，140（10）：819-830.

[7] Zheng J，Haberland V，Baird D，et al. Phenome-wide Mendelian randomization mapping the influence of the plasma proteome on complex diseases. Nat Genet，2020，52（10）：1122-1131.

（贾金柱　编　肖文迪　审）

六、孟德尔随机化研究在肠道菌群研究中的应用

（一）肠道菌群和疾病的关联

在过去的 10 年中，越来越多的证据揭示了定殖于哺乳动物皮肤和内腔的微生物的各种功能，例如合成必需维生素和短链脂肪酸、降解膳食纤维、分解药物、排除外源性毒素、调节肠道内分泌功能、维护宿主免疫系统的发育，以及作为肠道屏障等。鉴于这些基本功能，微生物群可以在宿主的各种生理功能中发挥关键作用。肠道菌群失调，即肠道菌群的组成和功能失衡，与许多代谢性疾病、炎症性疾病、神经疾病、精神疾病和自身免疫病密切相关。例如，克里斯滕森菌（*Christensenella*）的丰度与体重指数（body fat mass，BMI）呈负相关，而经黏液真杆菌属的细菌与内脏脂肪积累呈显著负相关。然而，关联并不意味着因果关系；事实上，饮食、微生物群、宿主目标和疾病之间存在复杂的相互作用（图6-18）。饮食为微生物群提供能量，并导致其组成和功能发生变化，从而影响人类疾病的发生和发展，反之，疾病可能也会导致微生物群的改变。饮食还会影响宿主靶标的功能，导致人类健康状况改变。宿主靶标和微生物群可以相互作用，

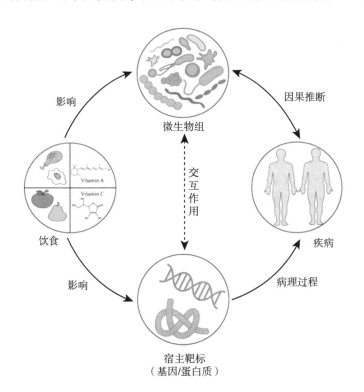

图 6-18　饮食、微生物群、宿主靶标和疾病之间的相互作用

这可能会使饮食对疾病的影响复杂化。由于组学技术的发展，包括基因组学、转录组学、蛋白质组学、宏基因组学和代谢组学，研究逐渐从确定肠道菌群与疾病之间的关联转向探索它们之间的潜在因果关系，这对于阐明微生物群介导的疾病机制和进行微生物群靶向诊断和治疗具有重要意义。

（二）应用发展

孟德尔随机化方法的基本原理是孟德尔遗传定律，其中亲代等位基因被随机分配给后代，这确保了后代基因型不会被群体中的混杂因素干扰；同时，后代基因型是在结局发生之前就确定的，可以避免反向因果偏差。随着微生物组全基因组关联研究（microbiome genome-wide association studies，mGWAS）的开展，我们发现肠道菌群的组成和丰度会受到遗传因素的影响。因此，利用 MR 方法有助于建立肠道菌群与疾病的因果关系。当前 MR 研究发现微生物群有因果关系的疾病已经涵盖了广泛的病理过程（表 6-7）。更有趣的是，双向 MR 分析还揭示了肠道菌群的改变可能是由疾病引起的。例如，克罗恩病、帕金森病和 2 型糖尿病（type 2 diabetes，T2D）会影响拟杆菌门的存在，而阿尔茨海默病（Alzheimer's disease，AD）会导致小杆菌属的组成发生变化（表 6-7）。综合这些研究可知，微生物组成和丰度的变化可能会影响人类疾病的状况，反之亦然。

（三）研究实例

下面将通过多个具体的研究实例来帮助更好理解 MR 方法是如何在肠道菌群领域应用的。

1. 肠道菌群和缺血性心脏病、2 型糖尿病和相关危险因素　2018 年，一项 MR 研究评估了肠道微生物组的 27 个菌属对缺血性心脏病、T2D、肥胖、脂质水平和胰岛素抵抗的因果效应，以这些特定细菌类群相关的独立遗传变异作为工具变量，发现双歧杆菌属中细菌的相对丰度与缺血性心脏病的风险降低 1.5%（OR = 0.99，95% CI 为 0.97 ~ 1.00），BMI 减少 0.01 个标准差（SD）（95% CI 为 0.01 ~ 0.02）和脂蛋白降低 0.03 个 SD（95% CI 为 0.02 ~ 0.03）相关。

MR 的应用为肠道微生物组和心脏代谢特征的因果关联提供了令人信服的证据。然而，当测试这些遗传变异的效应是否独立于双歧杆菌属时，这些结果并不可靠（即可能存在水平多效性，图 6-19），这表明双歧杆菌属可能不是这些看似有益的代谢作用的唯一驱动因素。此外，在该 MR 分析中使用的工具变量可能存在弱工具偏倚（即第一个 MR 假设无效，图 6-19），其和肠道微生物组之间的关联有待进一步验证。

表 6-7 MR 研究中肠道菌群与疾病之间的因果关联

暴露	结局	效应值	P 值	发表年份	第一作者
氨基酸球菌属	高密度脂蛋白	0.001[c]	6.00×10^{-3}	2018	Yang
放线菌门	溃疡性结肠炎	0.800[d]	2.80×10^{-2}	2022	Zhuang
杆菌属	高密度脂蛋白	0.039[c]	3.80×10^{-2}	2018	Yang
类厌氧棒杆菌属	2 型糖尿病	0.960[d]	3.20×10^{-2}	2018	Yang
芽孢杆菌	抑郁症	1.070[d]	1.00×10^{-2}	2020	Zhuang
双歧杆菌属	高密度脂蛋白	0.010[c]	4.00×10^{-3}	2018	Yang
	低密度脂蛋白	0.026[c]	4.30×10^{-12}	2018	Yang
	胰岛素抵抗指数	−0.008[c]	2.20×10^{-2}	2018	Yang
	BMI	−0.011[c]	1.60×10^{-4}	2018	Yang
	缺血性心脏病（CARDIoGRAMplusC4D Metabochip 研究)	0.959[d]	1.70×10^{-6}	2018	Yang
	缺血性心脏病（结合 2 项研究)	0.985[d]	4.30×10^{-2}	2018	Yang
经黏液真杆菌属	低密度脂蛋白	−0.008[c]	1.10×10^{-2}	2018	Yang
	阿尔茨海默病	0.880[d]	2.80×10^{-2}	2020	Zhuang
脱硫弧菌属	胰岛素抵抗指数	0.007[c]	4.60×10^{-2}	2018	Yang
多尔氏菌属	胰岛素抵抗指数	0.024[c]	1.30×10^{-2}	2018	Yang
肠杆菌属	精神分裂症	1.090[d]	4.80×10^{-2}	2020	Zhuang
	炎性肠病	1.030[d]	3.30×10^{-2}	2022	Zhuang
	克罗恩病	1.040[d]	1.50×10^{-2}	2022	Zhuang

续表

暴露	结局	效应值	P 值	发表年份	第一作者
丹毒丝菌科	炎性肠病	0.880[d]	2.60×10^{-2}	2022	Zhuang
	溃疡性结肠炎	0.860[d]	4.20×10^{-2}	2022	Zhuang
类杆菌属	腰臀比	−0.009[c]	8.00×10^{-3}	2018	Yang
变形菌纲	精神分裂症	0.900[d]	4.70×10^{-2}	2020	Zhuang
毛螺菌属	缺血性心脏病（CARDIoGRAMplusC4D Metabochip 研究）	1.095[d]	4.60×10^{-2}	2018	Yang
小杆菌属	阿尔茨海默病	0.810[d]	1.35×10^{-4}	2020	Hughes
丁酸菌	炎性肠病	0.748[d]	2.17×10^{-2}	2020	Hughes
	阿尔茨海默病	0.790[d]	4.17×10^{-2}	2020	Hughes
厚壁菌门	腰围	0.070[c]	3.34×10^{-2}	2020	Hughes
丹毒丝菌科	2 型糖尿病	0.906[d]	4.48×10^{-2}	2020	Hughes
小杆菌属	抑郁症	1.160[d]	4.63×10^{-2}	2020	Hughes
双歧杆菌属	腰围	−0.149[c]	2.82×10^{-7}	2020	Hughes
	BMI	−0.123[c]	3.37×10^{-6}	2020	Hughes
	腰臀比	−0.060[c]	3.74×10^{-2}	2020	Hughes
糖杆菌属	血清肌酐浓度	−0.01[c]	7.00×10^{-3}	2020	Xu F.
	估计的肾小球滤过率	0.012[c]	3.00×10^{-3}	2020	Xu F.
放线菌门	溃疡性结肠炎	0.56[d]	8.8×10^{-4}	2021	Kurilshikov
双歧杆菌属	溃疡性结肠炎	0.51[d]	9.8×10^{-5}	2021	Kurilshikov

续表

暴露	结局	效应值	P 值	发表年份	第一作者
草酸杆菌科	类风湿关节炎£	0.82^d	2.8×10^{-2}	2021	Kurilshikov
阿尔茨海默病	小杆菌属£	1.809^d	1.33×10^{-2}	2020	Hughes
克罗恩病	厚壁菌门£	0.813^d	2.46×10^{-2}	2020	Hughes
帕金森病	厚壁菌门£	0.386^d	1.47×10^{-2}	2020	Hughes
	双歧杆菌属£	0.225^c	3.46×10^{-2}	2020	Hughes
2 型糖尿病	厚壁菌门£	0.636^d	2.02×10^{-2}	2020	Hughes
房颤	毛螺菌属£	-0.078^c	3.42×10^{-2}	2020	Xu F
	类拟杆菌£	-0.113^c	2.00×10^{-3}	2020	Xu F
	巴氏菌科£	0.818^d	2.61×10^{-2}	2020	Xu F
	光冈菌属£	0.657^d	3.00×10^{-3}	2020	Xu F
	韦荣氏菌科中未被定义的属£	0.801^d	1.70×10^{-2}	2020	Xu F
	伯霍尔德氏杆菌目£	0.079^c	2.65×10^{-2}	2020	Xu F
	产碱杆菌科£	0.082^c	2.23×10^{-2}	2020	Xu F
慢性肾病	厌氧棒状菌£	0.291^c	1.48×10^{-2}	2020	Xu F
前列腺癌	普雷沃氏菌£	-0.758^d	1.27×10^{-2}	2020	Xu F

c 为 beta 值（结局是连续变量）。
d 为 OR 值（结局是二分类变量）。
£ 为反向 MR。

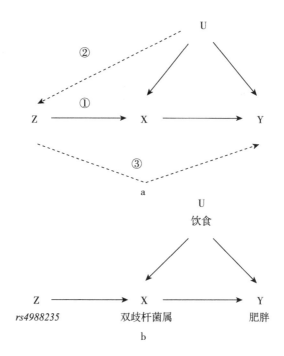

图 6-19 肠道菌群相关 MR 研究的框架、假设和示例

a. MR 依赖于以下 3 个核心假设：①用作工具变量的遗传变异（Z）与暴露（X）相关；②遗传变异与暴露（X）和结局（Y）之间关联的混杂因素（U）无关；③除了通过暴露（X），即水平多效性或排他性标准，遗传变异和结局（Y）之间没有其他的作用途径。b. 例如，以 *rs4988235*（即 MCM6 基因座内的乳糖酶持久性相关的遗传变异）为工具，应用 MR 的例子来理解双歧杆菌属和肥胖之间的因果关联。

    2. 肠道菌群、短链脂肪酸与代谢疾病 2019 年，另一项研究基于 LifeLines-DEEP 队列中具有遗传、宏基因组序列和粪便短链脂肪酸（short chain fatty acids，SCFA）数据的 952 名血糖正常的研究对象，进行了双向 MR 分析，评估描述肠道微生物群功能的 245 个宏基因组特征（其中 2 个与 SCFA 产生相关），与 17 个代谢和人体测量特征的关联。通过对这 952 名个体进行 GWAS 分析来选择遗传变异作为工具变量，用 10^{-5} 的相当宽松的 P 值作为阈值来定义与肠道微生物组功能特征独立相关的遗传工具变量。研究者发现，参与 γ-氨基丁酸（GABA）降解的宏基因组测序所表征的微生物功能途径（PWY-5022）与口服葡萄糖耐量试验后胰岛素反应的改善相关 [以测得的胰岛素和葡萄糖水平的曲线下面积（AUC）比率作为代表]（图 6-20）。具体而言，通过使用 MR 评估肠道菌群功能的效应，作者发现 PWY-5022 途径的丰度每增加 1 个 SD 与 AUC 胰岛素 /AUC 葡萄糖增加 0.16 μm/mmol 相关（95% CI 为 0.08 ~ 0.24）。在对单个菌群的分析中，与 PWY-5022 功能途径最相关的细菌是直肠真杆菌和肠罗斯氏

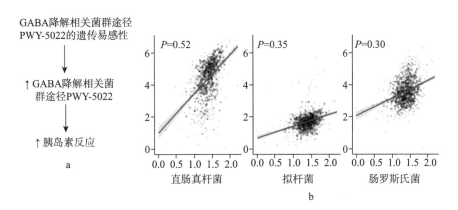

图 6-20 PWY-5022 途径与肠道菌群丰度关联示意图
a. 研究设计思路；b. 分析结果。

菌，这两种细菌均可产生丁酸。因此，宿主遗传变异通过影响肠道菌群组成来调节 GABA 降解，从而提高胰腺分泌胰岛素的能力。

虽然作者使用的宏基因组特征进一步了解了肠道微生物群功能，但无法测试这些特征与 SCFA 循环水平（例如丁酸和丙酸）之间的关系，因为在研究样本中未测量这些指标。并且 MR 分析中使用的遗传工具变量与肠道微生物群功能特征之间的关联没有在其他研究中得到验证。此外，作者使用的大部分 GWAS 汇总级数据已针对其他协变量（主要是 BMI）进行了调整，这些协变量可能通过选择偏倚在暴露和结局之间产生虚假关联，在极端情况下，甚至可能会逆转因果效应估计的方向。

3. 微生物群衍生代谢物和心血管代谢健康 有研究进一步使用 MR 来检查三甲胺 -N- 氧化物（TMA）代谢物与心血管代谢健康相关指标和疾病之间的关联，该代谢物是由肠道细菌在代谢鸡蛋、牛肉等高脂肪食物中的胆碱时产生的。先前的观察性研究已经表明胆碱、TMAO（胆碱的衍生物）和肉碱与心脏病和其他心血管代谢疾病的风险增加相关，它们有致血管动脉粥样硬化的作用。研究者进行了双向 MR 分析，以确定这些代谢物的循环水平与肥胖、血糖水平升高、血脂水平升高和肾功能下降以及 T2D、冠心病、心肌梗死、卒中、房颤和慢性肾病等疾病相关特征的关联方向。MR 分析中 4 种代谢物的遗传变异工具，是从弗明翰心脏研究（Framingham Heart Study，FHS）的 2076 名欧洲血统个体的 217 种代谢物的 GWAS 中获得的，并根据比全基因组显著性更为宽泛的阈值对工具变量进行选择（$P < 5 \times 10^{-5}$）。

通过使用 MR 方法来评估肠道微生物组衍生代谢物和心血管代谢健康的因果作用（结果如图 6-21），作者发现循环中较高的胆碱水平会增加 T2D 的风险

（OR = 1.84，95% CI 为 1.00 ~ 3.42），而较高的甜菜碱水平降低 T2D 的风险（OR = 0.68，95% CI 为 0.48 ~ 0.95）（图 6-21）。相反，较高的 T2D 遗传易感性可能使 TMAO 水平增加（OR = 0.13，95% CI 为 0.06 ~ 0.20）。没有发现代谢物与心血管代谢健康相关的连续指标有因果关系。该研究的大部分发现在多种 MR 方法中是一致的，并且水平多效性具有稳健性。

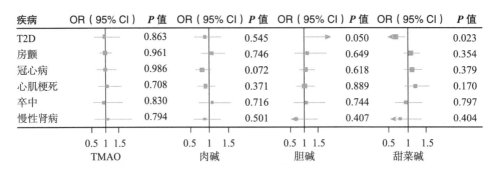

疾病	OR（95% CI）	*P* 值	OR（95% CI）	*P* 值	OR（95% CI）	*P* 值	OR（95% CI）	*P* 值
T2D		0.863		0.545		0.050		0.023
房颤		0.961		0.746		0.649		0.354
冠心病		0.986		0.072		0.618		0.379
心肌梗死		0.708		0.371		0.889		0.170
卒中		0.830		0.716		0.744		0.797
慢性肾病		0.794		0.501		0.407		0.404
	0.5 1 1.5		0.5 1 1.5		0.5 1 1.5		0.5 1 1.5	
	TMAO		肉碱		胆碱		甜菜碱	

图 6-21　肠道微生物组衍生代谢物每增加 10 个单位对应心血管代谢性疾病之间的 OR

该研究进一步探索了肠道微生物群和心血管代谢疾病的相关性，并利用一系列敏感性分析来评估得出的因果估计的有效性。这些结果表明，通过改变这些肠道菌群代谢物的水平，可能有机会改变其相关的代谢功能，以降低 T2D 的风险。然而，首先需要注意的是，作者检验了循环中代谢产物水平与心血管代谢特征的关系，而不是肠道菌群本身。事实上，虽然肠道菌群确实会自然产生这些代谢物，并会影响其循环水平，但这些代谢物也可以通过其他方式（如外源性补充和饮食）进入循环。因此，在这种情况下，肠道微生物组的直接因果影响是不确定的。与上述 MR 的其他应用类似，用作微生物群衍生代谢物的遗传工具变量未进行验证，并根据相当宽松的阈值进行选择，其可靠性需要进一步研究。

（四）局限性

随着 MR 方法在肠道微生物组研究中的应用，以及可用于此类分析的数据不断增长，这些方法存在重要的局限性和复杂性。值得注意的是，尽管 MR 方法在建立微生物群与疾病因果关系方面取得了显著进展，但这些因果关系在未经评估的情况下不能直接用于微生物群靶向治疗。MR 的一般局限性已在前文进行了总结，目前与微生物组 MR 研究最相关的是缺乏与肠道微生物组及其功能相关的稳健可靠的遗传变异，以及宿主遗传变异影响这些微生物特征的复杂机制的研究。此外，环境对肠道微生物组的贡献似乎比宿主遗传贡献大得多。

除了这些针对 MR 的局限性之外，微生物组研究中样本收集和储存的协议 /

标准、DNA 提取方法、PCR 引物以及扩增子测序与鸟枪法测序的差异均可能导致结果出现偏倚。虽然 16S rRNA 扩增子测序有助于深入了解样本中存在的细菌类型，但当前研究中存在的一个特殊问题是该技术提供的分辨率有限。随着使用 16S 测序的研究联合开展的 GWAS（如 MiBioGen 计划），更大样本量所提供的统计效能对于了解宿主遗传对肠道微生物组的贡献巨大。这与使用宏基因组学、宏转录组学、蛋白质组学和代谢组学数据的未来研究相结合，能够提供更精细的肠道微生物组成分和功能测量，将使人们能够更全面地了解这些微生物在健康和疾病中所起的作用。此外，大多数研究都集中在肠道微生物组的细菌成分上，其他微生物（即真菌、病毒和古生菌）在宿主疾病的发展中所起的因果作用仍有待研究。

（五）结论

MR 是一种使用宿主遗传变异来估计观察性流行病学关系中因果关系的方法，并可用于进一步了解肠道微生物组与人类健康和疾病的潜在关联。人类遗传学、遗传流行病学技术和因果推理方法学整合到微生物组研究领域，有利于研究肠道微生物组对人类健康作用的因果关系，并了解这些关系发生的机制。这些研究有助于最大限度地开发新型、有针对性的疗法以减轻疾病症状，促进身体健康。

参考文献

［1］Wade KH，Hall LJ. Improving causality in microbiome research：can human genetic epidemiology help？［J］. Wellcome Open Res，2019，4：199.

［2］Lv BM，Quan Y，Zhang HY. Causal inference in microbiome medicine：principles and Applications［J］. Trends in Microbiology，2021，29（8）：736-746.

［3］YANG Q，LIN SL，KWOK MK，et al. The roles of 27 genera of human gut microbiota in ischemic heart disease，type 2 diabetes mellitus，and their risk factors：a Mendelian randomization study［J］. Am J Epidemiol，2018，187（9）：1916-1922.

［4］Hughes DA，Bacigalupe R，Wang J，et al. Genome-wide associations of human gut microbiome variation and implications for causal inference analyses［J］. Nat Microbiol，2020，5（9）：1079-1087.

［5］Xu F，Fu Y，Sun TY，et al. The interplay between host genetics and the gut microbiome reveals common and distinct microbiome features for complex human diseases［J］. Microbiome，2020，8（1）：145.

［6］Kurilshikov A，Medina-Gomez C，Bacigalupe R，et al. Large-scale association analyses identify host factors influencing human gut microbiome composition［J］. Nat Genet，2021，53（2）：156-165.

[7] Yang Q，Lin SL，Kwok MK，et al. The Roles of 27 genera of human gut microbiota in ischemic heart disease，type 2 diabetes mellitus，and their risk factors：a Mendelian randomization study [J]．Am J Epidemiol，2018，187（9）：1916-1922.

[8] Hughes DA，Bacigalupe R，Wang J，et al. Genome-wide associations of human gut microbiome variation and implications for causal inference analyses [J]．Nat Microbiol，2020，5（9）：1079-1087.

[9] Jia J，Dou P，Gao M，et al. Assessment of causal direction between gut microbiota-dependent metabolites and cardiometabolic health：a bidirectional Mendelian Randomization Analysis [J]．Diabetes，2019，68（9）：1747-1755.

[10] Sanna S，Van Zuydam NR，Mahajan A，et al. Causal relationships among the gut microbiome，short-chain fatty acids and metabolic diseases [J]．Nat Genet，2019，51（4）：600-605.

[11] Zhuang Z，Yang R，Wang W，et al. Associations between gut microbiota and Alzheimer's disease，major depressive disorder，and schizophrenia[J]．J Neuroinflammation，2020，17（1）：288.

[12] Jia J，Dou P，Gao M，et al. Assessment of causal direction between gut microbiota-dependent metabolites and cardiometabolic health：a bidirectional Mendelian randomization analysis. diabetes. 2019，68（9）：1747-1755.

（庄振煌 编　宋子皿 审）

七、孟德尔随机化研究在表观遗传学研究中的应用

（一）表观遗传学及其与表型的关联

随着微阵列和测序技术的进步，关于健康和疾病分子机制的群体研究迅速发展。由于基因多态性本身只能解释疾病风险的一小部分，人们将注意力转向表观遗传学（Epigenetics）研究，以进一步阐明疾病的潜在病因。

表观遗传学的概念基于遗传学产生，是指一系列参与调控基因、细胞状态和功能，从而改变表型但不直接改变潜在 DNA 序列的分子机制，包括 DNA 甲基化（DNA methylation，DNAm）、组蛋白修饰、染色体重塑和非编码 RNA 调控等。环境、行为和社会暴露因素均可能改变表观基因组。在复杂疾病的流行病学研究中，DNAm 是一种有丝分裂遗传的表观遗传标志物，是最常见的表观遗传修饰，也是迄今为止研究最广泛的表观遗传修饰，主要发生在胞嘧啶 - 磷酸 - 鸟嘌呤（cytosine-phosphate-guanine，CpG）二核苷酸上，在细胞过程的转录调控中起着关键作用。

表观遗传位点被认为是基因 - 环境相互作用的位点，于 20 世纪 80 年代早期在致癌性的研究中首次发现，此后越来越多的证据表明表观遗传变异可能在一系

列表型中发挥作用，包括神经系统疾病（帕金森病、阿尔茨海默病、双相情感障碍）、肥胖、糖尿病肾病、骨关节炎，以及衰老等。表观遗传变异可以被认为是中间表型，像许多其他中间表型一样，容易受到年龄、性别、社会经济地位、饮食、吸烟、酒精摄入量等因素的混淆，在许多情况下，并无有力证据来证明表观遗传变异与表型的因果关系。这是因为可能存在反向因果关系，即可能是表型本身改变了表观基因组，而不是表观遗传变异改变了表型。

（二）孟德尔随机化研究在表观遗传学和疾病因果关系研究中的应用

由于在表观遗传流行病学中，因果关系往往难以建立，孟德尔随机化（MR）研究成为了一种广泛采用的因果推理方法，即使用遗传变异作为可改变的危险因素的工具变量，分析危险因素是否与感兴趣的结局有因果关系，其优点是利用遗传信息得出因果推论，将混杂因素和反向因果关系的影响最小化。在全表观基因组关联研究（epigenome-wide association studies，EWAS）时代，MR 在表观遗传学研究中的应用发展尤为迅速。

表观修饰和基因表达等分子特征的遗传基础及功能解析，一直是分子生物学研究的重要领域。数量性状位点（QTLs）是影响分子性状的遗传变异，被越来越多地用于识别复杂性状的因果特征。其中与候选 CpG 位点的甲基化密切相关的单核苷酸多态性（SNP），通常被称为甲基化数量性状位点（mQTL），在 MR 分析中可作为 CpG 位点的工具变量。

根据暴露到结局的步骤将 MR 分为一阶段 MR 和两阶段 MR，其中，一阶段表观遗传 MR 的思想为直接探索表观遗传特征对相关结局的影响。两阶段表观遗传 MR 是指在第一步中评估表观遗传过程中的中介变量（mediator）是否能介导暴露对结局的影响，即先建立暴露对表观遗传特征的因果影响；在第二步中探索这些表观遗传特征与相关结局的因果关联。MR 研究设计和相应的术语见表 6-8。

（三）研究实例

下面将通过具体的研究实例来帮助理解 MR 方法在表观遗传学研究中的应用。

1. DNA 甲基化（DNAm）与心血管疾病　Richardson 等的研究将 DNAm 水平的遗传预测因子与复杂性状相结合，通过一阶段 MR 的方法评估了甲基化水平与心血管疾病性状之间的因果关系。该研究中暴露为 DNAm，工具变量为相关 mQTL，结局为心血管代谢性指标。该研究发现 *IL6R*、*APOB*、*SORT1* 和 *ADCY3* 位点的甲基化与心血管代谢性指标之间存在正向关联，即 DNA 甲基化增加导致观察到的心血管代谢性指标水平增加；而在 *ADIPOQ*、*ABO*、*LEPR*、*APOA1* 和 *FADS1* 位点上则观察到了相反的关联，即甲基化增加导致心血管相关表型水平下降。相关结果见表 6-9。

2. DNAm 与肝脂肪变性　肝酶浓度升高常被用作肝损伤的标志。Nano 等基于鹿特丹研究数据以及最近发表的一项 EWAS 研究进行了 DNAm 与肝脂肪变性的一阶段双向 MR 研究（图 6-22）。如图 6-21a 所示，首先，作者针对每个顶部 CpG 位点，确定了影响 DNAm 水平的顺式 SNP，使用 SNP 和 CpG 之间的关联强度以及 CpG 和肝酶之间的关联度来估计 SNP 和肝酶的关联度。如图 6-21b 所示，为了探讨肝酶是否对 CpG 有反向因果影响，作者使用了先前在最大的 EWAS 研究中报告的 SNP，构建了遗传风险评分（GRS）来进行反向 MR 研究。该研究结果最终发现，SLC7A11 甲基化位点 *cg06690548* 与肝脂肪变性风险降低相关，为与肝功能和肝脂肪变性标志物相关的表观遗传学机制提供了新的见解，为未来的诊断和治疗应用奠定了基础。

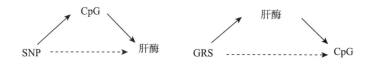

图 6-22　DNAm 与肝脂肪变性之间的双向 MR 分析结果

3. DNAm 与血脂　传统的 EWAS 中，脂质（L）与 DNAm（M）间的关联可能是由于混杂因素（C）导致，两者间真实的关联方向无法判断（图 6-23a）。为了探究血脂与全基因组 DNAm 之间的因果关系，Dekkers 等在 3296 名无亲缘关系的个体中进行了一阶段的双向 MR 分析。首先，在针对血脂是否影响 DNAm 的正向 MR 中，作者使用脂质水平 GWAS meta 分析中确定的遗传位点构建了加权多基因评分（polygenic score，PGS）。如图 6-23b 所示，由于 M（DNAm）不能影响 P（PGS），因此可以推断 L（脂质）对 M 的影响。接着，作者进行了进一步的分析，以排除 P 不通过 L 而对 M 产生的直接影响（即 PGS 遗传位点的顺式 mQTL 效应，图 6-23c）。正向 MR 的研究结果发现，甘油三酯、低密度脂蛋白和高密度脂蛋白胆固醇分别对 3 个、1 个、2 个 CpG 位点的差异甲基化（即同一基因位点不同程度的甲基化区域）有影响。在反方向的 MR 中（图 6-24d），作者通过评估影响 M（顺式 mQTL）的遗传变异（S）与脂质水平（L）的相关性，探讨了 M 对 L 的影响，结果并没有观察到 M 对 L 的反向影响，即排除了 DNAm 与脂质水平的反向因果关系，表明差异甲基化是个体间血脂水平差异的结果，而不是原因。

表 6-8　MR 研究设计和相应的术语

	因果关系研究	研究人群	研究人群 A=B	研究人群 A ≠ B
一阶段 MR 法	暴露→结局	SNP→暴露（研究人群 A） SNP→结局（研究人群 B）	单样本 MR	两样本 MR
两阶段 MR 法	第一步：暴露→中介	SNP₁→暴露（研究人群 A1） SNP₁→中介（研究人群 B1）	单样本 MR	两样本 MIR
	第二步：中介→结局	SNP₂→中介（研究人群 A2） SNP₂→结局（研究人群 B2）	单样本 MR	两样本 MIR

表 6-9　DNAm 与心血管代谢性指标之间的 MR 分析结果

SNP	基因	cpG	性状	样本量	β	SE	P 值
rs266772	*ADIPOQ*	cg05578595	脂联素（ng/ml）	646	−0.846	0.168	5.93×10^{-7}
rs687621	*ABO*	cg21160290	IL-6（pg/ml）	646	−0.293	0.061	1.77×10^{-6}
rs13375019	*LEPR*	cg04111102	CRP（mg/L）	646	−0.265	0.076	0.001
rs7549250	*IL6R*	cg02856953	IL-6（pg/ml）	646	0.468	0.175	0.008
rs169109	*ADIPOQ*	cg05578595	脂联素（ng/ml）	646	−0.363	0.121	0.003
rs541041	*APOB*	cg25035485	Apo B（g/L）	646	0.298	0.114	0.009
rs7528419	*SORT1*	cg00908766	Apo B（g/L）	646	0.271	0.064	2.74×10^{-5}
rs625145	*APOA1*	cg04087571	Apo A₁（g/L）	646	−0.301	0.082	2.68×10^{-4}
rs174544	*FADS1*	cg19610905	总胆固醇（mmol/l）	646	−0.363	0.121	0.003
rs6749422	*ADCY3*	cg01884057	BMI	846	0.106	0.048	0.028

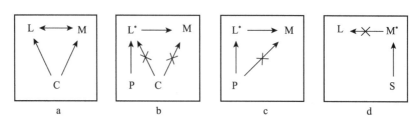

图 6-23　DNAm 与血脂之间的 MR 分析结果

4．DNAm 与吸烟　Hun 等使用两阶段表观遗传 MR 的方法，在 822 名非裔美国人的研究人群中探索了 DNAm 在吸烟和炎症之间的作用（图 6-24）。首先，在第一阶段的 MR 中，作者纳入了先前确定的与吸烟相关的 GWAS 的中 SNPs，构建了 GRS，使用每个 SNP 或 GRS 作为 MR 的工具变量（SNP S），探索了吸烟与 *F2RL3* 基因 *cg03636183* 位点以及 *GPR15* 基因 *cg19859270* 位点的 DNAm 水平之间的关系。在第二阶段的 MR 中，作者检测了 DNAm 与炎症标志物水平之间的关联，其中，与 DNAm 水平相关的工具变量 SNP 来自 mQTL 研究中发现的 SNP，基于这些 SNP，作者同样构建了一个 GRS，并使用每个 SNP 或 GRS 作为工具变量（SNP C）。由于没有为 *cg19859270* 找到合适的工具变量 SNP，因此作者在第二阶段只针对 *cg03636183* 研位点究了 DNAm 与炎症标志物水平的关联。结果显示 cg03636183 的 DNAm 水平与白细胞介素 -18 的对数水平相关（–0.11p g/ml，95% CI 为 –0.19 ～ –0.04）。结合两阶段 MR 的结果来看，随着当前吸烟的对数概率（log odds）每增加 1，*cg03636183* 的 DNAm 水平（*M* 值）下降 0.64，从而导致血清白细胞介素 -18 水平升高 7%（95%CI 为 3% ～ 13%）。吸烟可降降低 2RL3 中 *cg03636183* 的 DNAm 水平来增加白细胞介素 -18 水平，表明 DNA 甲基水平在吸烟诱导的炎症中发挥了作用。

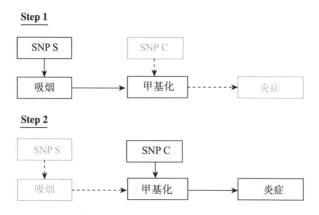

图 6-24　吸烟、甲基化和炎症之间关系的两阶段表观遗传学 MR 方法

5．DNAm 与 BMI 在一般人群中，此前对于 DNAm 与 BMI 之间的关联有一定的了解。Endelson 等的研究使用双向 MR 的方法评估了 DNAm 水平和 BMI 之间的因果关系。如表 6-10 所示，该研究的正方向 MR 是假设 DNAm 导致 BMI 升高，作者利用两阶段 MR 研究分解了 DNAm 与 BMI 之间的关系，分别推断假设的中介变量（多个组织中的基因表达）是否受暴露（DNAm）的影响、中介变量是否影响结局（BMI）。反方向 MR 中，作者将 BMI 的 GRS 作为工具变量，利用一阶段 MR 的方法，检验了 BMI 变化与下游 DNAm 变化的反向因果关系。研究结果发现，*cg11024682*（*SREBF1*）处的 DNAm 对 BMI 升高有显著的影响；此外，BMI 也是导致一些 CpG 位点 DNAm 变化的原因。该研究利用双向 MR 的方法，发现了 DNAm 与 BMI 变化之间的双向因果关联，并为 DNAm 与肥胖以及肥胖相关疾病之间的关系提供了机制上的见解。

表 6-10　DNAm 与 BMI 之间的 MR 分析模式

方法	暴露	工具变量	结局
正向 MR			
两阶段 MR 第一步	DNA 甲基化	mQTL	在多个组织中的基因表达
两阶段 MR 第二步	在多个组织中的基因表达	eQTL	BMI
反向 MR			
	BMI	BMI GRS	DNA 甲基化

BMI，体重指数；eQTL 表达数量性状位点；GRs，遗传风险评分；IV，工具变量；mQTL 甲基化数量性状位点；MR，孟德尔随机化研究。

（四）小结

表观遗传修饰可能在疾病的发展中发挥作用，并可能帮助改善疾病风险预测，以预防或治疗相关疾病。由于 QTLs 可能介导与某种疾病相关的遗传变异的影响，因此常被用于探索表观遗传修饰与结局关联的中间表型，从而更好地解释遗传变异如何对复杂性状产生影响。除直接影响结局表型之外，表观遗传修饰也可能在暴露和结局之间起到中介作用。MR 优点之一在于可以防止反向的因果关系，被证应用在不同的背景研究目的下应用相比于传统 MR，表观遗传学 MR 能够帮助更好地理解相关的生物学机制，为加强表观遗传学研究中的因果推理提供了一种富有成效的方法。利用 QTLs 结合 MR 的方法，可以使用观察数据来评估可改变的暴露对结局表型的因果影响，并识别复杂性状的因果特征和机制。随着表观遗传学数据的不断扩展发展，未来应用 MR 的机会将会增加。

孟德尔随机化研究的原理与应用

参考文献

[1] Bernstein BE, Meissner A, Lander ES. The mammalian epigenome. Cell, 2007, 128（4）: 669-681.

[2] Feinberg AP, Tycko B. The history of cancer epigenetics. Nature Reviews Cancer, 2004, 4（2）: 143-153.

[3] Kaminsky Z, Tochigi M, Jia P, et al. A multi-tissue analysis identifies HLA complex group 9 gene methylation differences in bipolar disorder. Molecular Psychiatry, 2012, 17（7）: 728-740.

[4] Nikpay M, Ravati S, Dent R, et al. Epigenome-Wide Study Identified Methylation Sites Associated with the Risk of Obesity. Nutrients, 2021, 13（6）: 54-57.

[5] Sheng X, Qiu C, Liu H, et al. Systematic integrated analysis of genetic and epigenetic variation in diabetic kidney disease. Proceedings of the National Academy of Sciences of the United States of America, 2020, 117（46）: 29013-29024.

[6] Reynard LN, Bui C, Canty-Laird EG, et al. Expression of the osteoarthritis-associated gene GDF5 is modulated epigenetically by DNA methylation. Human Molecular Genetics, 2011, 20（17）: 3450-3460.

[7] Hernandez DG, Nalls MA, Gibbs JR, et al. Distinct DNA methylation changes highly correlated with chronological age in the human brain. Human Molecular Genetics, 2011, 20（6）: 1164-1172.

[8] Relton CL, Davey SG. Two-step epigenetic Mendelian randomization: a strategy for establishing the causal role of epigenetic processes in pathways to disease. International Journal of Epidemiology, 2012, 41（1）: 161-176.

[9] Ebrahim S, Davey SG. Mendelian randomization: can genetic epidemiology help redress the failures of observational epidemiology? Human Genetics, 2008, 123（1）: 15-33.

[10] Smith GD, Ebrahim S. Mendelian randomization: can genetic epidemiology contribute to understanding environmental determinants of disease? International Journal of Epidemiology, 2003, 32（1）: 1-22.

[11] Richardson TG, Zheng J, Davey SG, et al. Mendelian randomization analysis identifies cpg sites as putative mediators for genetic influences on cardiovascular disease risk. American Journal of Human Genetics, 2017, 101（4）: 590-602.

[12] Dekkers KF, van M, Slieker RC, et al. Blood lipids influence DNA methylation in circulating cells. Genome Biology, 2016, 17（1）: 138.

[13] Nano J, Ghanbari M, Wang W, et al. Epigenome-wide association study identifies methylation sites associated with liver enzymes and hepatic steatosis. Gastroenterology, 2017, 153（4）: 1096-1106.

[14] Jhun MA, Smith JA, Ware EB, et al. Modeling the causal role of dna methylation in the association between cigarette smoking and inflammation in african americans: a 2-step epigenetic mendelian randomization study. American Journal of Epidemiology, 2017, 186（10）: 1149-1158.

[15] Mendelson MM, Marioni RE, Joehanes R, et al. Association of body mass index with dna

methylation and gene expression in blood cells and relations to cardiometabolic disease：a mendelian randomization approach. PLoS Medicine，2017，14（1）：e1002215.

（孙点剑一　肖　梦编　宋子皿审）

八、孟德尔随机化研究与新药开发和老药新用

药物在疾病治疗中的作用不言而喻，然而药物研发的过程漫长而艰辛。一般来说，药物从开始研发到最后进入市场需要大概10年的时间，平均研发经费高达13亿美元。研发过程中，有90%的研发药物可能在临床试验阶段因为药效不足或安全性问题失败。为了提高药物研发的成功率，开发人员逐步提高遗传信息在药物开发的临床试验的比例。研究表明，存在遗传验证的药物靶标的研发药物，更有可能获得临床Ⅱ期和Ⅲ期试验的成功；而当有明确因果关联的药物靶标基因存在时，研发药物获得FDA上市许可的概率提高了两倍。

（一）药物靶向孟德尔随机化分析的应用：药物评估

药物靶向MR分析在多种疾病中被用来研究药物与疾病之间的因果联系，利用药物靶向MR研究，不仅可以验证临床试验的结果，还可以广泛发掘现有药物对各种疾病的效应。表6-11、表6-12、表6-13选取了近年来利用降压药、降脂药和降糖药进行药物靶向MR的文章。

表6-11　近年来利用降脂药进行药物MR的文章列表

序号	作者	年份	药物靶向基因	结局
1	Bull 等	2016	HMGCR	前列腺癌
2	Rodriguez-Broadbent 等	2017	HMGCR	结直肠癌
3	Orho-Melander 等	2018	HMGCR	癌症
4	Liu 等	2019	HMGCR、NPC1L1、PCSK9、CETP、LDLR、ApoB	肾细胞癌
5	Carter 等	2020	PCSK9、LDLR、NPC1L1、ApoC3、LPL	22个部位的癌症
6	Johnson 等	2020	HMGCR、NPC1L1	乳腺癌
7	Yarmolinsky 等	2020	HMGCR	上皮性卵巢癌
8	Gormley 等	2021	HMGCR、NPC1L1、CETP、PCSK9、LDLR	头颈癌

续表

序号	作者	年份	药物靶向基因	结局
9	Sun 等	2022	HMGCR、NPC1L1、PCSK9	乳腺癌和前列腺癌
10	Benn 等	2017	HMGCR、PCSK9	阿尔茨海默病和帕金森病
11	Alghamdi 等	2018	HMGCR、PCSK9、NPC1L1	失眠、抑郁症和神经质
12	Williams 等	2020	HMGCR、NPC1L1、PCSK9、ApoB	阿尔茨海默病
13	Williams 等	2020	HMGCR、PCSK9、ApoB、NPC1L1、PPARA、ANGPTL3、LPL、ApoA5、ApoC3	帕金森病
14	Ference 等	2017	CETP、HMGCR	脂蛋白水平、主要心血管事件、冠心病
15	Hopewell 等	2017	PCSK9	缺血性卒中
16	Burgess 等	2018	HMGCR	冠心病
17	Harrison 等	2018	HMGCR、CETP、PCSK9	腹主动脉瘤
18	Ference 等	2019	ACLY、HMGCR	心血管疾病、癌症
19	Georgakis 等	2020	CETP、HMGCR、NPC1L1、PCSK9、ABCG5/G8、LDLR	脑小血管疾病
20	Gordillo-Maranon 等	2021	341 个药靶基因	冠心病
21	Chen 等	2021	ANGPTL3 和 LPL	5 种类型的动脉瘤
22	Wurtz 等	2016	HMGCR	代谢谱
23	Wang 等	2021	ANGPTL3、ANGPTL4、LPL	代谢谱
24	Richardson 等	2022	HMGCR、PCKS9、and NPC1L1、CETP、ApoC3、ANGPTL3、ANGPTL4、LPL	代谢组学特征
25	Khankari 等	2022	HMGCR、PCSK9、对应的靶向基因	T2D
26	Soremekun 等	2022	HMGCR、PCSK9	T2D
27	Daghlas 等	2021	HMGCR、NPC1L1、PCSK9	寿命
28	Wang 等	2019	HMGCR、PCSK9、NPC1L1、APOB、APOC3、LDLR	虚弱

续表

序号	作者	年份	药物靶向基因	结局
29	Huang 等	2021	HMGCR、NPC1L1、PCSK9	COVID-19
30	Zheng 等	2020	HMGCR、NPC1L1、PCSK9	骨密度
31	Yang 等	2021	HMGCR	过敏性疾病和自身免疫疾病

注：常用降压药包括他汀类药物、依泽替米贝、依洛尤单抗等，表中 *HMGCR*、*NPC1L1*、*PCSK9* 基因分别对应这三种药物的药物靶标。

HMGCR，羟甲基戊二酰辅酶 A 还原酶；NPC1L1，Niemann-Piek 类 C1 蛋白质；PCSK9，前蛋白转化酶枯草溶菌素 9；Apoe，载脂蛋白 E；ACLY，三磷酸腺苷柠檬酸裂解酶；CETP，胆固醇酯转运蛋白；LDLR，低密度脂蛋白受体；CHD，冠心病；CVD，心血管疾病；T2D，2 型糖尿病。ABCG5/G8，三磷酸腺苷结合盒转运体 5/8；ANGPTL3/4，血管生成素样蛋白 3/4；PPARA，过氧化物酶体增殖物激活受体；IPE，二十五碳五烯酸乙酯。

表 6-12　近年来利用降压药进行药物 MR 的文章列表

序号	作者	年份	药物靶向基因	结局
1	Walker 等	2020	12 种降压药对应的靶向基因	阿尔茨海默病
2	Chauquet 等	2021	110 个降压药靶向基因	精神分裂症、双相情感障碍和抑郁症
3	Ou 等	2021	ACEI、BB、ARB、CCB 和 TD	阿尔茨海默病
4	Xia 等	2022	CCB	肌萎缩侧索硬化症
5	Gill 等	2019	ACEI、BB、CCB	冠心病、卒中以 909 种不同表型
6	Georgakis 等	2020	BB 和 CCB	卒中、缺血性卒中及其亚型，脑出血
7	Hyman 等	2021	CCB 和 BB	房颤
8	Nazarzadeh 等	2021	ACEI、CCB 和 BB	房颤
9	Pigeyre 等	2020	ACEI	2 型糖尿病
10	Zhao 等	2022	ACEI、BB 和 CCB	糖尿病、血糖水平、糖化血红蛋白水平和血脂水平
11	Yarmolinsky 等	2022	ACEI、CBB 和 TD	乳腺癌、结直肠癌、肺癌和前列腺癌
12	Zhao 等	2021	12 种降压药对应的靶向基因	估计的肾小球滤过率（eGFR）
13	Zhao 等	2021	9 种降压药对应的靶向基因	免疫炎症标志物（淋巴细胞和中性粒细胞百分比）

注：中国指南中推荐的一线抗压药包括 5 类，分别为血管紧张素转换酶抑制剂（angiotensin converting enzyme inhibitors，ACEI）、血管紧张素受体阻滞剂（angiotensin receptor blockers，ARB）、钙通道阻滞剂（calcium channel blockers，CCB）、β- 受体阻滞剂（β-blockers，BB）、噻嗪类利尿剂（thiazide diuretics，TD）。

表 6-13　近年来利用降糖药进行药物 MR 的文章列表

序号	作者	年份	药物 / 药物靶向基因	结局
1	Yeung 等	2019	GDF-15	冠心病、乳腺癌、结直肠癌
2	Zhou 等	2019	GDF-15	肺癌
3	Luo 等	2020	AMPK	心血管疾病和癌症
4	Yeung 等	2019	AMPK	乳腺癌和前列腺癌
5	Tang 等	2022	PPARr、KCNJ11、ABCC8、INSR、GLP1R	阿尔茨海默病
6	Meng 等	2022	ETFDH、GANC、CPE、MGAM	阿尔茨海默病
7	Cheung 等	2019	GFRAL	心血管代谢性疾病

注：GDF-15，生长分化因子 15；AMPK，腺苷一磷酸活化蛋白激酶；ETFDH，电子转运黄素蛋白脱氢酶；是二甲双胍的作用位点；GANC（中性 α- 葡糖苷酶 C）是米格列醇的作用位点。CPE（羧肽酶 E）和INSR（胰岛素受体）是胰岛素的作用位点。MGAM（麦芽糖酶）是伏格列波糖的作用位点。PPARr（过氧化物酶体增殖物激活受体）是 AMG-131 的作用位点。KCNJ11（内向整流钾通道亚科 11）和 ABCC8（ATP 结合盒亚科 C8）是格列美脲的作用位点。GLP1R（胰高血糖素样肽 1 受体）是阿必鲁肽的作用位点。GFRAL，胶质细胞源性神经营养因子样受体 α。

在这一部分，我们会介绍一些经典的药物靶向 MR 的文献。

1. 抗高血压药物和结直肠癌风险之间的因果关联研究　首先我们以抗高血压药物和结直肠癌风险之间的关联研究为例来展示药靶孟德尔随机研究的分析结果、结论和流行病学意义。图 6-25 展示了该研究的药物靶向 MR 分析设流程图。

利用 *ACE* 基因中与血压相关的基因变异，作者发现遗传学证据支持血管紧张素转换酶（ACE）抑制对增加结直肠癌风险的作用，该研究在英国生物样本库的欧洲遗传起源人群中进行。两样本孟德尔分析的结果如表 6-14 所示。通过共定位分析，作者进一步表明，*ACE* 位点内的共享变异可能与循环转换酶蛋白水平和结直肠癌风险都有关（图 6-26）。这是一个验证 MR 分析结果的关键实验，MR 分析的目的是研究药物靶点扰动的影响，因为它提供了证据来支持所有确定的关联都不是由于连锁不平衡中的变异引起的遗传混淆。虽然遗传预测的 *ACE* 抑制和结直肠癌风险之间的关联在独立的芬兰数据库（FinnGen）中可以被验证（FinnGen 也由欧洲遗传起源个体组成），但是在研究日本人群时没有被观察到。

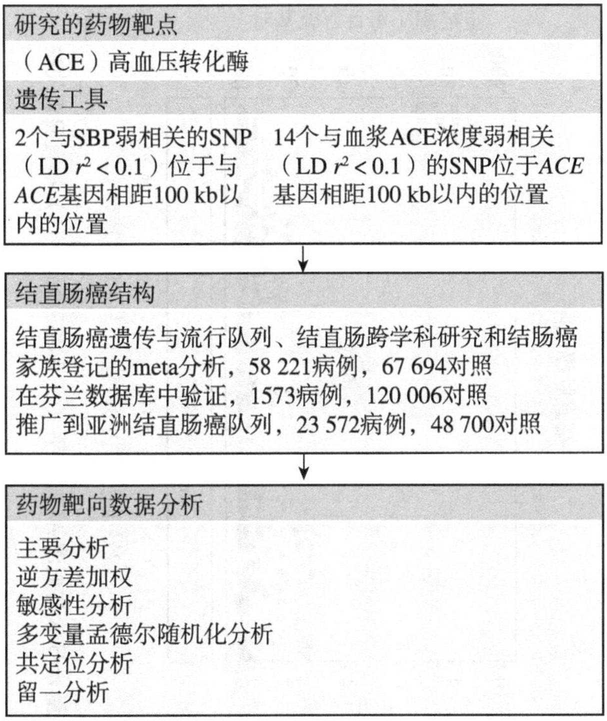

```
┌─────────────────────────────────────────────────┐
│ 研究的药物靶点                                      │
│ （ACE）高血压转化酶                                 │
├─────────────────────────────────────────────────┤
│ 遗传工具                                           │
│ 2个与SBP弱相关的SNP        14个与血浆ACE浓度弱相关   │
│ （LD r² < 0.1）位于与       （LD r² < 0.1）的SNP位于ACE│
│ ACE基因相距100 kb以         基因相距100 kb以内的位置  │
│ 内的位置                                           │
└─────────────────────────────────────────────────┘
                          │
                          ▼
┌─────────────────────────────────────────────────┐
│ 结直肠癌结构                                        │
│ 结直肠癌遗传与流行队列、结直肠跨学科研究和结肠癌        │
│ 家族登记的meta分析，58 221病例，67 694对照           │
│ 在芬兰数据库中验证，1573病例，120 006对照            │
│ 推广到亚洲结直肠癌队列，23 572病例，48 700对照        │
└─────────────────────────────────────────────────┘
                          │
                          ▼
┌─────────────────────────────────────────────────┐
│ 药物靶向数据分析                                     │
│ 主要分析                                           │
│ 逆方差加权                                         │
│ 敏感性分析                                         │
│ 多变量孟德尔随机化分析                               │
│ 共定位分析                                         │
│ 留一分析                                           │
└─────────────────────────────────────────────────┘
```

图 6-25　药物靶向孟德尔随机化分析流程图，研究抗高血压药和结直肠癌之间的因果关联

表 6-14　以 ACE 遗传变异指代的 ACE 抑制和乳腺癌、结直肠癌、前列腺癌和肺癌之间的两样本孟德尔随机化分析。

结局	N（病例，对照）	OR（95% CI）	P 值
乳腺癌	122 977，105 974	0.98（0.94 ～ 1.02）	0.35
ER+ 雌激素阳性	69 501，105 974	0.99（0.94 ～ 1.04）	0.76
ER– 雌激素阴性	21 468，105 974	0.97（0.90 ～ 1.05）	0.47
结直肠癌	58 221，67 694	1.13（1.06 ～ 1.22）	3.6×10^{-4}
结肠癌	32 002，64 159	1.18（1.07 ～ 1.31）	9.7×10^{-4}
直肠癌	16 212，64 159	1.07（0.97 ～ 1.18）	0.16
肺癌	29 863，55 586	1.01（0.92 ～ 1.10）	0.93
肺腺癌	11 245，54 619	1.02（0.91 ～ 1.15）	0.70
小细胞肺癌	2 791，20 580	0.96（0.76 ～ 1.20）	0.71
肺鳞癌	7 704，54 763	0.97（0.81 ～ 1.16）	0.73
前列腺癌	79 148，61 106	1.06（0.99 ～ 1.13）	0.08
晚期前列腺癌	15 167，58 308	1.05（0.94 ～ 1.17）	0.37

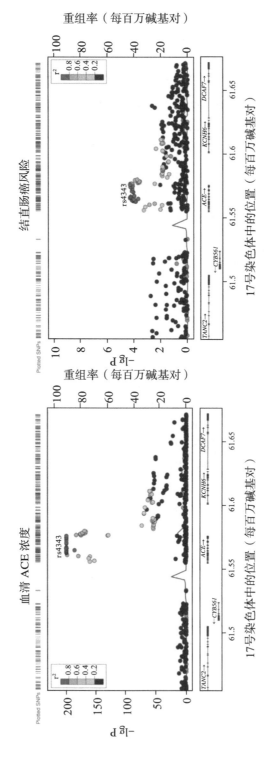

图 6-26　局部曼哈顿图显示 *ACE* 基因附近的指代 ACE 抑制的工具变量 *rs4343* 与血清 ACE 水平（**a**）和结直肠癌（**b**）都有显著关联

虽然观察到的遗传预测 *ACE* 抑制和结直肠癌风险增加之间的关联，但是它目前却不能影响临床实践，主要原因如下：首先，研究证明遗传预测 *ACE* 抑制（基于与低循环 ACE 蛋白水平和低血压相关的 *ACE* 基因变异）与结肠中 *ACE* 基因表达的增加有关。事实上，预测不同组织之间特定基因表达的变异变化是很常见的，有时会产生混淆。这就提出了一种可能性，即在结肠内局部 *ACE* 抑制可能实际上预防了结肠癌，而不是增加结肠癌的风险。此外，目前还不清楚 ACE 抑制剂药物在临床实践中是否对结肠产生药理作用，而这是解决其对结直肠风险的潜在影响的关键问题。其次，模拟药物效应的遗传变异代表了小程度干扰药物靶点的终身累积影响；这与发病后的药物干预不同，后者通常具有短时间内程度更大的影响。正是因为这个原因，孟德尔随机估计的遗传预测药物效应通常比那些在临床实践中观察到效应具有更大的量级。最后，尽管作者进行了详细的遗传信息检索，但我们发现的关联可能仍归因于遗传变异的多效性，而这些多效性与临床实践中使用的药物对 ACE 的药物抑制无关。

综上所述，Yarmolinsky 等的这些发现为未来的研究提供了许多潜在的见解和方向。首先，作者提出了 ACE 抑制可能增加结直肠癌风险的可能性，反过来强调了对这种关联的药物安全监管的必要性。其次，作者为结直肠癌的发展提供了潜在的机制，从而揭示了可能的治疗机会。再次，欧洲遗传起源和东亚遗传起源个体之间发现的差异可能表明某些影响仅限于特定的种族群体，从而对处方策略产生影响。

这项工作还展示了过去 10 年在研究药物效应的遗传分析方面取得的一些进展。Yarmolinsky 等对药物靶向 MR 和共定位分析的互补应用，通过研究是否是同一基因变异造成暴露和结果之间的关联，加强了因果关系的遗传证据。其他方法学的发展使 MR 研究进一步为药物作用之间的相互作用以及潜在的中介机制提供了见解。鉴于在临床探索前进行药物靶标效应的遗传研究具有巨大优势，MR 在这一领域的应用肯定会继续增加。

2．降脂药和骨密度之间的药靶孟德尔随机化分析　在这篇文章中，Zheng 等利用两样本 MR 设计，以低密度脂蛋白胆固醇（LDL-C）为药靶指示物，研究了他汀类药物的药靶基因 *HMGCR* 与骨密度之间的因果效应。

LDL-C 水平的增高是心血管疾病的独立危险因素。目前，他汀类药物是用来降低 LDL-C 水平的一线药物，其药物靶标是 LDL-C 合成途径中的羟甲基戊二酰辅酶 A 还原酶（HMGCR）。既往临床研究显示，他汀药物治疗和骨密度的增加有关，但是潜在机制并不明确。为了探究骨密度的变化是受他汀药物的直接影响，还是经由 LDL-C 水平影响骨代谢，Zheng 等利用 MR 分析了血脂水平和降血脂药物与骨密度之间的关联。MR 研究的设计如图 6-27a 所示。分析结果如图 6-27b 所示。

　　文章中研究者从全球脂度遗传学协作组（GLGC）[LDL-C、高密度脂蛋白胆固醇（HDL-C）和甘油三酸酯] 的汇总 GWAS 数据中，筛选出了其中与血脂显著相关的独立遗传位点作为工具变量，同时从 UKB 中获得了骨密度 GWAS 汇总数据。该研究进行了两样本 MR 分析，包括各个血脂成分的单因素和多因素因果关联分析和敏感性分析，和针对 HMGCR 和 PCSK9 基因靶标的药物 MR 分析。研究者还考虑了工具变量对暴露和结局影响的大小，以及骨密度对血脂的双向作用。

　　单变量分析显示，血浆中 LDL-C 水平和足跟估计骨密度有因果关联（效应值 β = −0.06；95% 置信区间为 −0.08 到 −0.04）。在调整了 HDL-C 和甘油三酸酯的多变量分析中，LDL-C 对骨密度的影响依旧显著，表明 LDL-C 是一个影响骨密度的独立因子。敏感性分析显示，LDL-C 和骨密度的因果关联受多效性的影响不大（图 26b）。

　　药物 MR 分析显示，以与 LDL-C 相关的他汀类药物靶标（HMGCR 基因）附近的 SNP 为工具变量分析 LDL-C 和骨密度，结果关联显著（效应值 β = −0.083；95% 置信区间为 −0.132 到 −0.034）。去除他汀类药物靶标相关的 SNP，用剩余与 LDL-C 相关的 SNP 分析与骨密度的关系，依旧得到显著结果（效应值 β = −0.063；95% 置信区间为 −0.090 到 −0.036），如表 6-15 所示。由此可见，药靶和下游的 LDL-C 对结局都有显著效应，可得出他汀类药物对骨密度的影响有部分可能是通过降低 LDL-C 来实现的。

表 6-15　常见降脂药与骨密度之间的药物靶向孟德尔随机化分析

药物靶向基因	SNP 个数	结局	效应值	标准误	P 值	异质性检验 P 值
HMGCR（他汀）	5	eBMD	−0.083	0.025	0.001	0.818
NPC1L1（依泽替米贝）	5	eBMD	−0.004	0.027	0.887	0.906
PCSK9（依洛尤单抗）	7	eBMD	−0.007	0.0104	0.486	0.049
其他 SNPs	140	eBMD	−0.063	0.014	8×10^{-6}	0

注：降脂药包括他汀类药物（statin）、依泽替米贝（ezetimibe）和依洛尤单抗（evolocumab）。表中 HMGCR 基因，NPC1L1 基因，PCSK9 基因分别对应这三种药物的药物靶标。

HMGCR，3- 羟基 -3- 甲基戊二酸单酰辅酶 A 还原酶基因；NPC1L1，尼曼匹克类 C1 蛋白质基因；PCSK9，枯草溶菌素转化酶基因。表中最后一行为除去药靶 SNP 的与 LDL-C 相关的工具变量，与骨密度显著相关。

　　双向 MR 研究中，以骨密度为暴露，血脂为结局，选取了与骨密度显著相关的 SNP 为工具变量，研究骨密度对血脂的影响。结果表明，骨密度和 HDL-C 和

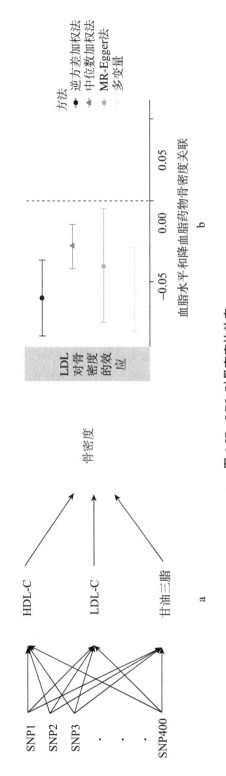

图 6-27 LDL 对骨密度的效应

a，文章中血脂成分和骨密度关系的有向无环图，研究者分别构建了 HDL-C、LDL-C 和甘油三酯的工具变量，进行了单变量和多变量的孟德尔分析。随后选取降脂药物靶标，以 LDL-C 为药物靶标指示物，进行了药物靶向 MR 分析。研究者接下来利用和药物靶标无关的 SNP 为 LDL-C 工具变量，探究 LDL-C 在药物靶标到骨密度关联之间的中介效应。b，单样本和多样本 MR 分析估计 LDL-C 对骨密度（eBMD）的效应值森林图。

甘油三酸酯没有明显的因果关联，但是对 LDL-C 有一定的影响。

本研究利用了药物靶向 MR 方法，评估了降血脂他汀类药物对骨密度的影响，展示了药物靶标方法在药物干预影响评估方面的实用性。研究发现 LDL-C 水平的降低可以提高骨密度，且此效应独立于他汀类药物的作用。未来，药物靶向 MR 研究在降糖药方面会有更多应用。

3. 降糖药与阿尔茨海默病（AD）的药靶孟德尔随机化研究　AD 是一种神经退行性疾病，其特征是大脑中异常的蛋白质聚集和神经元丢失，导致认知能力下降、记忆丧失，最终导致死亡。然而，目前只有少数能改善症状的药物被批准用于 AD，而其神经保护作用仍不确定。开发治疗 AD 的新药容易失败，且时间和金钱成本巨大。因此，药物再利用或重新定位，因其拥有关于作用机制和安全性的详细记录信息，可以作为一种更快速、更具成本效益的策略来帮助 AD 治疗。AD 和 2 型糖尿病（type 2 diabetes，T2D）是老年人最常见的两种疾病。一项对 1 746 777 名研究研究对象的 meta 分析显示，T2D 患者患 AD 的风险比正常人高出 53%，因此 AD 被认为是 "3 型糖尿病"，伴有胰岛素抵抗和大脑葡萄糖控制受损。基于其增强胰岛素信号和调节糖代谢的作用，抗糖尿病药物已被列为 AD 的再利用候选药物。为了研究抗糖尿病药物对疾病的改变作用，已有在早期或轻中度 AD 患者中进行的随机临床试验，但迄今为止的证据尚未得出确切结论。而药物靶向 MR 研究正是一种除了 RCT 之外对抗糖尿病药物治疗 AD 的疗效进行探索的最好证据。

研究者采用两样本 MR 设计，从两个独立的 GWAS 中提取暴露和结局。在血糖 GWAS 汇总数据集中确定了编码抗糖尿病药物靶点蛋白质基因附近的遗传变异（顺式变异），并用作抗糖尿病药物的工具变量。降低血糖是抗糖尿病药物治疗的既定生理反应，因此，血糖是其研究中感兴趣的生物标志物。研究选择使用噻唑烷二酮类（TZD）、磺酰脲类、胰岛素／胰岛素类似物、胰高血糖素样肽 1（GLP-1）类似物作为进行药物靶向 MR 研究的药物，其结果图 6-28 所示。TZD、磺酰脲类、胰岛素类似物和 GLP-1 类似物靶点的遗传变异与 T2D 风险降低相关。当研究胰岛素分泌和胰岛素抵抗时，磺脲类药物和 GLP-1 类似物靶点的遗传变异与胰岛素分泌增加相关，而胰岛素／胰岛素类似物和 TZD 与胰岛素抵抗降低相关，与药物作用机制一致。对于肥胖相关特征，TZD 和磺脲类药物的估计值表明药物和 BMI、腰围（WC）和臀围增加相关。然而，胰岛素／胰岛素类似物和 GLP-1 类似物的估计值在 3 个肥胖相关特征上有所不同。

图 6-29 显示了使用 GWAS 数据进行分析的结果，该数据集包含 24 087 例临床诊断的晚发性 AD 病例。结果显示，磺酰脲类药物靶点的遗传变异与 Bonferroni 校正阈值下 AD 风险的降低有关（OR = 0.38，每 1 mmol/L 血糖下

降糖药位点在T2D变异上的结果

药物分类	代理基因	SNP数量		OR值	P 值
TZD	PPARG	2		0.02 (0, 221.98)	0.42
磺酰脲类	KCN11 +ABCC8	4		0.03 (0.00, 0.24)	0.0013
胰岛素/胰岛素类似物	rs757110	1		0 (0.00, 0.01)	$1.3×10^{-25}$
	INSR	2		0.05 (0.01, 0.24)	0.00019
GLP-1类似物	GLP1R	3		0.29 (0.10, 0.84)	0.022

0.01　1.00　15.00

降糖药位点在胰岛素分泌变异上的结果

药物分类	代理基因	SNP数量		OR值	P 值
磺酰脲类	KCNJ11 +ABCC8	3		4.41 (1.93, 6.89)	0.00048
	rS757110	1		3.34 (0.27, 6.62)	0.046
GLP-1类似物	GLP1R	2		0.34 (−3.14, 7.76)	0.41

−4 −2 0 2 4 6

降糖药位点在胰岛素抵抗变异上的结果

药物分类	代理基因	SNP数量		OR值	P 值
TZD	PPARG	1		−1.39 (−2.35, −0.42)	0.0048
胰岛素/胰岛素类似物	INSR	1		−1.23 (−2.36, −0.10)	0.033

−3 −2 −1 0 1

降糖药位点在BMI变异上的结果

药物分类	代理基因	SNP数量		OR值	P 值
TZD	PPARG	2		0.23 (−0.17, 0.63)	0.25
磺酰脲类	KCNJ11 +ABCC8	4		0.39 (0.00, 0.79)	0.048
胰岛素/胰岛素类似物	rs757110	1		0.83 (0.56, 1.29)	$9.5 × 10^{-10}$
	INSR	2		0.47 (0.00, 0.94)	0.052
GLP-1类似物	GLP1R	3		0 (−0.50, 0.50)	1

−1 0 1 2

降糖药位点在腰围变异上的结果

药物分类	代理基因	SNP数量		OR值	P 值
TZD	PPARG	2		1.39 (0.40, 2.38)	0.0060
磺酰脲类	KCNJ11 +ABCC8	4		0.32 (−0.93, 1.57)	0.62
	rs757110	1		0.78 (0.22, 1.34)	0.0065
胰岛素/胰岛素类似物	INSR	2		0.04 (−1.43, 1.52)	0.95
GLP-1类似物	GLP1R	3		−0.20 (−1.36, 0.96)	0.73

−1.5 0.0 2.0

降糖药位点在臀围变异上的结果

药物分类	代理基因	SNP数量		OR值	P 值
TZD	PPARG	1		1.17 (0.13, 2.21)	0.027
磺酰脲类	KCNJ11 +ABCC8	3		0.68 (−0.60, 1.96)	0.30
	rs757110	1		0.96 (0.38, 1.53)	0.0012
胰岛素/胰岛素类似物	INSR	1		1.48 (−0.03, 2.99)	0.054
GLP-1类似物	GLP1R	2		0.42 (−0.78, 1.61)	0.50

−1.5 0.0 2.0

图 6-28　降糖药位点在肥胖相关特征上的结果

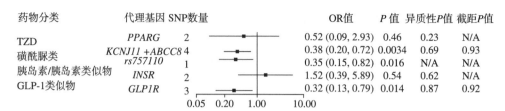

药物分类	代理基因	SNP数量		OR值	P值	异质性P值	截距P值
TZD	PPARG	2		0.52 (0.09, 2.93)	0.46	0.23	N/A
磺酰脲类	KCNJ11 +ABCC8	4		0.38 (0.20, 0.72)	0.0034	0.69	0.93
	rs757110	1		0.35 (0.15, 0.82)	0.016	N/A	N/A
胰岛素/胰岛素类似物	INSR	2		1.52 (0.39, 5.89)	0.54	0.62	N/A
GLP-1类似物	GLP1R	3		0.32 (0.13, 0.79)	0.014	0.87	0.92

图 6-29　降糖药位点在晚发性 AD 中的效果
注：N1A 表示无适用数据。

降疾病风险降低 62%，95%CI 为 0.19 ～ 0.72，$P = 0.0034$）。在使用单个 SNP（*rs757110*）进行的分析中，结果与上述类似。

　　该研究有几个优点。首先，仅使用欧洲血统的人能在最大限度上减少人口分层可能产生的偏倚。其次从药物靶点编码基因附近的顺式变异中选择工具变量，能控制其他基因多效性的可能性，该研究也未检测到工具变量的异质性。最后，该研究进行了多种敏感性分析，验证了药靶 MR 的稳健性。例如，磺酰脲类药物的结果，无论是通过包含 4 个 SNP 的 MR，还是通过既往验证过的单个 SNP——*rs757110* 的 MR，都与先前临床试验的 meta 分析结果一致。这有力地支持这些变异位点可以作为合适的代理指标的结论，且这两组工具变量均观察到 AD 的风险降低，进一步支持了磺酰脲类药物与 AD 之间的假定因果关系。

　　通过对多种降糖药开展的药靶 MR 研究，能够在 RCT 研究不适用的情况下对药物的疗效进行研究，以工具变量代替成本高昂、耗时或不切实际的干预措施，作为药物开发阶段的筛查工具。但药靶 MR 仅能提示遗传证据，效应最终还是需要金标准——也就是 RCT 来验证。未来的研究，需要利用 RCT 来进一步阐明磺脲类药物与 AD 之间的潜在机制途径。

（二）药物靶向孟德尔随机化分析的应用：药物靶标发现

　　近 10 年来，药物靶向 MR 一直被用于优化临床试验的设计，挑选出具有因果效应的药物靶标，以降低临床试验检测无效药物的风险。尤其对于没有特效药的疾病如癌症或精神神经疾病，寻找潜在药靶对疾病的预防和减缓疾病进程有积极意义。

　　帕金森病是一种神经退行性行动障碍，常见于老年人。患者静止时手抖，运动迟缓，肌强直，目前没有能有效改善病情的治疗方法。为了寻找可能的药物靶标基因，Storm 等利用药物 MR 方法，研究了超过 4000 个潜在药物靶标基因，预测了这些基因作为帕金森病药物靶标的效力。研究的流程图如图 6-30。

　　本研究以可靶向的基因（潜在药物靶标基因）的表达为暴露，以影响基因表达水平的 eQTL 为工具变量，来探究药物靶标基因的表达水平与帕金森病发病和疾病进展的关联。研究者从 eQTLGen 数据库和 PsychENCODE 数据库获得了血液和大脑的组织特异性的 eQTL 数据，从 eQTL 中筛选出在可靶向基因的上下游 5kb 的范围内的 SNP，构成可靶向基因的工具变量。帕金森发病以及疾病发病年龄和疾病进展的结局 GWAS 数据是从国际帕金森病基因组学协作组（International Parkinson Disease Genomics Consortium，IPDGC）获取的，包括超过 10 000 名患者和超过 90 000 名的对照。研究进行了两样本 MR 分析、敏感性分析，探究了 eQTL 对基因表达和帕金森病之间的关联，筛选出显著的靶向基因，作为帕金森病的潜在药物靶标。

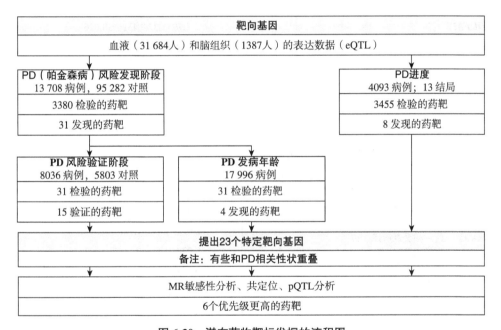

图 6-30　潜在药物靶标发掘的流程图
从可靶向的基因中，利用表达形状基因位点为工具变量，分别研究与帕金森疾病风险、发病年龄和疾病进程的因果关联。该研究在血液和脑组织的表达中分别进行。

　　研究显示，在 4863 个靶向的基因中，共有 31 个基因与帕金森病的风险有显著关联，其中 15 个基因在另一独立帕金森病比例对照人群中得到验证（图 6-31）。以帕金森发病年龄为结局，研究发现了 4 个显著相关的基因，且这 4 个基因都包括在与疾病风险相关的 15 个基因里。结果提示疾病风险和发病年龄可能有共同的分子机制，虽然并不完全重合。研究还以疾病进展为结局，以帕金森病统一评分量表作为疾病进展的标志，发现了 8 个与结局显著相关的基因（图 6-32），且

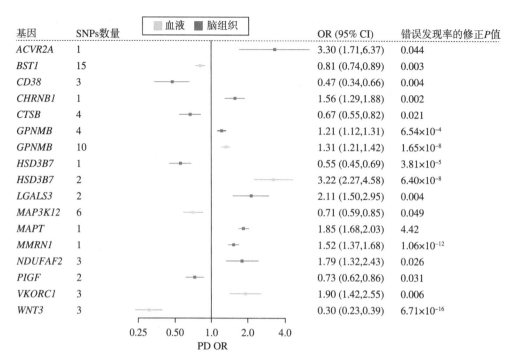

图6-31　利用药物靶向孟德尔随机化分析，从潜在药物靶标中发掘出的和帕金森疾病风险相关的，并在独立队列中得到验证的**15个基因**

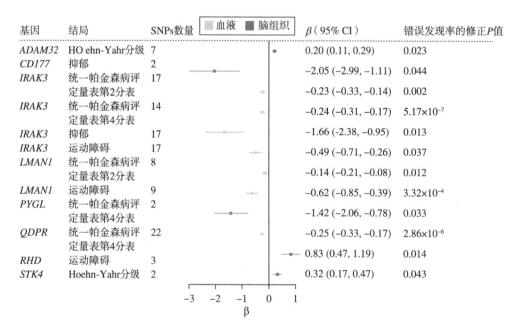

图6-32　利用药物靶向孟德尔随机化分析，从潜在药物靶标中发掘出的和帕金森疾病进程相关的、并在独立队列中得到验证的**8个基因**

与之前发现的和疾病风险和发病年龄相关的基因没有重叠。

利用药物靶向 MR 分析，研究者一共筛选出了 23 个潜在的药物靶标。其中有 4 个基因是现有药物的药物靶标（表 6-16），提示了现有药物再利用的可能性，它们可能成为潜在的治疗帕金森病的药物。例如 *NDUFAF2* 基因编码的蛋白质是抗糖尿病药二甲双胍的药物靶标蛋白的一部分，而既往研究也显示 T2D 和帕金森病有关联，因此二甲双胍对帕金森病是否有药物效果是个值得研究的问题。

表 6-16 和帕金森疾病相关，且有药物作用的 4 个药靶基因

基因	结局（组织表达）	药名	临床阶段	用途
胆碱能受体烟碱 β₁ 亚单位基因	脑组织	罗库溴铵	通过	麻醉中肌肉松弛
泛醌氧化还原酶复合物装配因子基因	脑组织	二甲双胍	通过	2 型糖尿病，多囊卵巢综合征
Rh 蛋白 D 基因	运动障碍（脑组织）	罗来度单抗	第二阶段	对怀有 Rh 阳性胎儿的 Rh 阴性孕妇预防同种免疫
维生素 K 环氧化物还原酶复合物基因	血液	华法林	通过	预防性抗凝（在帕金森病中跌倒风险高）

参考文献

[1] Wouters OJ，McKee M，Luyten J. Estimated research and development investment needed to bring a new medicine to market，2009-2018. JAMA，2020，3，323（9）：844-853.

[2] Smietana K，Siatkowski M，Møller M. Trends in clinical success rates. Nat Rev Drug Discov，2016，15（6）：379-380.

[3] Nelson MR，Tipney H，Painter JL. The support of human genetic evidence for approved drug indications. Nat Genet，2015，47（8）：856-860.

[4] King EA，Davis JW，Degner JF. Are drug targets with genetic support twice as likely to be approved? Revised estimates of the impact of genetic support for drug mechanisms on the probability of drug approval. PLoS Genet，2019，12，15（12）：e1008489.

[5] Gill D，Burgess S. The evolution of mendelian randomization for investigating drug effects. PLoS Med，2022，3，19（2）：e1003898.

[6] Yarmolinsky J，Díez-Obrero V，Richardson TG，et al. Genetically proxied therapeutic inhibition of antihypertensive drug targets and risk of common cancers：a mendelian randomization analysis. PLoS Med，2022，3，19（2）：e1003897.

[7] Zheng J，Brion MJ，Kemp JP，et al. The effect of plasma lipids and lipid-lowering interventions on bone mineral density：a Mendelian randomization study. J Bone Miner Res，2020，35（7）：1224-1235.

[8] Storm CS，Kia DA，Almramhi MM，et al. Finding genetically-supported drug targets for Parkinson's disease using Mendelian randomization of the druggable genome. Nat Commun. 2021，12（1）：7342.

（肖文迪 编，黄宁浩 审）

九、STROBE-MR 共识

为了提高观察性流行病学研究报告的质量，2004 年一个国际小组制定并发布了 STROBE（Strengthening the Reporting of Observational Studies in Epidemiology）声明，作为队列研究、病例对照研究和横断面研究等各种观察性研究类型的报告指南。近年来，孟德尔随机化研究的发表数量迅速增加，从 2003 年的 1 篇到 2020 年的 800 多篇文章，其研究的内容也越来越多样，如白细胞介素 6 受体抑制和 COVID-19 预后的因果关系、大麻使用和精神分裂症风险的关联以及教育和智力与阿尔茨海默病风险的因果关系。尽管 MR 研究的临床相关性和受欢迎程度越来越高，越来越多的证据表明许多研究的报告是不完整和不规范的，导致因果推断的可信性受损。因此，国际专家委员会为解决 MR 研究报告质量不足的问题制定了一个类似 STROBE 的报告指南。委员会以 STROBE 声明为基础，开发出专门针对 MR 研究的报告指南——STROBE-MR 声明，并公开征集建议。

2018 年项目启动后，核心小组首先通过文献检索审查了现有报告工具变量和 MR 研究的文献，一方面是为了确定文献报告和现有指南的不足，另一方面是为了寻找方法论文章和好的报告范例。报告质量的系统评价表明，只有少数几篇文章特别提及了工具变量或 MR 研究，许多文章没有明确说明或检验 MR 方法的各种假设，也没有充分说明数据来源。因此在起草检查表时，委员会特别强调了需要描述 MR 特定假设、评估假设违反的方法以及数据和数据来源。随后核心小组从 2018 年发表的 MR 原始研究中随机抽取了 20 篇文章，对检查表草案进行测试，结果显示：10 篇两样本 MR 研究均没有对暴露研究人群和结局研究人群进行详细描述、比较，或讨论样本重叠问题；10 篇文章没有对可能的多效性进行检测和校正；11 篇文章缺少遗传数据缺失填补或次要等位基因频率截断值的信息；10 篇文章缺少遗传工具强度的信息；10 篇文章缺乏临床或公共卫生相关性的讨论；13 篇文章没有提及结果外推性问题。2019 年 5 月，核心小组邀请了 17 名不同背景的专家参加在英国布里斯托大学举行的共识会议，参会人员包括方法学家、应用者、先前报告指南的制定者和期刊编辑，以明确 STROBE-MR

声明的适用范围并讨论检查表清单。会后，该检查表清单作为预印本于 2019 年 7 月发布，并在发表平台、社交媒体和第四届孟德尔随机化会议上引起了广泛讨论。委员会根据来自不同观点者的大量评论，对检查表清单进行了修订和调整，经 2020 年进一步完善后，于 2021 年 7 月正式定稿。

STROBE-MR 声明明确了 MR 研究报告应当包括的具体信息。其检查表（表 6-17）包括 20 个主要条目和 30 个子条目，与 STROBE 检查表类似，这些条目分别归属于 6 个部分：标题和摘要（条目 1）、引言（条目 2、3）、方法（条目 4—9）、结果（条目 10—13）、讨论（条目 14—17）和其他信息（条目 18—20）。作者在报告研究结果时应对表中所有条目和分项进行说明，即使篇幅有限也必须在补充材料中报告。STROBE-MR 适用于那些利用种系遗传变异的特性探究可变暴露与结局因果关系的研究，包括有一个或多个暴露的单样本和双样本 MR 研究、在全基因组关联分析文章中同时报告 MR 结果的研究。而对于不使用工具变量进行估计的 MR 研究，如基因与环境交互作用的研究，STROBE-MR 检查表中的一些条目将不适用。值得注意的是，GWAS 遵循《加强遗传关联研究报告指南》（*Strengthening the Reporting of Genetic Association Studies Oturde*，STREGA 指南），测序研究、表达研究或传统观察性流行病学研究遵循 STROBE 指南，这些研究类型均不适用 STROBE-MR。

表 6-17 STROBE-MR 检查表

序号	条目	推荐
1	题目和摘要	如果 MR 设计是研究的一个主要目的，在标题和（或）摘要中表明
	引言	
2	背景 / 原理	解释研究的科学背景和原理，解释暴露是什么，解释暴露和结局之间是否存在可能合理的因果关系，解释为什么 MR 是解决该研究问题的一个有用的方法
3	目的	明确陈述具体研究目的，包括预先设定的因果假设（如果有的话）。声明 MR 是一种在特定假设下对因果效应进行估计的方法
	方法	
4	研究设计和数据来源	尽早陈述研究设计的关键要素。可以用表格列出研究各个阶段的数据来源。对每个用于分析的数据源，描述以下内容： 研究设置：如果可能，描述研究设计和基础人群。描述设置，地点，与招募、暴露、随访和数据收集等相关的日期（如有）。 研究对象：给出纳入标准，研究对象的来源和选择方法。报告样本量，以及在主要分析前是否进行了功效或样本量计算

序号	条目	推荐
		描述遗传变异的检测方法、质量控制和选择过程
		描述每种暴露、结局和其他相关变量的评估方法和疾病的诊断标准
		如果可以，提供伦理委员会审批和研究对象知情同意的详细信息
5	假设	明确陈述主要分析的 3 个核心工具变量假设（相关性、独立性和排除限制）以及任何附加分析或敏感性分析的假设
6	统计方法主要分析	描述使用的统计方法和统计数据
		描述定量变量是如何分析的（如等级、单位、模型）
		描述遗传变异是如何分析的，若可以，描述权重是如何选择的
		描述 MR 估计方法（如两阶段最小二乘法、Wald 比值法）和相关统计量。详细说明纳入的协变量，两样本 MR 还需说明在两个样本中是否使用相同的一组协变量进行调整
		解释缺失数据是如何处理的
		若可以，说明多重检验是如何处理的
7	评估假设	描述用于评估假设或证明其有效性的所有方法或先验知识
8	敏感性分析和附加分析	描述所有敏感性分析或附加分析（例如对不同方法的效应估计进行比较、独立复证、偏倚分析、验证工具变量、模拟）
9	软件和预注册	给出统计软件和包的名称，包括版本和使用的设置
		陈述研究方案和细节是否预注册（以及时间和地点）
	结果	
10	描述性数据	报告每一阶段纳入研究的人数和排除的原因，可使用流程图
		报告暴露表型、结局和其他相关变量的汇总统计数据（如平均值、标准差、比例）
		如果数据来源包括对先前研究的 meta 分析，则提供这些研究的异质性评估
		对于两样本 MR ① 为暴露样本和结局样本之间的遗传变异 - 暴露关联相似性提供说明 ② 提供暴露研究和结局研究的重叠个体数量
11	主要结果	报告遗传变异与暴露的关联，以及遗传变异与结局的关联。最好以一种可解释的尺度进行报告
		在一个可解释的尺度上，如每 SD 差异的 OR 或 RR，报告暴露与结局关联的 MR 估计值，以及不确定性度量

续表

序号	条目	推荐
		如果可以，考虑将相对风险的估计转化为有意义时间段内的绝对风险
		考虑用图对结果进行可视化（如森林图、遗传变异-结局的关联对遗传变异-暴露的关联的散点图）
12	评估假设	报告对假设有效性的评估
		报告任何额外的统计量（如用 I^2、Q 统计量和 E 值等对遗传变异的异质性进行评估）
13	敏感性分析和附加分析	报告任何敏感性分析，以评估假设违反情况下主要结果的稳健性
		报告其他敏感性分析或附加分析的结果
		报告任何因果关系方向的评估（如双向 MR）
		若可以，报告与非 MR 分析估计值的比较
		考虑其他对结果进行可视化的图（如留一法）
	讨论	
14	关键结果	根据研究目的总结关键结果
15	局限性	讨论研究的局限性，考虑工具变量假设的有效性、其他可能的偏倚来源和不准确性。讨论任何潜在偏倚的方向和大小，以及任何处理这些偏倚的努力
16	解释	意义：在研究局限性和与其他研究比较的背景下，对结果进行谨慎、全面的解释
		机制：讨论可能驱动调查暴露和结局之间潜在因果关系的生物机制，以及基因-环境等效假设是否合理。谨慎使用因果术语、澄清仅在某些假设成立的前提下，工具变量估计值可以表明因果效应
		临床相关性：讨论结果是否具有临床或公共政策相关性，以及它们在多大程度上提示了可能的干预措施的效果大小
17	可推广性	讨论研究结果在其他人群、其他暴露期/时间，以及其他暴露水平的可推广性
	其他信息	
18	资金来源	描述资金来源和资助方在本研究中的作用，若可以，提供本文基于的数据库和原始研究的资金来源
19	数据和数据共享	提供用于进行所有分析的数据，或报告在何处如何访问这些数据，并在文章中引用这些来源。在文章中提供重现结果所需的统计代码，或者报告代码是否可以公开访问，如果可以，提供获取代码的渠道
20	利益冲突	所有作者均应声明所有可能的利益冲突

　　在引言部分，作者应该说明暴露与结局之间的潜在因果关系是否合理，解释为什么 MR 有助于解决这个问题，并描述预先设定的因果假设。在方法部分，研究人员需描述研究框架、研究对象、测量方法、遗传变异的质量控制和选择过程，以及每个数据源中结局的诊断标准，陈述主分析的 3 个工具变量核心假设（相关性、独立性和排除限制）和附加分析或敏感性分析的假设，并提供所使用的统计方法和统计数据的详细信息。在结果部分，作者应该通过流程图等方式汇总每个分析阶段的研究对象数量、暴露表型和结局。两样本 MR 研究还需报告暴露样本和结局样本之间遗传变异 - 暴露关联的相似性以及重叠人数。主要结果应包括变异 - 暴露关联、变异 - 结局关联以及 MR 估计的暴露 - 结局关联。STROBE-MR 非常强调 MR 假设的有效性和敏感性分析的报告，以评估假设违反对主要结果可靠性的影响。在讨论部分，总结关键结果后，作者应讨论研究的局限性，重点关注工具变量假设的有效性、其他来源的潜在偏倚以及不精确性。对结果的总体解释应谨慎，并讨论可能引起暴露与结局之间因果关系的潜在生物学机制。此外，作者还需陈述本研究与临床或公共卫生政策的相关性。在其他信息中，作者应提供信息，可使能够公开访问研究数据和统计代码。

　　作为 STROBE 指南的独立扩展版本，STROBE-MR 可以指导研究者清晰、全面地对 MR 研究进行报告，还可以帮助编辑、同行评审、研究人员、临床医生和其他读者理解研究结果，进而对研究的真实性、可信度和学术价值进行评估。指南并不试图规定一个严格的格式，检查单上的条目应该在文章的某处有充足清楚的描述，但是呈现顺序和格式取决于作者喜好和期刊风格。检查表的目的是提高报告的清晰性，而不旨在为研究设计或实施提供建议。虽然它可能客观上有助于研究者改进方法，但不能主观地将其用作评价 MR 研究质量的工具。

　　孟德尔随机化是一个欣欣向荣、不断发展的领域，可以预想，新的测序和全基因组基因分型项目、区分养育过程中基因和环境作用的家庭内设计（within-family design）以及更多与健康医疗数据库将会提供海量的可用于 MR 研究的数据。为应对现有的和未来可能出现的挑战，MR 方法将会不断发展，其指导方针也需要相应的更新。STROBE-MR 开发者计划将该共识翻译成不同的语言，争取各大期刊的认可和支持，并定期对发表的 MR 文献进行监测以及时更新和维护指南。

参考文献

[1] von Elm E, Altman DG, Egger M, et al. The Strengthening the Reporting of Observational Studies in Epidemiology（STROBE）statement：guidelines for reporting observational studies [J]. Lancet, 2007, 370（9596）：1453-1457.

[2] Skrivankova VW, Richmond RC, Woolf BAR, et al. Strengthening the Reporting of Observational Studies in Epidemiology Using Mendelian Randomization: the STROBE-MR Statement [J]. JAMA, 2021, 326 (16): 1614-1621.

[3] Skrivankova VW, Richmond RC, Woolf BAR, et al. Strengthening the Reporting of Observational Studies in Epidemiology Using Mendelian Randomisation (STROBE-MR): explanation and elaboration [J]. BMJ, 2021, 375: n2233.

（李玥颖 编，赵逸民 审）

■ 总结

● 核心概念

1．复杂性状（complex trait） 绝大多数人类的表型属于复杂性状，这类性状同时受多基因和非遗传因素的共同作用，包括复杂疾病、数量性状和行为、心理等难以准确度量的性状，概念上与质量性状相对。

2．表达数量性状基因座（expression quantitative trait loci，eQTL） 能调控特定基因 mRNA 和蛋白质表达水平的基因座，将基因表达作为一种性状，研究遗传突变与基因表达的相关性，一般采用 SNP 作为分子标记，可分为顺式作用 eQTL 和反式作用 eQTL。

3．表观遗传学（epigenetics） 表观遗传学是研究基因的核苷酸序列不发生改变的情况下，基因表达的可遗传的变化的一门遗传学分支学科。

4．DNA 甲基化（DNA Methylation，DNAm） DNA 甲基化为 DNA 化学修饰的一种形式，是指在 DNA 甲基化转移酶的作用下，在基因组 CpG 二核苷酸的胞嘧啶 5 号碳位共价键结合一个甲基基团。DNA 甲基化能引起染色质结构、DNA 构象、DNA 稳定性及 DNA 与蛋白质相互作用方式的改变，从而控制基因表达。

5．基因环境交互作用 交互作用又称为效应修饰，它分为统计学意义上的交互作用和生物学意义的交互作用。当基因和暴露因素同时存在时，其所致效应不等于它们单个作用相联合的效应时，则称这两者之间存在交互作用。

● 讨论问题

1．孟德尔随机化能解决哪些随机对照研究难以探索的关联？

2．孟德尔随机化联合多组学数据分析的优势。

● **延伸阅读**

1. Skrivankova VW，Richmond RC，Woolf BAR，et al. Strengthening the Reporting of Observational Studies in Epidemiology Using Mendelian Randomization：The STROBE-MR statement [J]. JAMA，2021，326（16）：1614-1621.

2. Lv BM，Quan Y，Zhang HY. Causal inference in microbiome medicine：principles and applications. [J] Trends Microbiol，2021，29（8）：736-746.

3. Holmes MV，Ala-Korpela M，Smith GD. Mendelian randomization in cardiometabolic disease：challenges in evaluating causality. [J] Nat Rev Cardiol，2017，14（10）：577-590.

4. Huang T，Afzal S，Yu C，et al. Vitamin D and cause-specific vascular disease and mortality：a Mendelian randomisation study involving 99 012 Chinese and 106 911 European adults. China Kadoorie Biobank Collaborative Group. BMC Medicine，2019，17（1）：160.

5. Ding M，Huang T，Bergholdt HK，et al. Dairy consumption，systolic blood pressure，and risk of hypertension：Mendelian randomization study. BMJ，2017，356：j1000.

（黄　涛　刘中华　贾金柱 统稿）

第七章

孟德尔随机化研究方法的展望

一、因果推断面临的挑战

因果推断在公共卫生领域的一个重要作用是比较不同干预后的健康结果。原则上讲，所有公共卫生领域的因果比较都应该在随机试验中证实后，才能转化为公共卫生决策。例如，为了将戒烟计划整合到医疗保健系统中，研究者对参与戒烟计划的人群开展长期研究，比较了来自大样本人群的病例组和对照组的干预效果。另外，增加烟草制品的税收和监管也能减少烟草的消费，然而这种随机实验是不切实际的。公共卫生的因果推论通常来自观察性研究，并在可用的情况下得到其他证据的支持。但是，如果在因果推断中只使用观察性而非实验性的数据，容易引发错误结果。特别是当所考虑的干预措施的定义较为模糊，将限制实验结果外推至公共卫生决策。例如，肥胖和消瘦的人之间观察到的死亡率的差异表明，肥胖和死亡之间可能存在因果关系。但这个结果对减肥行动几乎没有指导，因为其不涉及具体的干预措施。尽管肥胖对于死亡可能是因果关系中经典的危险因素之一，但仅仅知道肥胖与死亡率之间的因果关联并不能为预防措施提供帮助。所以，正确的因果推断应该是在建立关联的同时，更多地关注不同个体之间的对比。这些试验的结果将获得有关干预措施对肥胖的影响的直接、可操作的信息。

另外一种有效的方法是设计观察分析，使观察数据来自假设的随机试验的数据，并采用相对明确的干预措施。例如，观察数据可用于模拟涉及饮食干预的随机试验，比较研究期间改变饮食的个体与未改变饮食的个体的观察结果；或者模拟不同食品政策的随机实验，通过限制和不限制商店售卖含糖饮料，比较学生的健康状况。公共卫生中因果推断的反事实法要求，应该根据不同具体干预措施下健康结果分布之间的对比来定义因果关系。

然而，比较相对明确的公共卫生干预措施只是从观察数据进行因果推断的第一步。即使是定义明确的干预组，通常也不能直接进行比较，因为每个组中个体的关键特征可能不同。例如，改变饮食的人可能比不改变饮食的人采取更健康的生活方式，改变饮食策略的学校可能比策略保持不变的学校含有更多的家庭经济水平较低的人群。这种不可比性问题，通常称为混杂，是使用观察数据进行因果推理所面临的一个基本问题。如何在因果推断中找出混杂也是目前因果推断里重要的一部分。

减少混杂的最常见方法是尽可能多地对混杂变量进行测量，并在统计分析中对其进行调整。调整测量混杂因素的可用方法是分层、匹配、标准化和逆概率加权等。在具有高维数据的实际应用中，这些方法是借助统计模型来实现的，如通常使用传统的回归模型通过分层进行调整。测量的混杂因素用于计算每个研究对象接受相应暴露的概率。若暴露是二分类变量，则这个概率被称为倾向得分。逆概率加权是基于倾向得分的方法。倾向得分也可用于通过分层（如通过将倾向得分作为协变量添加到回归模型中）、匹配和标准化来调整混杂因素。从效应值估计中消除混杂的另一种方法是工具变量估计。与其他方法不同，工具变量估计不需要调查人员测量任何混杂因素。它要求调查人员识别并适当地测量一种工具变量。该工具变量是一个对暴露有影响的变量，与结局无关。有效的工具变量只能用于特定的因果效应的大小。当暴露随时间变化时，混杂因素本身会受到先前暴露水平的影响。在存在这种暴露 - 混杂因素反馈过程的情况下，上述一些方法（如分层和匹配）不能用于有效的因果推断。

在进行因果推断时还可能遇到一些其他问题。例如，对于人的固有特征（如性别、种族 / 民族或年龄），应该如何进行合理的转化？调查人员应如何处理将干预措施的个人因素（如体重）或社会因素（如收入水平）转化为可进行的干预？当我们估计健康结果与无法改变的因素之间的关联时，如何改变由这些因素引起的结果的问题仍然悬而未决。因此，对无法改变的因素与健康结果之间关系的研究可以被视为其他假设干预研究的理论补充。例如，如果观察性研究告诉我们，生活在贫困社区的人比生活在富裕社区的人患癌症的概率更高，那么下一组调查可能会考虑潜在的可改变的致癌物暴露，或研究贫富社区之间不同的饮食。贫困社区癌症发病率较高的初步发现对于鼓励之后的研究寻找可以改变的原因至关重要。如果没有后面的深入研究，流行病学的因果推断将更多地成为社会学分析的描述性工具，而不是提供导致干预以改善健康的证据的工具。MR 也可以与其他学科结果相结合，为流行病学和公共卫生学研究服务。在实践中，MR 可以引导公共卫生从业者优先研究个体层面的干预措施。

（黄宁浩 编，赵逸民 审）

二、孟德尔随机化面临的挑战

过去 30 年是人类遗传学发展的重要时期。随着基因检测能力的提升和对基因组学的进一步认识，我们逐渐受制于尚未发现的复杂表型基因。我们处理数据、统计分析和解释结果的能力赶不上基因组数据产生的能力。基因组学革命中最重要的一个特征是数据量的指数型增长。这导致了科学界从致病基因的发现，到与临床医学和流行病学整合的过程中，对难以处理的数据的价值有着不切实际的期望。那些研究复杂疾病发病机制的研究虽然没有夸大遗传流行病学的能力，但也没有将其转变为有现实意义的公共政策。

大多数疾病的基因组学病因都会涉及人体的多个疾病易感基因、基因 - 基因交互作用、基因 - 环境交互作用以及疾病的遗传和环境决定因素的群体间异质性。这些都可能会削弱统计能力，而且很难对检测基因的阳性结果进行验证。所以，只有让遗传流行病学家与生物学家、临床科学家通力合作，才能共同克服这些困难。传统流行病学家、遗传流行病学家、统计学家、生物信息学家、遗传学家以及临床和公共卫生科学家都有许多需要相互学习的地方，未来他们能够通过共同努力解决研究设计、调查实施、分析数据和解释结果方面的问题。

在传统观察性研究中，由于混杂因素（一般是无法测量或未测量的混杂）的存在，结果往往会有偏差。与其他一些分析方法相比，当工具变量有效时，MR可以通过研究设计来减少混杂因素的影响。然而，由于相关的遗传学研究成果的缺乏，研究者可能无法为每个遗传学问题提供有效的工具变量，并且公开的数据库可能并不都提供了基因 - 暴露或者基因 - 结局的关联信息。MR 研究的另一个潜在局限是研究设计的统计效力。MR 研究的效能取决于几个方面，包括工具变量能够解释的暴露的百分比以及暴露与结局之间因果效应的大小。即使方法学上没有错误，当工具变量能够解释暴露的百分比过小时，仍有研究者怀疑其遗传贡献。

尽管存在某些局限性，我们仍相信 MR 方法未来的灿烂前景。越来越多的MR 研究将用于评估医学研究中风险因素与疾病之间的因果关系。MR 被广泛应用的其他可能的原因是，遗传变异是很好的工具，因为它们是终身（固定）暴露，且无需担心混杂和反向因果。另外，现代实验室技术已经可以测量遗传变异的大小，其与观察性研究中的测量相比误差很小。目前，绝大部分 MR 都是基于暴露与结局之间的线性关系的假设，然而，在实际应用中，有很多关联是非线性的，比如睡眠时长与疾病、出生体重与心血管代谢性疾病、BMI 与死亡等，在这种非线性的情况下，直接用传统的 MR 的方法简单计算因果关系可能带来完全不一样的结果。但目前已经有非线性 MR 的分析方法用于评估非线性暴露对疾病的因果效应。最后，我们对病理生理机制理解的不断深入，和 GWAS 汇总结果的公开可用性的不断提高，以及 MR 方法学的扩展，将引发更多的学者参与到 MR的统计分析方法和理论的发展中，解决 MR 目前面临的一些问题。

另外，MR 研究结果的有效性取决于几个前提假设的正确性。如果应用正确，MR 对药物开发和再利用非常有用。然而，所有 MR 的结果都应尽可能在 RCT中确认其因果关系。利用 MR 分析方法，通过遗传工具变量评估观察到的暴露与结果的因果效应，在未来的医学研究和病因学研究中会越来越流行。

如果在 MR 中使用的遗传变异的生物学功能未知（在使用 GWAS 的遗传工具变量时常常发生），有时可能难以先验地了解工具变量是否对感兴趣的暴露有影响。在未知生物学功能的情况下，传统的 MR 分析可能会产生偏向于因果关系方向的错误结论。双向 MR 可以量化每个变量对另一个变量的因果影响，前提是使用有效的工具变量来代理这两个变量。在双向 MR 中，在两个方向上进行单独的 MR 分析可以确定任何因果关系的方向。另外，将基本 MR 框架扩展到更复杂的病因网络时，有着相当大的潜力。其中心思想是，如果一个数据集中有多个风险因素，每个风险因素都有工具变量，那么原则上应该可以估计每个风险因素对每个结果的因果效应。遗传变异可以用作各个危险因素的工具变量，以锚定整个因果网络，并且可以构建不同变量之间的因果关系图。

然而这种方法是以遗传工具是先验的为前提，并且在工具与多个变量相关的情况下，要了解哪一个是主要效应哪一个是次要效应。当该信息未知时，可以通过其他统计分析方法来确定因果链的方向，例如结构方程模型、偏相关模型等，然后使用 MR 来估计不同因果网络节点之间因果效应的大小。这些方法在整合多层次的组学数据，和深入了解不同层次之间的因果关系方面具有巨大的前景。可以想象在不久的将来，MR 方法可以以无假设的方式调查大型多维数据集中的所有成对关系，让数据自己说话，为因果关系的关联提供充分而坚实的证据。

（黄宁浩 编，庄振煌 审）

三、孟德尔随机化研究方法的前景

MR 研究在探索偏倚、混杂、反向因果关系和病因异质性方面有很好的作用，为难以识别因果关系的疾病带来了新的希望。统计分析方法和生物信息学创新的不断加深，使得 MR 发展具有巨大的潜力。为确保研究结果的稳健性和可重复性，在开展 MR 研究的过程中，需要生物学知识基础、MR 方法的深入理解和应用以及 MR 研究结果的规范化报告。未来 MR 研究需在以下方面有重要突破。

（一）扩大临床适用性

1. 识别疾病发生发展的潜在因素　迄今为止，大多数 GWAS 都试图识别与疾病发生风险相关的遗传变异。这些变异对疾病预防有帮助，但不一定对缓解疾病进展的治疗有帮助，因为相同的遗传因素不一定会同时影响疾病的发生和发展。2017 年，GWAS 目录中只有 8% 的 GWAS 试图识别与疾病进展或严重程度显著相关的变异。尽管如此，越来越多的关于疾病进展的 GWAS 正在进行，如遗传学和冠心病联合会（GENIUS-CHD；CHD，样本量 > 270 000 例）、乳腺癌联合会（BCAC；乳腺癌，样本量＞47 000例），以及前列腺癌协会研究基因组联合体中癌症相关改变小组（PRACTICAL；前列腺癌，样本量＞45 000例）等。

　　然而，由于存在对撞偏倚，在仅包含病例数据的集合中使用MR确定疾病进展的真正因果关系有待进一步确认。特别当一组研究对象根据某些特征（如疾病的存在）进行选择时，将在影响选择的独立风险因素之间引入虚假关联，从而扭曲每个风险因素与疾病进展之间的关系。目前仍在开发降低这种偏倚的方法。

　　2. 新药开发和老药新用　MR在药物开发中的基本原理是，改变编码蛋白质活性水平的特定药物靶点的编码基因中的变体，可用于模拟在药理学上使用无偏靶点效应的化合物靶向相同蛋白质的作用（即通过独立于预期药物靶点的机制实现的化合物的效应）。这种方法与MR的常规应用略有不同，因为重点是药物靶点本身，而不是靶点下游的生物标志物、暴露或中间体。因此，MR不仅可用于评估追求特定靶点的可能疗效，还可用于评估药物的非预期副作用，以及其是否可能是由于靶点效应或非靶点效应所致。

　　MR可以在药物开发的多个阶段使用。在药物开发的早期阶段，MR可以用来确定开发针对特定蛋白质的化合物是否花费了大量的时间和金钱。如果MR研究表明编码蛋白质的基因变异对疾病风险影响不大，那么应当选择其他蛋白质为靶点。同样的方法也可以应用在化合物的选择上。例如，前蛋白转化酶枯草杆菌蛋白酶/kexin 9型丝氨酸蛋白酶（PCSK9）在肝合成，进入血液后与肝表面的低密度脂蛋白受体结合，从而降低了肝清除低密度脂蛋白胆固醇的能力，导致血液低密度脂蛋白胆固醇水平升高。GWAS表明，相对选择性地与低密度脂蛋白胆固醇水平降低相关的 PCSK9 变异与冠心病风险降低相关，这提示PCSK9抗体很有可能是降低血液低密度脂蛋白胆固醇水平的候选药物。抗PCSK9单克隆抗体的Ⅰ期临床试验目前正在进行中，并表明该化合物具有良好的耐受性，与他汀类药物联合使用可显著降低健康志愿者的低密度脂蛋白胆固醇。尽管这些化合物能否进一步降低冠心病的风险还有待观察，但迄今为止的结果显示了MR方法在药物试验中相当大的前景。

　　随机对照试验仍然是检验新药疗效和安全性的金标准方法，但MR可以在药物靶点的优先顺序、预测试验结果和优化试验设计等方面弥补随机对照试验的不足。人类遗传学的发展可以帮助检验药物的有效性，蛋白质和代谢物的MR研究正在成为药物开发的基础。特别是当顺式变异可以作为蛋白质药物靶点的遗传代理，以评估这些药物靶点与一系列疾病之间的潜在因果关系。MR还可以检验药物的潜在副作用，如服用一些降脂药物后2型糖尿病的风险增加等，这一结果在他汀类药物的临床试验中也得到了证明。MR也被用于确定现有药物的潜在再利用机会。最近，IL-6R 的基因变异与新型冠状病毒肺炎住院风险降低有关，这与

IL-6R 治疗性抑制试验的结果一致。除了预测药物治疗的后果外，MR 还有潜力用于优化试验设计，例如将最有可能从药物中受益的患者进行分类，或深入了解药物服用的时间。

3. 对临床终点进行因果推断　可行性试验旨在评估在临床环境中实施干预措施的实用性和可接受性的小规模研究。最近提出了一种新的 MR 方法，可以提高可行性试验中干预措施的价值。该方法通过短期中间生物标志物，对这些干预措施的长期临床结果进行预测，探讨因果效应。可行性试验通常无法评估干预对临床结果的影响，也常没有足够的时间进行随访以评估长期结果。然而，可以通过收集中间生物标志物，作为此类研究的替代终点，来进行 MR 分析。MR 可以评估因干预长期结果而改变的中间措施的因果效应，后续可以利用更大的样本量进行可行性分析。虽然这种利用中间生物标志物作为替代终点是有局限性的，但在这种情况下使用 MR 的好处在于可以探索中间性状对一系列结果的预期和非预期影响。此外，该方法还可用于揭示其他因果中间产物，以选择未来可行性研究中使用的替代标志物。

（二）揭示分子机制

随着 GWAS 不断发展，人口健康领域的研究也在不断扩展。随着基因调控机制或基因产物如何影响健康相关结果的认识加深，特别是当暴露和结果受到许多环境和内源性因素的影响时，组学数据可以被视为中间表型，通过相关 MR 可以研究暴露至结局的因果效应。

大规模的组学信息非常有用，其可以帮助对复杂性状和疾病的生物过程提出新的假设。然而，基因组特征在很大程度上是表型特征，因此受到影响传统流行病学的混杂和反向因果关系的影响。MR 越来越多地用于阐明一系列组学数据的因果关系，包括表观遗传学、转录组学、基因表达、代谢组学和蛋白质组学。为此，两阶段、网络和多变量 MR 等方法对确定这些标志物是否位于风险因素和疾病之间的因果路径上具有特别的效果。这些方法在整合多种组学数据以评估分子路径、揭示分子机制、评价因果效应中很有效。

（三）孟德尔随机化研究应增加种族多样性

约有 2/3 的现有 GWAS 是在欧洲人群中进行的。群体间等位基因频率和 LD 的差异降低了已识别遗传变异的有效性，使得 MR 结果无法向其他群体外推。将 GWAS 和 MR 分析限制在更同质的祖先人群中，或采取统计学方法，如贝叶斯混合模型等，以减少人口分层带来的偏倚，也使得遗传研究更具多样性。遗传研究的多样性可以帮助解释暴露的因果推断，并在其他种族群体中对遗传发现进行外推。此外，MR 研究的多样性，有助于识别人群中罕见的遗传变异，也可以增强 MR 确定因果效应的能力。一些大型的非欧洲的生物数据库也开始陆续进行遗传分析，如日本生物银行和中国慢性病前瞻性研究（CKB），发现的新的基因位点对阐明东亚人群的遗传特征至关重要。

（四）方法创新

近年来学者开发了几种基于全基因组的分析方法，包括遗传工具变量回归（GIV）和使用汇总数据效应估计的因果分析（CAUSE），这些新方法比传统的方法更不容易受到环境混杂因素的干扰。例如，如果表型特征出现了测量误差，可能会违反 MR Egger 的独立于直接效应的工具变量假设。因此，CAUSE 方法可以用作补充检验，以确定在这种情况下是否存在相关的水平多效性。此外，目前主流的方法允许研究者进行严格可靠的因果推断，但却很难对各种方法的优劣进行评估。然而，有研究者认为，没有最好的方法，只有合适的方法。如果从这些方法中获得的估计值近似于其他方法的因果估计值，则有理由相信研究结果是稳健的。

（五）自动化分析

生物信息平台和软件的开发可以支持 MR 更加系统地应用到医学研究中。MR 分析自动化有助于更高效的评估多种因果关系，可以加速识别、优先排序和评估干预目标。例如，通过全表型关联 MR 研究（MR PheWAS），整合医学检查数据网络中的因果关系。然而，这些非先验的方法也有许多局限性，包括多重检验校正的统计学"负担"和可能出现的假阳性的结果，需要在评估偏倚的大小和对各种假设的稳健性方面进行仔细研究。目前已经开发了许多机器学习和贝叶斯模型的算法以帮助选择最合适的评估模型。

（六）提高孟德尔随机化结果的可重复性和规范报告

由于不少学者认为 MR 分析似乎比开展随机对照试验容易得多，导致 MR 设计、实施和报告质量不高，可能会导致虚假或不可重复的结果；并且在进行结果解释时可能会选择性的筛选结果，从而导致研究偏差。所以，强调 MR 报告的透明度，有助于保持和提高正在进行的 MR 研究的质量。此外，越来越多的研究者呼吁代码共享，以提高结果的可重复性。

（七）加强全球合作

国际层面的队列合作可以拓宽遗传流行病学的范围，增强因果推断的证据。

国际生物数据库之间的数据汇集有许多好处。第一，它允许对癌症等疾病进行调查，虽然这些疾病并不罕见，但发病率较低，即使在包括 50 万名研究对象的自然人群队列研究中（如英国的 UK Biobank 和中国的 CKB 等），也不足以发现5000 例病例。第二，队列的整合将支持研究因果决定因素与常见疾病之间的关联。第三，它们将支持基于疾病类别中的同质亚组或特定分层中的病例进行系统分析，发现可能与年龄、性别或种族等特征相关的效应差异。第四，数据整合将使分析能够比单个前瞻性研究更早地进行。第五，综合来自世界各地队列研究的信息，有可能调查更广泛的生活方式的影响。几个国际组织已经在努力对大型的生物数据库进行整合。基因组公共人口项目（Public Population Project in Genomics，P3G）已经被视为这类生物库的全球协作组织。欧盟资助的人口生物库项目（Population Biobanks）由挪威牵头，涉及 P3G 研究人员和参与欧洲基因组研究（Genome Research Across Europe，COGENE）的科学家之间的合作。人类基因组流行病学网络（Human Genome Epidemiology Network，HuGENet）提供了一个国际网络，"致力于评估人类基因组变异对人群健康的影响，以及如何利用遗传信息改善健康和预防疾病。

（黄宁浩 编，赵逸民 审）

附录

孟德尔随机化研究相关术语

附表 1 基因术语

术语	简要定义	MR 相关
等位基因 (allele)	指位于一对同源染色体相同位置上控制同一性状不同形态的基因。不同形态通常表现为单核苷酸多态性 (SNP)，指一个特定的多态性位点或在一个位点上可检测到的不同碱基对。大多数 SNP 是双等位基因，这意味着有两种可能的值 (形式) (例如，rs234 SNP 表示个能在 7 号染色体 105920689 位有 A 或 G)。由于人类是二倍体，研究对象可分为 3 个基因型组之一: "参考" 等位基因纯合子 (纯合子)，杂合子 (杂合子，即具有 "参考" 和 "非参考" 等位基因中的一个) 和 "非参考" 等位基因纯合子，通常分别编码为 0、1 和 2 的 AA、AG、GG 基因型	在 MR 中，最常见的遗传工具变量 (IV) 是一个或多个与风险因素/利益暴露密切相关的 SNP。效应等位基因的数量可以类比成风险因素的终生剂量。遗传 IV 风险因素或遗传 IV 结果关联设 3 个基因型之间存在是 "每个等位基因"，即假设 3 个基因型之间存在线性 (加性) 变化
染色体 (chromosome)	是真核细胞有丝分裂或减数分裂时 DNA 存在的特定形式，由染色质盘旋绕组蛋白，逐渐缩短变相形成。两条同源染色体携带相同的基因集合，但每个基因可以由两个同源基因 (杂合个体) 上的不同等位基因代表。配子 (卵子或精子) 将这种色染单个同源物，但不能同时接受这两种和同源物。人类有 22 对常染色体和 1 对性染色体	用于确定 MR 研究中基因变异的位置

续表

术语	简要定义	MR 相关
拷贝数变化 (copy number variation, CNV)	相对较大的 DNA 片段有时会被删除或重复一次或多次，因此在这些 DNA 片段中，片段的拷贝数在个体之间有所不同（例如单个 DNA 碱基在不同个体的 SNP 中有所不同）	到目前为止，拷贝数变异在 MR 中尚未普遍使用，主要有以下原因：①人类的大多数自然变异以 SNP 的形式出现；②基因分型技术主要用于检测 SNP；③与感兴趣的表型相关的拷贝数变异型相对较少
脱氧核糖核酸 (deoxyribonucleic acid, DNA)	DNA 携带有合成 RNA 和蛋白质所必需的遗传信息，编码生物的发育和功能，是生物体发育和正常运作必不可少的生物大分子。DNA 的主要作用是长期储存信息，它包含构建细胞其他大分所需的模板，包括核糖核酸（RNA）和蛋白质分子。DNA 有 4 个碱基：腺嘌呤（A）、胸腺嘧啶（T）、鸟嘌呤（G）和胞嘧啶（C）。双螺旋结构中的两条 DNA 链是互补的（正反义链），因此 A 与 T 结合，G 与 C 结合	对 DNA 序列的自然变异进行分析，并测试其与表型的关联（例如全基因组关联研究）。变异（最常见的 SNP）被用作 IV。DNA 具有双螺旋结构。双螺旋由两条相互连接的核苷酸链组成，它们以相反的方向运行——从 5′ 到 3′（也称为正义方向）或从 3′ 到 5′（也称为反义方向）。这对 MR 的重要性在于两样本 MR 中不同研究中不同编码的等位基因（在正向或反向链上）与汇总（summary）数据相协调
基因 (gene)	带有遗传信息的 DNA 片段称为基因。一个基因包含产生一条多肽链或功能 RNA 所需的全部核苷酸序列，包括内含子、外显子和调控区，可以转录形成 RNA，提供了生产特定蛋白质的模板	MR 中使用的一些基因变异存在于已知基因中。当 MR 用于测试已知蛋白产物（例如，脂联素或 C 反应蛋白）的效应时，由于水平多效性的存在，编码该蛋白质的基因中的变异作为 IV 偏倚的可能性低于功能未知的变异，或复杂风险因素（例如 BMI）的变异
遗传变异 (genetic variant)	同一基因座不同个体之间在 DNA 水平上的差异，具体指 DNA 序列中的至少存在两种不同碱基的位点。它们可以归类为同义（即改变编码相同的氨基酸，因此对合成的蛋白结构没有下游效应）或非同义（即改变了氨基酸和蛋白结构）。非同义变异仍然可以通过基因调控与表型紧密相关	MR 研究中用作 IV 的基因变异通常是 SNP。然而，术语"遗传变异"可以指基因组内的其他变异（例如，拷贝数变异或插入／删除）

续表

术语	简要定义	MR 相关
基因型 (genotype)	个体的基因型是指在特定位点遗传的两个等位基因。如果等位基因相同，基因型为纯合；如果该位点的两个字母不同，则为杂合。通常用两个字母表示该位点正向 DNA 链上的两个核苷酸碱基（即对于具有两个等位基因 A 和 G 的 rs234 SNP，AA、AG 或 GG 将表示 3 种可能的基因型组合，分别代表 A 等位基因的纯合子、G 等位基因的杂合子和 A 等位基因纯合子）。基因型通常以"加性"或"剂量"格式编码，代表"非参考"（即效应）等位基因的计数，其中 AA = 0, AG = 1, GG = 2	参见等位基因 (allele)
单倍型 (haplotype)	指在同一染色体上进行共同遗传的多个基因座上等位基因的组合。单倍型是一只有一段染色体的版本，是在单个染色体上发现的连锁遗传变异的特定等位基因序列的集合	单核苷酸多态性 (SNP) 在 MR 中最常用，单倍型 (haplotype) 也被用于单倍型 MR
杂合子 (heterozygous/heterozygote)	特定基因位点的等位基因不同（即基因型和等位基因示例中所述的 AG 基因型）	参见上面的等位基因 (allele)
纯合子 (homozygous/homozygote)	特定基因位点的等位基因相同（即基因型和等位基因示例中所述的 AA 或 GG 基因型）	参见上面的等位基因 (allele)
连锁不平衡 (linkage disequilibrium, LD)，也称配子期不平衡	LD 是群体中遗传变异的非随机发生，产生的原因是遗传物质的遗传单位在染色体中，因此除非通过重组随机分离，否则紧密相连的遗传变异的等位基因总是共同遗传的。一个位点的等位基因与另一个位点的等位基因不成比例地共遗传，导致了遗传变异之间的相关性。在同一条染色体上紧密相连的变异中，LD 通常较高，但由于不同的群体遗传过程，可以诱导等包括多条染色体内的长距离 LD。LD 一词描述的是一种状态，它代表位点表现出偏离完全独立假设的情况（连锁平衡，linkage equilibrium，LE）	在 MR 中，多个 IV 的使用类似于从多个独立试验中收集信息。因此，理想情况下使用独立的遗传 IV，以避免夸大特定变异的贡献而低估估计的标准误。这是通过：①聚集，即基于该群体中的 LD，每个位点仅保留一个 SNP（或通过使用代表性参考面板）实现的；②在遗传变异之间的 LD 矩阵上执行估计程序实现的

续表

术语	简要定义	MR 相关
位点 (locus)	位点是 DNA 序列的一部分，可以是 SNP、基因或更大的序列区域	见上面的染色体 (chromosome)
回文单核苷酸多态性 (palindromic SNP)	如果一个（单链）核苷酸的序列和它的反向互补链的序列一样，那么这个核苷酸序列就是回文序列。例如，序列 TGATCA（读取 5′ 到 3′）是回文，因为它的补链（3′ 到 5′）是 ACTAGT，它的反向补链（5′ 到 3′）为完全相同的 TGATCA。回文 SNP 是等位基因以双螺旋结构相互配对的 SNP。当这种情况发生时，正向链上的等位基因与反向链上的等位基因相同（例如，正向链上的 C/G 是反向链上的 G/C）	在具有汇总（summary）数据的两样本 MR 中，如果不清楚每个全基因组关联研究（GWAS）中等位基因的呈现方式（5′ 到 3′，反之亦然），则很难协调回文 SNP。对于一些回文，可以利用等位基因频率信息推断出哪个是效应等位基因。无法推断时，可以选择：①基于其他非回文 SNP 的了解，假设两个 GWAS 中的所有 SNP 都以 5′ 到 3′ 的方式呈现；②删除所有无法推断方向的回文 SNP
多基因风险评分 (polygenic risk score, PRS)，也称为遗传风险评分、风险评分、遗传评分	通过聚合与某一性状／表型相关的多个 SNP 的信息而产生的单一变量，可用于预测或解释分析。在每个人的 PGR 中，研究中每个人的"效应"等位基因数只是简单相加。例如，如果一个人的性状的 5 个 SNP 组成，而一个个体有 0、1、1、2、0 个性状加权等位基因，那么他们的分数将是 4。加权得分的计算是将效应等位基因的数量乘以每个 SNP 的 GWAS 关联的大小。在上面的例子中，如果 5 个 SNP 的每个位基因的性状平均水平差异为 0.5、1.0、0.5、2.0、0.6，那么个体的加权 PRS 为 5.5	PRS 通常用于单样本 MR。它们也可以生成并用于两样本 MR。与将每个基因变异作为单独的 IV 相比，将它们组合成一个 IV 可以增加统计能力，但如果 PRS 中的一些变异无效（即违反 IV 假设），结果可能会有偏倚

续表

术语	简要定义	MR 相关
多态性 (polymorphism)	同一基因位点可存在 2 种以上的基因型的现象。该术语通常仅限于中等常见的遗传变异（指罕见变异时一般不会使用该术语）	中等常见的遗传变异在任对性状影响不大，因此，普通多态性（包括 SNP）在该性状中解释的变异相对较小。因此，使用少量中等常见多态性或遗传变异 / 遗传变异的组合（在加权等位基因评分内）才能获得足够的统计能力
罕见变异 (rare variants)	罕见变异发生频率较低（通常定义为罕见等位基因出现在＜1% 人群中的遗传变异）。GWAS 中分析的大多数遗传变异都是常见的 SNP，因为它们的检测相对容易。插补方法的改进和测序成本的降低意味着未来将发现更多罕见变异基因与结局的关联	检测基因关联的能力主要取决于样本量和遗传变异解释的方差。如果罕见变异的影响非常大，足够解释相当大的变异，它们才可能被检测到。因此，MR 中罕见变异可以被用来评估因果效应估计是否随着干预规模的增大而线性增加
单核苷酸多态性 (single nucleotide polymorphism, SNP)	SNP 是 DNA 中的一个碱基发生改变的遗传变异，例如，在上面的例子中，基因中一个碱基位点可以是 G 或者 A（参见基因型）。单核苷酸变异（SNV）一词也被广泛用于描述罕见变异和常见变异多态性	参见等位基因（allele）和遗传变异（genetic variants）

237

附表2 孟德尔随机化研究（MR）的定义及类型

类型	简要定义	假设/偏倚来源
工具变量（instrumental variable, IV）	IV是一个变量或特征，它与模型中的解释变量高度相关，但不与随机误差项相关。在模型估计过程中作为工具使用，来替代解释变量	IV分析有3个基本假设：1. IV与暴露因素密切相关（关联性假设）。2. IV与暴露-结局关联的混杂因素无关（独立性假设）。3. IV仅通过暴露因素与结局相关（排他性假设）
孟德尔随机化（MR）	在观察性流行病学研究中，使用遗传变异作为IV来探索暴露和结局之间的因果关联	MR研究必须满足与IV分析相同的假设。在大多数MR研究中，由于可能存在水平多效性，最有可能违反的是排他性假设
双向MR（bi-directional MR）	双向MR研究的是因果关联的方向问题，试图区分因素A是暴露因素B的原因还是结果，或者A和B之间是否存在双向因果关系	两个方向上的MR分析均需满足如上假设。因为双向MR采用了两种不同因素的遗传工具变量，其统计功效存在差异，因此在比较两个方向的结果时能需谨慎
析因MR（factorial MR）	析因MR可用于确定两个或多个疾病危险因素同时作用的联合因果效应	必须满足如上所述的3个假设条件。需要将研究对象根据其多种危险因素的遗传背景进行联合分组，因此与析因RCT和单一因素MR相比，可能存在统计效能不足的现象
多变量MR（multivariable MR）	当遗传变异同时和多个暴露相关时，多变量MR可以分析在控制了其他因素的条件下，研究某个特定暴露因素和结局的因果关联	必须满足如上所述的3个假设条件。此外，每个工具变量应与多个以上的暴露因素相关。当使用多变量MR调整混杂因素或校正水平多效性时，需要确保我们要研究的因果关联路径上的因素没有被调整

续表

类型	简要定义	假设/偏倚来源
单样本 MR (one-sample MR)	MR 分析中,在同一样本中计算遗传变异-暴露、遗传变异-结局的关联	必须满足如上所述的 3 个假设条件。单样本 MR 比两样本 MR 更容易出现数据过度拟合,但是如果两样本中的研究对象存在重叠,则可能出现与单样本 MR 相似的过度拟合现象
两样本 MR (two-sample MR)	MR 分析中,遗传变异-暴露和遗传变异-结局的关联结果在不同(或仅部分重叠)样本中进行计算	必须满足如上所述的 3 个假设条件。在两样本 MR 中,弱工具变量偏倚将使结果趋向于零假设。要求两样本具有相似的年龄、性别和种族分布特征,且研究人群应该(大部分)不重叠
使用个体数据的两样本 MR (two-sample MR with individual participant data)	两样本 MR 分析中,两个样本均有个体数据供分析*	两样本 MR 的假设和主要偏倚来源如上所述。相比于使用汇总数据的两样本 MR,使用个体数据可以更好地调整混杂因素,探索相互作用、亚组分析以及移除重叠人群
使用汇总数据的两样本 MR (two-sample MR with summary data)	两样本 MR 分析中,遗传变异-暴露和遗传变异-结局的关联结果均来自于汇总数据,这些数据通常是公开的 GWAS 汇总统计数据	两样本 MR 的假设和主要偏倚来源如上所述。使用汇总数据的两样本 MR 可能难以确保两样本自相同特征的人群;很难在因果推断时调整潜在混杂因素,不可能评估非线性关联,除非存在非线性关联的汇总数据。当两样本重叠时,重叠的样本越多,研究结果就越趋向于单样本 MR
两阶段/中介 MR (two-step/mediation MR)	两阶段 MR 分为两步:第一步,暴露对中介因素的因果关联;第二步,中介的关联证据可被用来估计中介对结局的因果关联。这两步的关联证据可以解释中介变量在暴露和结局之间的关联是否起一定程度的中介作用	两步 MR 分析均需满足 IV 分析的 3 个假设

*: 也存在一些 MR 同时使用汇总和个体数据的情况,即遗传变异-暴露关联来自汇总数据,遗传变异-结局关联来自个体数据,反之亦然。

附表 3　与 MR 相关的研究设计

术语	简要定义	优势和局限性，或其他相关论述
候选基因研究（candidate gene study）	评估一个或一小部分基因变异与某一特征的关联的研究。这类研究中的候选基因是根据评估性状的功能相关性来选择的；候选基因通常会能用作 MR 研究中的工具变量，以测试该特征对结果的影响	潜在的局限性包括： 1. 假设候选基因与对应性状的稳健关联（MR 分析中的危险因素），但如果这种关联未在独立研究中得到进一步验证，则实际情况可能并非如此 2. 单个或几个遗传工具变量可能会增加弱工具变量偏倚的可能性 3. 使用一些工具变量方法（如 MR Egger 和基于中值的方法，这些方法未提供了不同的方法探索工具变量的有效性，使用单个或少数遗传工具 潜在优势： 了解遗传工具变量如何影响危险因素，在考虑工具变量假设以及这些假设可能被违反的程度方面是有价值的
基因 - 环境交互作用研究（gene-environment, G×E）	评估一种遗传变异和环境因素之间关于给定结局的交互作用的研究。这些在许多 MR 环境中都很有用。例如，吸烟、饮酒和其他危险因素的一些遗传变异作用于由危险因素引起的代谢物变化或其他潜在机制，但不会直接影响危险因素的水平。在这些情况下，如果危险因素导致了我们感兴趣的结局，我们通常希望遗传变异与那些曾经接触或接触过危险因素的人的结局相关，对于那些从未接触过危险因素的人，我们不希望遗传变异与结局之间存在关联。因此，G×E 研究，其中 E 是暴露于危险因素，将为因果关系提供 MR 证据	有时，G×E 可以用来研究中介机制。例如，如果遗传变异阻断了假设的中介到结局，那么其无法从暴露到结局，使其无法从暴露将不会与结局相关。可以利用 G×E 来缓解 MR 中水平多效性导致的偏倚。适当的统计能力通常需要非常大的样本。但是许多已发表的研究没有适当调整潜在的混杂因素

续表

术语	简要定义	优势和局限性，或其他相关论述
基因共定位 (colocalization)	一个特定位点的遗传变异在两个或多个性状之间共享的现象。通过基因共定位测试区分这两种情况：①性状 A 相关的遗传变异与性状 B 相关的遗传变异不同，同时处于同一位点；②性状 A 和性状 B 相关的遗传变异是共享的。有多种的算法来标这一些情况，通常是通过寻找两个性状位点上所有 SNP 的效应一致性	两个性状之间的基因因果关系未表达是必要的，但还不够，可以考虑使用单个 SNP 进行 MR 分析，但添加敏感性分析，我们试图排除在同一区域存在两个不同遗传变异的可能性。该方法通常用于推断"组学变量"和复杂性状之间的假定因果关系。通常，这些算法在该区域只有一个显著相关的遗传变异，某性状在该区域不合适
全基因组关联研究 (genome-wide association studies, GWAS)	GWAS 的主要目的是测试并识别可用于预测单一性状或疾病结局的特定遗传变异，并探出与该性状或疾病相关的病因相关的基因或位点。大多数遗传效应都很小，因此需要使用大型生物库或许多研究之间的合作来开展 GWAS 研究，其中所有 GWAS 研究都需用到 meta 分析。控制因人口结构引起的混淆，使用严格的显著阈值和在独立样本中验证结果是 GWAS 结果可靠的关键要素。所有在全基因组意义上与该性状相关的变异随后通常都被用作 MR 研究的遗传工具	潜在局限性： 1. 全基因组显著性基于 Bonferroni 校正，由于赢家祖咒，导致小的遗传效应估计向上倾斜。在 MR 中使用这些效应估计，而不是从独立验证研究中获得的结果，可能会导致效应估计有偏倚 2. 从 GWAS 中识别的遗传变异的功能可能未知。特别是对于复杂的性状，从基因到性状可能存在一系列潜在途径，可能存在水平多效性的巨大潜力 3. 随着样本量越来越大，微妙的人口分层或实际效应导致虚假阳性或偏倚的 GWAS 结果的风险正在增加 用于识别基因工具变量的潜在优势： 1. 大多数 GWAS 强调在（大型）独立研究中验证的基因变异 2. 当几个变量被确定为一种性状的潜在工具时，可以使用几个不同统计方法，并对结果进行三角验证

续表

术语	简要定义	优势和局限性，或其他相关论述
全基因组显著（significance）	全基因组显著性被广泛定义为具有统计学关联，其中 $P < 5\times10^{-8}$	与"统计显著性"的所有 P 值阈值一样，该值是自由界定的。基于常用的 $P < 0.05$，基于 GWAS 中独立检测的 SNP 数量，如果第一版 HapMap 中的所有常见 SNP 均通过直接基因分型或遗传插补进行检测（即 5×10^{-8}）。如果研究还包括罕见变异，则应使用更严格的阈值。然而，可靠基因关联的主要特征是在独立样本中验证
GWAS 中遗传变异的插补（imputation）	基因分型分析是一种经济高效的方法，可以在基因组中许多个体的数十万个位置上记录遗传变异。然而，在人类群体中有超过 1000 万种常见的遗传变异，而更为罕见的变异则急剧增加。这可以被视为一个缺失数据问题，即从数据集中几十万个已知变异和数百万个不未知变异。遗传插补通过将样本中的单倍型与序列参考数据集中的单倍型相匹配，对未知变异进行概率推断	可以联合分析多个队列的 GWAS 结果来提高统计效能，但是不同的队列通常使用不同的基因分型平台，这意味着不可能将数据全部合并。遗传插补对于实现非常大的 GWAS 样本量至关重要，因为它们让同一组基因组中的共同变量。基因插补现在在推断常见变异方面非常有效，但罕见变异在全会导致插补不准确率低
验证（replication）	可用于证明独立研究结果的一致性。关于 MR，作为工具变量使用的遗传变异应在两项（或更多）独立研究中显示出一致的结果	验证表明了研究中具有类似的统计能力，并且表明关联方向和大小的一致性也可能是有价值的
三角验证（triangulation）	在流行病学中，三角验证是指整合和比较几项研究（或应用于几种不同方法）的结果，其中每种方法都有不同的关键偏倚来源。理想情况下，在不同的研究中，不同的关键偏倚来源会导致不同方向的偏倚	如果 MR 的结果与其他验证（具有不同的关键偏倚来源）的结果相互验证，这就增加了对这些相似结果是正确因果效应的可信度。使用不同的偏倚来源的 MR 方法（具有不同的关键偏倚来源）也有助于提高 MR 结果的可信度，因为可以观察到不同方法不一致的结果

附表 4　描述 MR 中的偏倚或局限性时的常用术语

术语	简要定义	与 MR 相关的评论／如何探讨这些问题
择偶匹配 (assortative mating)	指人们根据特定的特征（如身高、智力）而非随机选择偶伴。单性状择偶匹配的特点是根据某个特点来匹配（例如，高个子的女性倾向于与高个子的男性相匹配，中等身高男性倾向于与中等身高的女性相匹配）。跨性状匹配是某种特征处于高值的男性倾向于与另一种特征（高值或低值）的女性相匹配（例如，受过更多教育的男性倾向于与智力更高的女性匹配）	暴露和结局的跨性状匹配导致父母之间存在虚假的遗传相关性，这使得暴露和结局在其表型在后代中具有遗传相关性。在某些情况下，单一性状择偶匹配也会导致同样的遗传相关现象。这种虚假的遗传相关性关联可能会导致 MR 中的偏倚。父母的遗传数据可以用于检测和调整来自择偶匹配的任何偏倚
渠化 (canalization)	遗传（和环境）暴露对正常发育的潜在破坏性影响被代偿性发育过程抑制或缓冲的过程。这是因为动物（包括人类）在发育早期相对"可塑"。例如，假设因某种基因导致平均血糖水平较高的胎儿可能会发展出其他的代偿系统，从而使较高的血糖水平不会对其产生不利影响	无法直接确定，如果发生了渠化，那么遗传 IV 可能仍然与风险因素有相同程度的关联（在没有任何渠化的情况下），但该风险因素对潜在结局的影响可能会减弱。尚无渠化对基因关联结局的生物学证据。在评估胎儿宫内因素（即遗传 IV 的影响时）对后代结局不会受到遗传效应的影响，因为母亲的基因型不代替后代结局的结果
碰撞 (collider)	当暴露和结局（或导致结局发生的因素）都影响第 3 个共同变量时，该变量就称为碰撞变量	调整碰撞变量可能导致暴露和结局之间出现关联。在 MR 环境中，如果调整碰撞变量会导致碰撞偏倚（例如暴露可能是遗传工具变量和混杂因素的碰撞变量）
碰撞偏倚 (collider bias)	在研究设计或统计分析中控制碰撞变量时，就会发生碰撞偏倚。当存在选择偏倚时，可能会发生碰撞偏倚。当研究应答率低、失访或数据缺失时，可能会发生这种情况。当分析仅限于某一人群时，如护士或患有特定健康研究，其他基于职业的队列，或在研究患有特定疾病的人时（例如在研究危险因素或疾病治疗预后，疾病进展的影响时），也可能发生这种情况。暴露-结局因果效应估计中产生的偏倚可以是任何方向，可以趋于无效假设或者产生虚假关联	在研究发育起源／宫内效应的 MR 中，通过调整胎儿遗传变异来避免可能违反 IV 假设的情况，可能会在母亲和父亲的遗传变异之间产生碰撞（因为母亲和父亲的遗传变异与胎儿子代的遗传变异会发生碰撞）。如果无法调整父代结局（通常是这种情况），并且父亲表型会影响后代结局，那么 MR 的结果可能会偏向胎儿遗传的遗传会合偏倚。分离母亲胎儿遗传效应的新方法以及三胞胎的遗传数据有望改善该问题。在患有疾病和碰撞偏倚的人群中研究疾病进展或治疗结果的 MR 研究会受到碰撞偏倚的影响。例如，如果患有疾病的危险因素影响疾病诊断或突然产生碰撞，它们在研究选择上包括这种研究中碰撞的关联，在对汇总数据进行了调整的两种 MR 中，GWAS（根据 BMI 调整腰臀比的结果）使用这些调整后的数据可能会引入碰撞（结果）

续表

术语	简要定义	与MR相关的评论／如何探讨这些问题
混杂（confounding）	混杂因素的传统定义是： （1）与暴露相关 （2）独立于暴露，与结局相关 （3）不在暴露和结局之间的因果路径上 然而，由于这组规则不适用于复杂方法，现代解释使用了珀尔（Pearl）的D分离方法。混杂的现代定义是暴露和结局之间存在一个开放的"后门"，后门中存在一个或多个影响暴露和结局，并在暴露和结局之间产生关联的因素（混杂的）关联。当危险因素与结局没有因果关系时，混杂会产生正向或负向的关联，并且能够增大或减弱真正的因果关系	基因变异与结局的关联与非基因特征的关联相比，不太容易受到整个生命过程中的社会人口统计学、生活方式和临床特征等影响。在MR研究中，证明遗传工具变量与观察到的危险因素-结局-混杂因素无关很重要（尽管我们不能证明它们与未观察到的混杂因素无关）
代际效应（dynastic effects）	代际效应是MR的估计被跨代传播的特征所混淆的可能性。例如，一项关于自身高对冠心病的MR研究可能因代际效应而产生偏倚。因为自身和母亲自身高基因之间存在相关性，母亲自身高可能影响胎儿宫内的生长发育，进而影响未来后代的心脏病。这种代际效应是身高基因工具变量与冠心病之间的混杂	很难检测出由此产生的偏倚的大小。在"自身"危险因素（与母体妊娠危险因素相对）的MR研究中，这种情况不太可能发生，因为无法从父母那里获得相应的危险因素有关的基因。将MR结果与其他具有不同且不相关的潜在偏倚原因的方法进行三角验证，有助于提高MR结果是否因受这些因果影响而偏倚的可信度
协调失败（harmonization failure）（在两样本MR中）	当一个基因或多个基因之间具有不同的效应或等位基因的回文变异，尤其是当可能存在链同时，这一点更值得关注	使用经过测试的自动化脚本（例如，MR-Base中使用的脚本）进行协调。检查协调前后效应等位基因之间的相关性。提供协调前后的数据集，进行敏感性分析，以评估难以协调的变异的影响

续表

术语	简要定义	与 MR 相关的评论／如何探讨这些问题
水平多效性（horizontal pleiotropy）	指基因变异影响了其他特征，这些特征独立于暴露而影响结果	由于违反了排除限制标准，这可能会导致 MR 估计产生偏倚。例如，如果暴露部分或全部的遗传 IV（独立于其他危险因素的关联）不仅与暴露因素密切相关，也与结局的其他危险因素相关，那么 MR 估计将是所有这些（独立）危险因素的综合效应。MR-Egger、基于中位数和模式的 MR 方法可以探索和解释 MR 研究中水平多效性
垂直多效性（vertical pleiotropy）	指遗传变异通过影响暴露而影响其他特征（这些特征会影响结局）	这正是 MR 试图发现的现象（即暴露－结局链是产生无偏非零因果效应估计的原因）
关键或敏感时期的 MR（MR for testing critical or sensitive periods）	由于遗传变异在受孕时是固定的，一般来说，它们会影响生命过程中对特定风险因素的易感性。这使得 MR 不太容易出现回归稀释偏倚，但这种遗传变异可能不适合分析那些在关键（假设危险因素在某个时间内发挥影响）或敏感期间（假设危险因素在此期间内影响最大）起作用的危险因素	如果研究问题是关于确定关键或敏感期内的影响（即暴露仅在特定年龄段而非全生命周期内影响结局，或在特定生命阶段生的结果是一种有用的方法，因为它提供整个生命周期早期暴露的平均效应。轨迹的 GWAS（例如从婴儿期到成年早期体重或身高的变化）可能会提供遗传工具变量，并比较不同年龄段相同暴露的变化，并比较不同年龄段未来存在差异。这可能需要非常大的样本量
发育起源的 MR（MR for testing developmental origins）	健康和疾病的发展起源（DOHaD）假说表明，宫内或婴儿早期发育的危险因素对未来后代的健康有因果效应。MR 可用于检测宫内效应，方法是使用遗传工具变量检测孕期母体危险因素，并探索其对后代结局的影响。DOHaD 不一定假设对敏感期关键期，而是假设子宫内暴露会产生持久影响	由于通常从男性和（非怀孕）女性的 GWAS 中识别出遗传变异，因此假设这些变异早于孕期女性的危险因素有关，其方式与 GWAS 人群中的相同。应尽可能对此进行探索。后代遗传变异是违反排除限制标准的潜在原因，但对后代基因型的调整可能会产生母系和父系基因型之间引入人虚假关联（即碰撞偏倚）。如果没有关于父母系基因型的信息（因无法对其进行调整），可能会使母亲孕期危险因素对子代结局的因果效应产生偏倚。调整后代基因型分析，结构方程建模方法和模拟研究有（如有），非传播等位基因型的偏倚程度助于探索子代基因型的偏倚程度

续表

术语	简要定义	与 MR 相关的评论 / 如何探讨这些问题
非线性效应 (non-linear effects)	大多数 MR 研究假设危险因素对结局有线性（剂量 - 反应）效应。探索非线性效应的方法已经开发出来，但需要大量的数据才能充分发挥作用	可能缺乏检测非线性效应的统计能力
非重叠样本 (non-overlapping samples)	两样本 MR 的优势在于假设两样本彼此完全独立（即两样本之间没有相同的研究对象）	在实践中，当使用来自公开数据的汇总数据时，可能无法确定样本之间是否存在重叠。这是因为许多 GWAS 是联合众多研究进行的。因此，对这些联盟有贡献的一些研究可能存在重叠（例如 GIANT 协作组 BMI、腰臀比和身高的 GWAS，以及 DIAGRAM 联盟的糖尿病 GWAS）。应仔细阅读联盟的网站和补充材料，以确定哪些研究可用于危险因素的遗传工具变量和结局的遗传工具变量，并在可能的情况下进行敏感性分析，并删除重叠研究
过度拟合 (overfitting)	这是指当在选择遗传工具变量的同一 GWAS 中进行 MR 研究时，出现的夸大（远离零假设）结果	理想情况下，应避免从同一研究的同一 GWAS 分析中选择遗传 IV，以减少这种过度拟合。在单样本 MR 中使用加权多基因风险评分（PRS），其中遗传 IV- 暴露关联取自独立的 GWAS，可最大限度地减小这种过度拟合所产生的偏倚。在两样本 MR 中，遗传 IV- 结局的关联来自独立的 GWAS（即暴露的 GWAS），两样本之间几乎没有重叠，可以避免过度拟合
多效性 (pleiotropy)	指遗传变异（包括 SNP）与多种表型相关的可能性	SNP 的多效性与 MR 研究的相关性是特定于上下文的。SNP 只通过暴露（特征 A）影响结局是"垂直"多效性，是 MR 试图研究的现象。同一变异可能与另一种暴露（特征 B）相关，而仅通过（特征 A）影响结局。在进行特征 B 与结局的 MR 分析时，这些变异表现出水平多效性，违反了排除限制标准，从而导致了 MR 效应估计出现偏倚

续表

术语	简要定义	与 MR 相关的评论 / 如何探讨这些问题
人口分层（population stratification）	当存在着有不同表型分布并且具有不同等位基因频率的遗传变异的群体亚组时，就会发生群体分层。这可能会导致基因型和表型（例如被用作暴露或结局）之间的虚假（混杂）关联	如果 MR 研究中使用的遗传工具变量源于某个群体中的 GWAS，该群体中存在遗传工具变量分布和表型不同的子群体（例如不同种族），那么在遗传工具变量之间的关联可能会因混淆而产生偏倚。如果在有不同遗传和结局分布的亚组中确定了遗传工具变量 - 结局的关联，则也可能会因混杂而产生偏倚。大多数 GWAS 和 MR 研究都试图通过纳入同样人同种族的群体（例如，只有一个种族）和（或）调整反映该群体样本中不同亚群的遗传主成分来尽量减少这种情况
回归稀释偏倚（误差衰减）[regression dilution bias (attenuation by errors)]	是指由于危险因素中的随机测量误差而导致回归系数趋向于零，可能出现在具有自然广泛波动水平的危险因素中，例如血压和（非空腹）葡萄糖	由于遗传变异是危险因素终生（或长期）水平的工具，与其他方法（例如常用于观察性数据的多变量回归）相比，MR 研究中回归稀释偏倚的可能性较小
反向因果（reverse causality）	危险因素和结局之间在假设的因果关系方向上有关联，但（至少部分）是由于（未诊断的）结局影响危险因素而产生的	在 "危险因素" 和 "结局" 均存在有效的遗传工具变量的情况下，这可以在双向 MR 中进行检测
相同的基础人群（same underlying population）	两样本 MR 中的遗传 IV- 危险因素和遗传 IV- 结局的关联来自相同的基础人群，或者至少是相似的	许多用于确定 MR 遗传工具变量的 GWAS 都是在全性别中进行的。如果仅需要在女性人群中分析遗传工具变量与结局的关联（例如结局是乳腺癌或卵巢癌），则需要假设遗传工具变量与结局的关联在女性和男性之间没有差异。理想情况下，则应尝试证明现人群中有相同的基础人群，如果不太可能实现，则应尝试证明 GWAS 人群中的遗传工具变量与原始结果与原始 GWAS 人群中的结果类似

续表

术语	简要定义	与 MR 相关的评论／如何探讨这些问题
统计效力 (statistical power/ efficiency)	在许多情况下，与传统的多变量回归方法相比，MR 方法在探索索因果关系方面的偏倚较小，但统计效力小	大型队列研究，以及两样本 MR 中使用的公开的 GWAS 汇总数据可以提供足够的统计效力
弱工具变量偏倚 (weak instrument bias)	工具变量的强度由遗传工具变量与危险因素关联的大小和准确度决定	遗传工具变量与危险因素关联的 R^2 和 F 统计量是反映工具变量强度的指标（两者的值越高，工具变量越强，MR 分析中的统计计能力越强）。作为参考，如果相应的 F 统计量 > 10，则传统上认为遗传工具变量强度是足够的。在单样本 MR 中在在高估暴露因素与结局之间的关联，而在两样本 MR 中则会低估关联强度
胜利者诅咒 (winner's curse)	即某种暴露和结局关联的"首次"发现结果往往在被夸大（远离原假设），而后续同样的研究结果更接近原假设	在 MR 中，如果遗传工具变量 - 危险因素的关联是基于发现的关联，而不是发现研究和重复研究的结果（或仅是重复研究的结果），则遗传工具变量可能被夸大。由于这是 Wald 法的分母，MR 结果往往趋向于无效假设。这在大型生物样本库的相关研究中容易出现，主要是因为 GWAS 和单样本 MR 分析均在同一样本中进行

附表 5 标准单样本背景下 MR 中使用的关键统计方法

术语	简要定义	不同类型 MR/基因 IV 数量的使用假设和限制总结
广义矩估计法（generalized Method of Moments estimator，GMM 估计法）	是基于模型实际参数满足一定矩条件而形成的一种参数估计方法，是矩估计方法的一般化。只要模型实际参数满足的若干矩条件而采用 GMM 估计。该方法在数据分布未知的情况下非常有用。对于一个给定的模型，我们指定了一定数量的矩条件，它们是模型参数和数据的函数，使得它们在参数的真值处的期望为零	在 IV 估计的上下文中，我们通过每个 IV 指定一个矩条件。然后，GMM 方法将样本平均值作为矩条件的样本矩。我们需要至少与待估计参数相同数量的 IV。对于二元结果，结构平均模型的 GMM 估计可用于使用个体水平数据估计 MR 研究中的参数，如因果风险比
与时间相关的 MR 分析（MR with a time-to-event outcome）	因果估计的两阶段方法，其中第一阶段回归用 Cox 比例风险或加性风险回归代替	基因必须满足 IV 假设。结果必须是罕见的，Cox 模型才能有效。审查必须独立于死亡率。混杂作用在的加性危险等级上呈线性。然而，处理结果还没有达成共识
多基因风险评分法（polygenic risk score approach）	主要用于评估个体患有某种疾病的遗传风险，它是通过 GWAS 统计数据的基因 IV 型效应值来计算的。该方法将多个基因 IV 组合成一个单变量分数，然后作为单个 IV 使用	单变量得分必须是有效的工具。与两阶段最小二乘法（2SLS）相比，它对弱工具变量偏倚更具稳健性。难以测试工具变量的有效性
二元结果的 SMMs（SMMs for binary outcomes）	MR 的半参数结构平均模型方法，避免了指定第一阶段回归模型	基因必须满足 IV 假设。无需指定第一阶段基因暴露关联模型。可以扩展以处理病例对照数据
二元结果的 TSLS（TSLS with binary outcome）	二元结果因果估计的特殊方法，其中第二阶段回归用逻辑回归代替	基因必须满足 IV 假设。每个基因都对暴露产生微小效应，以便大致确定相同的因果效应。优势比的不可压缩性意味着估计的是总体平均水平而非个体水平的因果效应
两阶段最小二乘法（two-stage least squares，2SLS）	使用 IV 评估连续暴露对连续结果的因果效应的标准方法	基因必须满足 IV 假设。必须正确指定基因结果模型

附表 6 多效性稳健单样本 MR 方法

术语	简要定义	不同类型 MR/基因 IV 数量的使用假设和限制总结
MR GENIUS	非测量暴露交互作用下的 MR 估计	利用遗传变异是改变方差而非均值的有效工具这一假设。遗传工具必须强烈地影响变异
MR GxE	MR GxE 是 2SLS 的扩展，它利用基因协变量相互作用，在线性相互作用模型框架内测试无效工具变量的正确性	需要强大的基因 - 环境相互作用，并且多效性效应在协变量亚组中保持恒定
SISVIVE	一些无效的工具变量估计 (some invalid wome valid instrumental variable estimation, SISVIVE)。	如果大多数 SNP 都是有效的工具，则可以确定因果效应的一致性估计。目前仅应用于结局是连续变量的情况
PRMR（pleiotropy robust MR）	多效性稳健 MR 通过确定基因变异不影响暴露的患者亚组，来估计多效性存在时的因果效应。然后将从该亚组中估计的多效性效应减去 2SLS 估计的偏移量	需要一个完美的"无关联子组"。多效性效应在协变量亚组中必须是恒定的
TSHT（two-stage Hard Thresholding）with voting	两阶段硬阈值。2SLS 应用于被判断为估计相同因果效应的 SNP 子集	假设有效的 SNP 构成了识别相同（真实）因果效应的最大 SNP 集。需要强大的遗传工具变量

附表 7　两种 MR 方法样本

术语	简要定义	不同类型 MR/基因 IV 数量的使用假设和限制总结
逆方差加权 (inverse variance weighted, IVW) 固定效应估计	在固定效应 meta 分析中，将每一个 SNP 比率估计值结合在一起，其中每一个比率的权重是 SNP 结果关联方差的倒数。每个被检测的 SNP 被视为一项独立的"研究"，每个 SNP 估计的 Wald 比率在固定效应模型下逆行 meta 分析	固定效应（即所有假设 meta 分析中所有研究假设中估计中估计值之间差异唯一来源是抽样差异（即所有研究中真正的因果效应都相同）。在 MR 背景下，这意味着每个 SNP 都不表现出水平多效性，基因变异必须是有效的工具。如果所有 SNP 都表现出水平多效性，那么效应估计是渐近无偏的，但标准误差估计是有偏。使用固定的权重为已知的 SNP 与暴露的关联（而不是 SNP -暴露估计值），且无测量误差为固定工具变量偏倚（即 NOME 假设）。当用作 IV 的 SNP 违反 NOME 假设时，IVW 方法的因果效应应估计显示出弱工具变量偏倚，可以使用 IVW 方法的 F 统计量来检验该假设
基于最大似然法 MR (maximum likelihood-based MR)	类似的 IVW（固定效应），但采用最大似然法进行估计，其中暴露和结果的遗传效应以二元正态分布进行建模	该方法需暴露和结果数据集样本之间的比例进行估计。过程需要进行迭代，有时可能无法收敛。这种方法在很大程度上等同于 IVW，不再常用
基于汇总数据 MR (Summary data-based MR, SMR)	一种与 Wald 比值类似的 MR 估计方法，该方法通常用于分析复杂性状的基因表达，并与 HEIDI 方法结合使用	查看 Wald 比值
不加权回归 (unweighted regression)	在概念上与 IVW（固定效应）类似，但所有 SNP 的权重相等	GWAS 中可能存在一个对暴露有极大效应的 SNP，并且单个大效应的 SNP 将主导分析，因此使用该方法主导单个 SNP 的影响。然而，该方法在实践中很少使用，因为可以使用其他灵敏度更高的替代方法，例如留一法分析
Wald 比值估计	由单个基因变异的基因 - 结局关联除以基因 - 暴露关联得到的因果估计值	相当于单个工具变量的 2SLS 得到的估计值。遗传变异必须满足 IV 假设

* 这些方法主要用于总结 GWAS 数据。

附表 8　用于两样本 MR 背景的多效性稳健 MR 方法

术语	简要定义	不同类型 MR/基因 IV 数量的使用假设和限制总结
一般概括 MR (generalized summary MR, GSMR)	在特定软件中实现的方法的名称，类似于标准 IVW。该方法允许许多工具变量之间存在相关性，可以将异常值移除	"MR" 软件包还提供了包括 LD 矩阵的实用程序，以便在工具变量相关时提供过于精确的标准误差。该方法的性能取决于所用样本的 LD 矩阵的准确估计
IVW (随机效应)	通过在逆方差加权 meta 分析中将比率估计结合在一起来调整异质性	只要多效性是平衡的（其平均值为零，并满足工具变量强度独立于直接效应），所有遗传性 IV 都可能无效。这意味着，遗传工具与暴露的关联不经过该工具和结果之间不经过暴露路径的路径有关
基于众数的方法 (MBE, mode-based estimate)	一种逆方差加权经验密度函数的比值估计模式	要求识别相同因果效应的最大工具变量子集为有效工具
MR-Egger 回归与扩展 (MR-Egger regression and extensions)	通过将比率估计值结合到一个一元回归（带有截距和斜率参数）中，以估计针对任何定向多效性调整的因果效应的方法	只要多效性满足内部假设，所有 SNP 都可能无效，在贝叶斯框架中实现。标准化实施要求基因暴露相关性朝着正向方向发展。当 MR-Egger 回归的截距不为空时，它提供了多效性的指示。与 IVW 方法类似，NOME 假设仍然成立，如果违反假设，可能存在微弱的工具变量偏倚。这可以通过 MR-Egger 的 I^2 统计数据进行测试
稳健调整整个体得分 MR (MR-RAPS, MR-robust adjusted profile)	MR 使用稳健调整个体剖面的可能性 (robust adjusted profile score)，最大化比率估计剖面的可能性，考虑到了弱工具、多效性和极端异常值	只要多效性平衡，所有 SNP 都可能无效
多变量 MR 与扩展 (multivariable MR and extensions, MVMR)	将 IVW 方法应用于汇总数据的多变量 MR 扩展。用于了解两种或两种以上的暴露对一个结果的因果关系	所有基因 IV 必须与暴露相关。只要多效性是平衡的，所有基因 IV 都可能是无效的工具。该方法可与 MR-Egger 回归相结合，以实现定向多效性
加权中位数法 (weighted median)	比率估计值的逆方差加权经验密度函数的中位数	要求分析中至少 50% 的权重来自有效的工具变量

* 这些方法主要用于总结 GWAS 数据。

附表 9　模型和工具变量的选择以及两样本 MR 的平均方法上下文注释：这些方法主要用于总结 GWAS 数据

术语	简要定义	不同类型 MR/ 基因 IV 数量的使用假设和限制用总结 GWAS 数据
IVW 和 MR-Egger 中应用贝叶斯模型平均法	使用贝叶斯模型平均法来推断 IVW 或 MR-Egger 回归模型（无论有没有异质性）是真实的数据生成模型的后验概率	要求输入回归模型参数的先验值和（或）模型为真的概率
MR-MoE (mixture of experts)	MR 混合模型使用机器学习从 28 种不同的多效性稳健估计方法中选择能最佳的模型	在分析中使用模拟数据训练机器学习模型，选择最有可能返回可靠 MR 估计的方法
IVW 和 MR-Egger 中应用 Rucker 框架	使用拟合优度异质性统计值来决定来定数据是否更支持 IVW 或 MR-Egger 回归模型（无论有没有异质性）	需要指定 P 值阈值用来进行模型选择
Steiger 筛选	大规模的 GWAS 有能力检测小效应值。Steiger 筛选是一种从大样本的 GWAS 中选择具有统计能力的有效遗传 IV 的方法，可以识别与感兴趣的性状相关的全基因组重要遗传变异，因为遗传变异处于受遗传影响的其他性状的下游。例如，如果一个生物标志物 A 受到另一个生物标志物 B 的影响，那么针对影响生物标志物 A 的足够大的 GWAS 可以识别影响影响生物标志物 B 的许多遗传变异	如果这些变异被纳入探究 A 对 B 影响的 MR 研究中，在不了解它们的生物学特性的情况下（这是 GWAS 结果的典型情况），结果可能将错误地表明 A 导致 B（实际情况是 B 导致 A）。这些反向因果 IV 将使 MR 估计产生偏倚。在这些情况下，Steiger 筛选使用统计检测来确定因果双向效应（例如，A 对 B 和 B 对 A）中更强的一个，以确定因果方向和有效 IV 的选择。Steiger 筛选假设有效 IV 解释的暴露方差应该比结局方差更多，并移除不符合该标准的遗传变异。然而，如果 A 的测量误差比 B 大得多，那么 SNP 在 A 上解释的方差也可能比 B 上解释的方差小，即使它主要影响 A。一些混杂因素也可能导致这个问题

孟德尔随机化研究的原理与应用

附表 10 两样本 MR 背景的异质性和异常值检测方法注：这些方法主要用于总结 GWAS 数据

术语	简要定义	不同类型 MR/基因基因共定位方法的使用假设和限制总结
Cochran's Q 统计量 (Cochran's Q statistic)	IVW 模型的异质性统计	如果 Q 远大于其自由度（IV 数量减 1），这就为异质性和无效工具变量提供了证据。假设基因 IV 之间是不相关的，每个无效 IV 的贡献可用于检测单个无效 IV。当遗传工具较弱时，需要用扩展版的 Q 统计量
非独立工具变量的异质性 (heterogeneity in dependent instruments, HEIDI)	旨在解决单个区域中的多个 SNP 是否给出的 Wald 比值估计值彼此之间的差异大于偶然预期的差异的一种方法。前提是假设存在单一因果变量，且每个 SNP 仅表现出由因果 SNP 引起的 LD 效应	本质上是一种基因共定位方法
MR-PRESSO	IVW 的一个扩展方法，它试图执行与 GSMR 和 radial MR 中相同形式的异常值删除	根据基因变异对异质性的贡献，将遗传变异异常删除
Radial MR (MR 多效性残差和异常值)	与 IVW 类似，使用基于模拟的方法检测边缘变异，标记它们并移除，以便重新估计原始暴露与结果之间的关系。研究表明，这种异常值检测框架与应用有所谓"修正二阶权重"的 IVW 的分析方法密切相关	异常值去除方法可以有效地减少 MR 估计中的偏倚，但必须谨慎，因为这同时也会减少标准误差，并可能导致过度拟合

254

附表 11　常用的软件和工具

名称	网络链接	注释
GSMR	http：//cnsgenomics.com/software/gsmr	用于广义 MR 法（GSMR）的 R 包
LD Hub	https：//github.com/bulik/ldsc http：//ldsc.broadinstitute.org/ldhub	公开的 GWAS 汇总数据库，连锁不平衡（LD）回归计算平台
PhenoScanner	http：//www.phenoscanner.medschl.cam.ac.uk/	公开的 GWAS 汇总数据库，还可查询遗传变异与多种表型的关联
MendelianRandomization	https：//cran.r-project.org/web/packages/ MendelianRandomization/index.html	用于 MR 的 R 包，可以链接 Phenoscanner 数据库
MR-Base	http：//www.mrbase.org/	GWAS 汇总数据库，两样本 MR 在线计算平台
TwoSampleMR	https：//github.com/MRCIEU/TwoSampleMR	用于两样本 MR 的 R 包，可以链接 MR-base 数据库
MR-TRYX	https：//github.com/explodecomputer/tryx	用于 MR-TRYX 分析的 R 包
PhenoSpD	https：//github.com/MRCIEU/PhenoSpD	使用 GWAS 汇总数据评估 MR 多重检验校正的 R 脚本
PHESANT	https：//github.com/MRCIEU/PHESANT	用于在 UK Biobank 中进行表型筛选的 R 包，包括 MR 全表型关联分析等
RadialMR	https：//github.com/WSpiller/RadialMR	用于生成 MR 径向图（radial MR）的 R 包

（黄宁浩　编）